医学影像诊断与技术

YIXUE YINGXIANG ZHENDUAN YU JISHU

杨 斐 等◎主编

U0304753

长江出版传媒 湖北科学技术出版社

图书在版编目（CIP）数据

医学影像诊断与技术 / 杨斐等主编. — 武汉：湖北科学技术出版社，2023.7
　　ISBN 978-7-5706-2648-9

Ⅰ.①医… Ⅱ.①杨… Ⅲ.①影像诊断 Ⅳ.①R445

中国国家版本馆CIP数据核字(2023)第124223号

责任编辑：许　可　　高　然　　　　　　　　　封面设计：喻　杨

出版发行：湖北科学技术出版社　　　　　　　　电话：027-87679468
地　　址：武汉市雄楚大街268号　　　　　　　邮编：430070
　　　　　（湖北出版文化城B座13-14层）
网　　址：http：//www.hbstp.com.cn

印　　刷：湖北星艺彩数字出版印刷技术有限公司　　邮编：430070

787×1092　　　1/16　　　　　　　　　18印张　　818千字
2023年7月第1版　　　　　　　　　　　　2023年7月第1次印刷
　　　　　　　　　　　　　　　　　　　　　　　　定价：88.00元

前　言

　　随着科学技术的进步,医学取得了突飞猛进的发展,特别是在医学影像方面的进展更是日新月异,医学影像为疾病的认识提供了科学和直观的依据,能更好地配合临床疾病的诊断、治疗、疗效评估、分期等方面,为最终确诊疾病起到不可替代的作用。

　　医学影像学在临床上应用非常广泛,为疾病的认识提供了科学和直观的依据,能更好地配合临床疾病的诊断、治疗、疗效评估、分期等方面。本书先介绍了医学影像学的概论,后重点介绍了目前医学影像学常用的各种检查和诊断技术,包括 X 线临床诊断、CT 临床诊断、MRI 临床诊断、超声临床诊断等,系统介绍了各部位的影像学检查方法、影像学征象、常见病变的诊断与鉴别诊断等内容。全书选材新颖,条理清晰,内容丰富,可以为广大医学院校师生、临床医生带来有益的参考。

　　在编写过程中,由于水平有限,时间仓促,书中难免会有不足之处,望广大读者予以批评、指正。

编　者

目　　录

第七篇　介入治疗

第一篇　医学影像学概论

第一章 绪 论

第一节 医学影像学简介

医学影像学是研究借助于某种介质(如 X 线、电磁场、超声波等)与人体相互作用,把人体内部组织器官结构、密度以影像方式表现出来,供诊断医师根据影像提供的信息进行判断,从而对人体健康状况进行评价的一门科学,包括医学成像系统和医学图像处理两个方面相对独立的研究方向。医学影像学在医学诊断领域是一门新兴的学科,不仅在临床的应用上非常广泛,对疾病的诊断也提供了很大的科学和直观的依据,可以更好地配合临床的症状、化验等方面,为最终准确诊断病情起到不可替代的作用。

医学影像学也称医学成像,在医学影像学中 Medical Imaging 泛指通过 X 光成像(X ray)、电脑断层扫描(CT)、磁共振成像(MRI)、超声成像、正子扫描(PET)、脑电图(EEG)、脑磁图(MEG)、眼球追踪、穿颅磁波刺激(TMS)等现代成像技术检查人体无法用非手术手段检查的部位的过程。医学影像学又称"影像诊断学"或"放射诊断学",是通过某种检查手段获得有关机体内部组织和器官的形态结构、生理功能和病理状态的图像,从而根据它们所显示的特点诊断疾病的一门新兴的医学科学,是医学学科的一个分支,包括各系统的影像诊断学和各系统的介入放射学。所使用的成像技术有 X 线投影成像、断面成像。而放射医学也称"原子医学"或"核医学",是研究利用放射能检查及治疗疾病过程中有关机制和规律的学科。

放射医学是医学影像学的基础,但又独立成为一门学科,包括传统的 X 线诊断、透视和摄影以及近年来发展的造影技术等。X 线诊断学是目前应用最广泛的一种检查手段,也是医学影像学的基础,由于 X 线是由高速运动的电子撞击金属原子内部,使之处于激发状态后,电子跃迁释放出的一种能量,医学诊断用 X 线是由 X 线管产生的,其光子能很大,具有很强的穿透力。《中图法》把它归入"R814 放射医学"下的 X 线诊断学,如《X 线读片指南》《放射诊断影像质量管理》,另有透视和摄影也都归入此类,如传统 X 线诊断、电子计算机扫描、造影诊断、透视学等。

超声医学是超声在基础医学、临床医学、卫生学及其他各医学领域中的研究与应用的总称。它从医学原理和方法出发,探讨超声在医学各领域的研究应用,涉及医学内容极广,分论入有关各类,即它在各方面的具体应用,则随应用到的学科归类,此类容易出错,全归到总论去,应注意区分。

磁共振成像(MFJ),早期称"核磁共振成像",因"核"字易与有害辐射混淆,所以后来国际上统一改为现名。该门技术自 20 世纪 80 年代应用于临床以来,作为一种崭新的影像学检查方法,方兴未艾。多年来磁共振成像在机器性能、成像方法、造影剂使用以及临床应用均获得较快的发展,并已日趋完善,成为当前医学影像学领域中众所瞩目的医用图像诊断新技术。其利用磁共振现象使机体显示断面影像的技术。将人体置于一磁场强度显著高于地球磁场的外磁场中,通过射频脉冲的激励、质子自旋密与弛豫时间的测量,MR 信号的转换及信号的频率,最终重建为影像。

跟治疗、影像融合有关的 PET－MR,不单纯只是一个设备的融合,这是一个理念和学术上的融合。PET－MR 它更多的是一个学科发展的重要突破点。PET－MR 提供了很多生物学信息,不再单纯只是形态学信息。

今天的影像医学跟治疗关系非常密切,除了最直接的介入治疗之外。海扶刀和磁共振的融合也能发挥很好的治疗作用。海扶刀的超声聚焦治疗非常有效,但是它搞不清温度是高了还是低了,超声本身也没有办法进行非常精确的定位,如果它跟磁共振结合起来,可以通过实时测温、精确的定位使得治疗达到最好的效果和最小的损害,这就是治疗影像学。

如果我们想预测或者了解某个肿瘤的浸润方式、转移的可能性,可能需要了解肿瘤的生物学信息。比如肿瘤缺氧造成酸中毒,它的 pH 会改变,最近的研究表明,它的酸中毒情况跟其浸润转移有密切的关系,所以如果影像学能够了解肿瘤内部的 pH、缺氧情况,对于预测这个肿瘤的发展趋势就会更有把握。而磁共振用超极化的 C13 来进行测量,能直接测量它的 pH。

随着科学技术的发展,信息技术已经成为今天各个学科发展的重要基础,云计算、移动数字通信等都会极大地影响影像医学的发展。在发展的同时也要考虑安全性。比如,今天的CT 已经成为最大的非自然辐射源,我们必须要发展低辐射的 CT,这是我们的责任。

此外,影像科医生的培训也非常重要。2005 年《放射学杂志》上的一篇文章称:"今天我们仍在用 20 世纪的方式培养放射科医生:看病历、上课、发表论文也即医教研。在 21 世纪的今天我们应该有些改变,应该更注重提高效率质量。从科研来讲,已经不是单兵作战而是团队合作,网络技术的发达,让同一个研究工作在全世界不同的地方同时展开成为可能,这个效率可能是原来的 10 倍、100 倍。教学方面更强调的是自我教育为主,教学不再只是知识的获得,而是学习的能力、解决问题的能力的培养。"

未来的影像科医生不单单要具备传统的知识如解剖、病理等,更要注重分子生物学、信息学、循证医学等各种能力的提高。

第二节　医学影像发展与现状

自伦琴 1895 年发现 X 线以后不久,在医学上,X 线就被用于对人体检查,进行疾病诊断,形成了放射诊断学的新学科,并奠定了医学影像学的基础。至今放射诊断学仍是医学影像学中的主要内容,应用普遍。20 世纪 50 年代到 60 年代开始应用超声与核素扫描进行人体检查,出现了超声成像(USG)和 γ 闪烁成像。20 世纪 70 年代和 80 年代又相继出现了 X 线计算机体层成像(X ray CT 或 CT)、磁共振成像(MRI)和发射体层成像(ECT)如单光子发射体层成像(SPECT)与正电子发射体层成像(PET)等新的成像技术。这样,仅 100 多年的时间就形成了包括 X 线诊断的影像诊断学。虽然各种成像技术的成像原理与方法不同,诊断价值与限度亦各异,但都促进了人体内部结构和器官形成影像,从而更加了解人体解剖与生理功能状况以及病理变化,最终达到诊断的目的。20 世纪 70 年代迅速兴起的介入放射学,即在影像监视下采集标本或在影像诊断的基础上,对某些疾病进行治疗,使影像诊断学发展为医学影像学的崭新局面。医学影像学不仅扩大了人体的检查范围,提高了诊断水平,而且可以对某一些疾病进行治疗。这样,就大大地扩展了本学科的工作内容,成为医疗工作中的重要支柱。

新中国成立以来,我国医学影像学有很大发展。专业队伍不断壮大,在各医疗单位都建有影像科室。现代的影像设备,除了常规的影像诊断设备外,USG、Ct、SPECT 乃至 MRI 等先进设备已在较大的医疗单位应用,并积累了较为丰富的经验。医学影像学的专业的书刊种类很多,在医学、教学、科研、培养专业人才和学术交流等方面发挥了积极的作用。作为学术团体的全国放射学会和各地分会,有力地推动了国内和国际的学术交流。影像设备包括常规的和先进的设备,如 CT 和 MRI 设备以及诸如胶片,定影剂和造影剂等。我国已能自行设计、生产或组装。

医学影像可以从医学成像系统和医学图像处理两个方向对人体进行研究,是医学领域重要的组成部分。和传统医学类学科不同的是,医学影像学是医学领域的新宠,自 1895 年 X 线被人类首次发现以来,经过 100 多年的发展,尤其是二次科技革命,医学影像迎来了良好的发展机遇,不断得到推广和应用。随着科学技术的不断更新,医学影像技术日趋成熟,形成了一系列的影像学手段。从医学影像的发展过程分析,其发展是新技术的不断涌现和不断推进的过程。在这个阶段,影像诊断技术逐渐从器官的解剖成像转向功能性代谢影像的方向。

随着计算机技术和电子信息技术的发展,医学影像技术和计算机技术紧密结合也得到了空前的发展,在专业人才的共同努力下,呈现了不同种类的成像技术,先进医疗设备也在成像技术类别层出不穷。目前,该领域的研究成果还在不断推进和发展。新的科学研究成果和技术装备将在疾病的诊治中发挥主导地位。如计算机断层扫描(CT),核磁共振成像(MR 工),正如电子发射断层扫描(PET)成像的推广应用。医学影像使得图像诊断更加客观、准确,医务人员可以直观地了解疾病控制的性质,为患者提供更有效的治疗方案。随着该技术的发展,图像的分辨率得到了提高,2D、3D,甚至 4D 的成像转换已经完成,图像诊断的准确性也随之提高。

医学科学研究是科学认识的重要方式。20 世纪 90 年代,随着传统放射学向影像医学的转化,该领域的科学研究在形式、手段、目标和内涵方面也不断更新。因此,影像医学工作者需不断地再认识,并为此进行各种科学研究以适应客观的需要。

一、当代影像医学研究的背景特征

(一)检查手段的进步

1895 年伦琴发现 X 线以来,传统放射学经历了充分的发展,在设备、方法的完善和获取的信息量方面均已达到了相当成熟的程度。20 世纪 70 年代开始,超声、CT,核医学影像学设备、MRI,CR 或 DR(计算机 X 线摄影,数字 X 线摄影)、介入放射学以及图像存贮与传输系统(PACS)陆续问世,并迅速普及并不断成熟。这些进步使得可获得的诊断信息量剧增。面对如此大量的信息,研究者应明确一个公认的基本观念:"现有的所有影像学检查手段都各有其特点,都是互相补充的,而不是排他性的"。

(二)专业的再划分

学科的进步意味着派生出来的专业领域逐渐增多。在达·芬奇时代,达·芬奇可以既是画家,又是设计师,还是其他领域的专家。

今天的影像医学科中,神经放射学、胸部放射学、腹部放射学、骨科放射学、心血管与介入放射学及放射技术学与放射物理学等已成为相对独立的分支,每一分支都有其在手段上的侧重及发展上的特定趋势。

(三)观念的转变

20世纪70年代以前,传统放射学经历了六七十年的发展,但由于手段的局限性,获取的信息多是间接的。为了证实这些信息的价值,需要从实践中反复探讨、归纳、总结。因此,病例总结、X线征象分析等即成为那个时代典型的放射学研究方式。

影像医学的发展使获取的信息越来越直观,影像医学与基础医学和相关的临床学科相互渗透和转换,影像医学与工程技术学科的结合越来越密切。因而,仅仅经验医学的科研方式已经不能满足学科发展的需要,从而发展了实验性研究方式——实验放射学。今天,大量的影像医学研究要在实验室和/或以临床试验的方式进行。

(四)介入放射学的发展

20世纪70年代后期发展起来的介入放射学使传统放射学得以在两个方面延伸。在诊断领域,使放射学从单纯的大体形态学领域向组织学和细胞学水平发展。在应用领域,它使放射学从单纯的诊断手段向介入治疗领域延伸。介入放射学的发展从材料(如导管、导丝、穿刺针)、技术到应用范畴均开拓了放射学的新领域,一系列学科内容间的交叉,势必派生出越来越多的新范畴、新学科和新分支。

(五)相关学科的进步

影像医学的高速发展与更新,很大程度上反映的是自然科学的总体发展与更新水平,如计算机和微电子学的进步导致了CT,DSA,MR等新的影像设备问世和不断完善,高分子材料的发展使得如今的导管系统更加系列化……从这个意义上说,今天影像医学的进步很大程度上依赖于检查设备和材料的进步。因此,影像医学专家与工程技术人员的结合是把自然科学的最新成果应用于影像医学领域的重要步骤。

二、当代影像医学研究者应具备的意识

(一)协作意识

当前的医学科学研究中,因涉及的领域和手段较多,已极少可能独自一人完成较复杂的科研课题,常需要具有不同专业特长的一组人共同协作。一个好的科研工作者,特别是学科带头人或课题负责人,首先应具有与所有与课题相关的学科和个人主动协作的意识,并应成为一个卓有成效的组织者,从而有效地团结和调动所有的参与者,最大限度地发挥每一个人的潜能。

(二)参与意识

科学发展中的再认识过程通常反映的是相应发展阶段具有共性的需要。每个人立足于自己的专业特长,从不同角度参与同一科研课题的研究,势必导致课题具有更宽的广度、更深的深度,研究者之间将会在多个层次上互相启发,有助于发现客观规律。自然科学的规律性是有内在联系的。

（三）不同学科相互渗透的意识

医学领域内正式划分的学科有 45 个以上，每一学科又再划分为若干分支。每一种较成熟的学科都将在与其他学科的交或临界的领域谋求发展。比如药物学的研究使得药物性血管造影成为血管造影的一个新分支。核医学与介入放射学的结合派生出介入性核医学。急诊医学从临床医学中分离为独立的分支导致了急诊影像学的诞生。一个合格的研究者应具有足够的知识广度，及时了解相邻学科的进展及与本学科间的相互影响，从而明确本学科的发展方向。

（四）不同影像学方法结合的意识

鉴于各种影像学方法间的互补性，不论临床还是实验研究，在很多情况下常需要利用不同检查方法提供的信息互相补充、互相参照、互相对比，从而派生出新的结论。这与不同学科间相互渗透的意识具有类似的内涵。有一个很典型的例子：目前国内 CT 已超过千台，相当大量的从事 CT 工作的医生甚至研究生掌握着此种先进设备，却苦于找不到合适的科研选题而望"研"兴叹，尽管这和许多因素有关，但囿于一种已发展了 20 年的检查手段，不与其他影像学方法（更不用说其他学科）结合是最常见的重要原因。

由于影像学的飞速进步，检查手段与学科专业划分的概念一度变得含糊。今天，已明确显示出，以学科内的专业而不是以检查手段作为开展科研工作的基础是为正确模式。以手段代替专业作为知识累积和科研工作的模式常造成思维方式和研究方法的片面性。

（五）医工结合的意识

和某些国家（如美国）不同，我国的医师在校教育不包括基础的理工科教育。从某种意义上说，这是妨碍医工结合意识的一个"先天"不足。鉴于影像医学与自然科学总体的发展间有高度密切的联系，注重与相应的基础自然学科间知识的交叉与渗透及与相应学科研究人员结合，是把握正确的研究方向和获得高水平研究成果的一个重要前提。阅读国外文献的人们可能注意到，此类医工结合的论著在各种较高档次的杂志上均占有一定的比例。美国期刊《Investigative Radiology》则为专门刊载此类论著的刊物，其中的文章常因其"超前"性和"偏离"临床医学而被很多放射医师忽视，但回顾则可发现，正是这些研究工作领导了影像医学发展的趋势。

（六）分享意识

分享的概念对很多人似乎较陌生，分享意识是科研者的重要品质，是与协作与参与意识相辅相成的。高水平的科研课题不可能由一个人独立完成，因此高素质的科研工作者从不谋求垄断科研资料和成果。一项成果，从方法到结论，不同参与者可以从不同角度引入本专业，派生、泛化为更多的结果，客观上推动了整体医学领域的进步。若把垄断比作为"小农经济"，分享则为"大工业生产"。就影像学专业的发展来说，宏观趋势越来越方便信息的传递与交流（如PACS）。研究者只有具备了应有的品质，才能把握正确的科学认识准则，达到预期的目标。

三、当代影像医学研究的选题

（一）选题的依据

科研选题应遵从科学认识的需要，具有科学性、客观性，避免盲目性。

1.论证已提出的论点或论据

在科学认识的某一阶段，重复他人的某些结论尚不明确的工作，或从其他角度，或用其他方法验证他人提出的论点是否正确是科研选题的依据之一。通过这种反复认识过程,肯定一些论点,扬弃另一些论点,并不断建立新的论点使认识不断深化。

2.探讨科学认识中的难题或盲区

每门学科或分支都有一些长期认识过程中未能解决的难题或盲区,远至哥德巴赫猜想,近到腰腿痛。这些难题或盲区无疑是选题的目标之一,突破某一难题意味着在领域内的长足进步。

3.建立或证实某种科学假说

科学认识过程中,任何一真理'都是在假说的基础上发展起来的。科研课题设计的目的之一便是证实某些假说是真理,某些假说是谬误,并随认识的深化不断建立新的假说。

(二)选题的原则

(1)充分了解研究领域的过去、现在和未来:研究者应充分了解自己选题的范畴客观上已达到的认识水平:了解该课题领域已经解决的问题和有待解决的问题。了解该课题的发展前景课题设置的目标应为该领域有待解决而尚未解决的问题。课题不应重复已有明确结论的工作,在没有充分依据的情况下,也不应将课题设置在没有发展前途的方向上。

(2)注重边缘和交叉领域是所有自然科学学科谋求发展的方向。课题的设置若只循于传统的构想,则只能重复已往的认识过程。

(3)前瞻性与回顾性研究的前瞻性与回顾性研发的概念是众所周知的,两种研发方式是相辅相成的。系统化的前瞻性研究过程中包含有回顾性研发方式。

(4)深度和广度:课题设置的深度和广度代表课题的水平。有经验的专家往往从论文的题目即可辨认论文的档次。一个科研课题只能涉及某一特定范畴,因此深度是衡量质量的首要标准课题的深度是指对该课题的客观规律性挖掘和阐明的程度。深度取决于课题规定的材料、研究方法、设备条件、统计处理和研究者的个人素质。当一个课题能最大限度地发挥这些方面的长处时,则可能达到作者主观上能达到的最高水平。广度是和深度相对而言的。一个孤立的课题不可能涉及广泛的领域,若规定的领域过宽,则将影响课题的深度,面面俱到而不如其意。

(5)要建立系列的研究体系:科学研究反映的是认识深化的过程,系列化科学研究是使认识不断深化的保证。

四、不同层次影像学医生的科研工作

(一)青年医生的科研工作

青年医生积极参与科研工作应予鼓励,积极进取的青年医生同时参加若干课题组正是培养协作意识、参与意识及加快掌握研究方法的途径。由于青年医生专业知识功底尚浅,通常不提倡单独立题,特别是较复杂的课题,否则会过早地深入某一领域而忽视了基础训练。

(二)研究生的科研工作

研究生需承担具体的科研课题。在有条件的单位,研究生最好参与导师指导的课题系列,从而立足于导师已达到的高起点,继承和发展导师的工作。由研究生自行选题、设计和完成的课题对研究生个人具有较高的要求,完成情况也受制于研究生个人的素质。硕士学位研究生的研究课题以掌握规范的研究方法为主,不刻意追求学术上的突破。博士学位研究生则不仅要运用高水平的研究方法,而且在专业上应有一定的建树。

(三)基层医疗单位医生的科研工作

受工作条件限制,基层医疗单位的放射科医生开展研究工作有其特殊性。有几点建议可供选择:一是要争取和有关的上级医院协作,参与有关的课题研究,弥补条件的不足;二是侧重在应用领域开展研究工作,尤其是积极利用最新的研究成果和理论,从而紧跟上并推动学科发展;三是根据设备、理论的进展,改良原有的设备、技术,使之适于基层工作。不论从哪一方面入手,仍应遵循前述的选题依据和原则。因受条件的局限,大多数情况下基层单位医生不宜做回顾性选题,否则不会有很高的学术价值。

二、现代医学影像学发展特点

现代医学影像经历了 X 射线(1895－1940),放射学(20 世纪 50－60 年代)和现代医学影像(20 世纪 70 年代初至 90 年代)几个阶段。

对于现代医学影像学来说,它的发展完全得益于临床医学和新型医疗器械和新技术的基础研究。有专家预测,在今后的医学领域内拥有新设备的人就会有新的医疗办法。通过使用新方法,我们可以从多个角度出发,处理传统意义上的一些疾病,进行一系列新的改进,提升医学诊断水平。正是因为有了新的发现,新的常识,新的技术和新的装备才得到开发和利用,促进了现代医学影像的形成。现代影像的出现也对人类认知能力的提高和疾病的诊治水平大有裨益。在一些临床医院,介入诊疗与微创医学技术越来越紧密,心脏病学,消化内科,血管外科,神经内科等临床科室也越来越多。

随着现代物理学、资料分子学、微电子技术、生命科学以及计算机技术等的发展,现代医学影像学也在不断变革。通过百余年的发展已经成为介于医学、工程学和信息科学的边缘的一门学科。

随着 CT 技术在 20 世纪 70 年代的发展和应用,标志着放射学进入数字图像的新阶段,磁共振成像(MR 工),放射性核素成像,数字减影血管造影(DSA),超声成像和数字 X 射线成像(CR,DR)的临床应用逐渐上升。然而,医学成像的范围不仅仅是图像的生成,还涉及图像的显示、处理、记录、存储和传输,为图像存储和通信系统(PACS)的发展奠定了坚实的基础。另外,现代医学影像技术的发展依赖于科学技术的进步和装备制造技术的创新。这一类现代医学影像的发展取决于新设备和新仪器的产生。

三、现代医学影像学从业人员的结构和职业素质

当今科学发展的趋势是逐步倾向于交叉学科、边缘学科。现代医学影像学作为一门基础学科,为越来越多的医患提供先进的技术支持和快捷的治疗途径。它的从业人员主要由影像确诊及介入医治和影像技术两个部分构成。影像确诊及介入医治的作业要点是处理信息的获取、存储、传输及研制新的技术办法;影像技术是把信息与常识、经历相结合,对信息的内容进行要点研究,最终依据影像呈现出的信息做出解剖结构的辨别和对病况的确诊。两者关系密切,彼此依托,分工明确,完成各自要点不同的工作。

查阅历史材料总结得出,1970 年开始,医学影像人员的教育程度低下,大多数都是通过"师徒"式的定向培养方式,只有极少数人可以到上级医院进一步学习。20 世纪 90 年代以后,随着先进技术和设备的不断推广和应用,专业医务人员的素质通过学术教育,研究生教育,博

士后教育,国际学术交流等一系列形式得到了极大的提高。与此同时,新技术的提高也揭示了现代医学成像方法的弊端,如平面思维方法和静态形状分析方法。然后逐渐关注和谐统一和静态变化的一致发展,二维成像和立体思维的形态和功能。它还需要医务人员以提高对所需的主导思想认识,多角度全方位把握;还要求从事专业人才应该有更扎实,充分的知识结构。有权威专家认为,要到达上述要求,必须打造一支符合要求的影像学部队。

四、医学影像学的发展特点

从 X 线、CT,MR 工等先进技术的相继问世,到现在进入了信息化影像时代。医学影像学经历了一个飞速发展的过程。笔者认为医学影像学的发展具有以下的发展趋势。

(一)医学影像学发展的核心是计算机技术的发展

随着各种资源,不同学科的相互合作,计算机技术的出现引发了整个社会的巨大变化。医学影像作为一门交叉学科,和很多学科一样具有共性,其发展离不开计算机技术的发展。通过不断的探索,计算机技术已经成为影像技术发展的核心。

(二)影像设备不断加快更新速度

随着科学技术的飞速发展,更新迅速,成像设备软件飞跃式发展更新使医学影像有了日新月异的变化,给医学疾病的诊治带来了很大的便捷路径。而且这种技术在未来会越来越快。

(三)技术更加人性化

在将来的一段时间内,医学影像将越来越与人类健康需求紧密结合。它也将朝着人性化的方向发展,甚至可能不再是简单的机械技术形式。从事这个行业的医务工作者必须清醒地认识到医学技术的不断创新和发展,通过不断学习新知识,从而提高他们的职业道德。今后,常规技术将转向高科技,计算机辅助诊断等先进设备和理念,也将在医学影像领域得到广泛应用。

(四)全球化与网络化发展

全球化和各种职业网络的推动,促使人与人之间的交流与沟通更加频繁,科技也朝着全球化的方向发展,各领域之间的合作与交流不断加强。这些变化正在不断改变着医学影像的专业。作为信息技术的载体,一旦离开了全球化和网络化,医学影像就会停滞不前,甚至逐渐被淘汰。经过一段时间的相互磨合,许多相关研究也逐渐与世界接轨。因此,打破区域边界,实现图像信息共享和研究成果将在医学影像技术的发展中发挥重要作用。

医学影像学设备、技术的数字化对从事该职业的人员理念形式起着深远的影响,同时也带动了该职业的不断发展。对医学影像学资料(原始数据的贮存、传输,成像)的后期处理及显示,基本上都能完成了科学化的处理。伴随着计算机技术在该行业的不断成熟运用,能够根本实现多数图画以及文本信息的数字化、网络化。把更多的新技术和科研成果与医学影像相结合,不仅能够节约成本、提高效益,还能进步提高医学影像学的确诊水准和医治水平。

五、影像医学的发展与科学创新

科技是第一生产力,而创新是科学前进的动力。自然科学技术的创新与医学技术的结合使影像医学这一年轻学科在近一个世纪得到空前的发展。历史的车轮在前进中存在着一些偶然性,也存在着必然性,物理学家伦琴在 1895 年发现 X 线时绝不会想到他的成果会开启一个新的医学领域和变革,但人类在对生命的探索中又必然地会去寻找诊断和治疗疾病更为完美的解决手段,在这个过程中,是医学的人文关怀和科学的创新思维不断地推进影像医学的进步。

(一)科技创新是产生影像医学的基础

古人以神明和朴素的自然哲学思维运用占卜、巫术、神灵和阴阳五行学说诊疗疾病。到了近代,叩诊法、听诊器、一系列测量仪器和光学器械,以及化学分析方法开始出现,医学辅助诊断的方法逐渐丰富,但上述手段已远远无法满足医学发展的需要。唯物主义认识论认为,世界是可知的,科学家们正是秉承着这一理念,对一系列医学难题进行着艰辛而不懈的探索。一百多年来,与影像医学有关的诺贝尔奖获得者中7名获得生理学或医学奖,5名获得物理学奖。1901年,伦琴因发现X射线获得第一届诺贝尔物理学奖,从而开创了放射学专业;1903年,居里夫妇因发现镭和针获得诺贝尔物理学奖,由此开启了放射治疗学专业;1952年,诺贝尔物理学奖授予了布尔赫和泊塞尔,他们因发现核磁共振现象而受此殊荣;1956年,维尔纳·福斯曼、安德烈·弗雷德里克·库南德和小狄金森·武德茹夫·里查兹三名医生因对心脏导管术和循环系统病理变化研究的贡献而获得诺贝尔生理学及医学奖;1979年,柯马克和豪斯菲尔德因CT技术的发明获得诺贝尔医学奖;在2003年,诺贝尔医学奖被授予劳特布尔和曼斯菲尔德两名科学家,他们在磁共振成像技术领域取得了突破性成就。因此,各学科的理论和技术创新使影像医学的诞生成为必然。

(二)科学创新推动影像医学的发展

X射线、放射性同位素及磁共振现象的发现,介入导管、CT和磁共振的发明,充分表明各个学科、工程技术和医学间的相互渗透、促进及转化的密切关系,其中最突出的表现是影像设备硬件和软件的快速更新换代,这也是医学模式不断转变的内在动力驱使的结果。现代医学对疾病的诊疗提出了更高的要求,不仅仅要求微创甚至无创性,还要求对疾病进行早期诊断和预防。因此,在最近的半个世纪见证了常规(经典)X线成像到非数字化X线摄影(屏/胶结构),计算机X线摄影技术(CR),最后到数字化X线成像技术(DR)的转变;碘造影剂、血管穿刺技术和数字减影血管造影技术(DSA)的发明促使介入放射学与影像医学的交叉学科诞生,标志着现代血管微创诊疗医学划时代的进步;计算机科学的快速发展使电子计算机X线断层扫描成像(CT)成为可能,从而解决了传统X线密度分辨率低、解剖结构重叠的难题;MRI的出现得益于量子物理学的突破性成果,即核磁共振现象的发现,通过傅里叶变换这一数学模型将核磁共振信号进行转换以实现对信号的空间编码和图像重建。近年来,在生命科学发展的前沿领域,分子生物学已广泛渗透到医学科学的众多分支,分子影像学即是分子生物学、物理学、化学、材料学和生物工程学等多学科发展并与影像医学结合而形成的新兴学科,成为影像医学的发展方向。因此,影像医学的发展得益于多学科间共同发展和完美结合,它的成长离不开各学科理论技术创新和交叉互补。

(三)影像医学的发展对科技创新的促进作用

影像医学作为医学的一门分支,其自身也有不断创新和发展的动力,这种动力来源于临床医学发展的需求和对患者人文关怀的追求,同时又是医学科学的属性所决定。随着医学模式逐渐向生物-心理-社会医学模式转变,临床医学在疾病诊断和治疗上不仅仅要求微创甚至无创性,并要求早期诊断和预防,这就要求影像医学对疾病的诊断不能仅限于病理解剖学层面,还应该从疾病发生早期的功能变化,甚至分子水平进行探索。正电子发射计算机断层扫描(PET)技术与CT,MR技术(PET-CT,MR-PET)的同机化融合将病变的结构和能量代谢信息结合。磁共振扩散加权成像(DWI)反映活体组织内水分子自由扩散信息磁共振波谱分析(MRS)可定量化测量活体内细胞代谢化合物含量,这些影像技术的革新都迎合了影像医学在诊断理念上的进展,即结构和功能、分子信息互补,弥补了单一成像模块的不足,显著提高了影像诊断的准确率。

此外,影像医学的技术人文化需求也刺激着各学科去发明和寻找新的影像技术,使成像时间更短,对组织的分辨能力更高,以尽最大可能减少患者在检查中的不适感并提高检查的成功率。如在螺旋CT技术出现之前,CT成像是一个非常耗时的过程,且获得的图像分辨率差,难以满足医学诊断要求。CT滑环技术、连续进床技术、多排探测器技术和高性能计算机及图像后处理软件的出现让这一难题逐渐得以解决,螺旋CT由此开始登上历史的舞台并进入飞速发展的时代;再如传统的小孔径磁共振磁体有时会引起患者的不适甚至产生幽闭恐惧症,而大孔径或开放式磁体的发明,则为这类患者带来了福音。此外,大部分影像设备和技术的研发,其目的是无创或者微创性地获得更可靠、翔实及完整的影像信息,如CT血管造影(CT angiography,CTA)可快速、无创性地获得全身动脉血管的形态学信息,可大大减少诊断性DSA的使用率,为急诊介入(如大咯血栓塞治疗)提供重要的血管起源、变异等解剖学信息,由此带来的医源性辐射损伤也随之降低。像这种以人为本的技术创新的例子在影像医学领域举不胜举。

(四)影像医学创新的内涵

1.影像技术的创新

近年来,影像技术的创新和发展主要包括4个方面。

(1)由非数字化向数字化方向发展,最具代表性的是图像存储与传输系统(PACS)的发明,解决了数字图像存储、管理、查询、传输、共享及诊断等一系列问题,为影像医学的数字化建立了基本条件。传统X线屏/胶结构成像过渡到CR的成像板(IP板),到当今的DR平板接收器,数字化X线成像使经典X线影像空间、密度及时间分辨率大大提高。

(2)由平面成像向断层、三维成像方向发展,代表性的是多层螺旋CT和高场强MR技术的涌现,使高分辨率、实时容积数据采集,无创性血管三维成像,图像数据任意平面和三维重建成为可能。

(3)由形态成像向功能、代谢和分子成像发展,主要表现在磁共振设备性能不断提高和各种成像序列的开发,使扩散、灌注、波谱及血氧水平依赖性成像等功能和分子影像学方法得以实现,这些技术让影像医学进一步突破显示大体解剖和病理学改变的界限,而将触角延伸到器官功能、细胞和分子水平。

(4)由单一模态成像向融合、多模态成像发展,包含了葡萄糖代谢和解剖信息的PET-CT成像即是影像医学多模态化的典型,该技术早已在临床广泛应用并对肿瘤的TNM分期做出巨大贡献。

2.影像诊断模式的创新

(1)影像诊断的多模态化。如上所述,由于各种功能、代谢和分子成像技术的涌现,多模态影像技术之间的互补使得影像诊断的准确率大大提高,如磁共振扩散加权成像、波谱分析及灌注成像联合常规解剖学成像已广泛应用于颅内肿瘤的诊断与鉴别诊断,熟悉这些技术的原理并对相关表现进行合理的解释才能对病变做出准确的诊断,这就要求影像医师不仅要有全面的专业基础,还要在诊断思维上与时俱进,要了解甚至掌握各种影像新技术的原理和最新进展,这就需要影像学科良好的继续教育制度作为支撑。

(2)影像诊断的精准化。传统的影像医学诊断模式依赖于对病变形态学的分析,无法达到精准医学的标准和个性化医疗的要求,近年逐渐出现的放射组学有望发展成为精准影像医学的基础,其核心是从 CT、PET 或 MRI 等图像中高通量地提取并分析大量高级、定量的影像学特征数据,这些数据既包含了形态学特征如毛刺、分叶等,也包含人眼无法辨认的信息如图像纹理、直方图等,前者主要用于病变的定性描述,后者可定量描述病变(肿瘤)的异质性。放射组学的发展将转变传统的影像诊断模式,黑白灰阶图像的纹理特征分析将成为重要的诊断信息,当然这仍需要放射组学数据库的扩充、计算机仿真技术的发展和更大样本量的临床研究去支撑。

(3)影像医学诊断思维的创新。影像诊断是一个蕴含高度理性思维的过程,只有客观、仔细、全面地观察病变,才能为临床提供准确的参考。因此,影像医师要有科学的思维方式和独立思考问题的能力,结论的推断应符合逻辑,然而这种思维形成需要长期的磨炼和培养,需要学科内规范化诊疗制度的建立和创新,如本科近几年推出的定期回顾性、影像病理对照读片制度就是培养影像诊断科学思维过程的良好平台。

此外,影像学科内的集体阅片、会诊制度是影像医学中的一个核心制度。由于影像诊断不是简单的看图作文,它需要对各种征象和信息综合分析的基础上才能做出准确的诊断,因此,对疑难病例的集体、专家会诊才能在最大程度上集思广益、减少诊断偏倚,这种学科会诊制度的形成也是影像医学诊疗模式上的巨大创新。

(4)影像医学创新的核心理念。医学的发展应秉承着生命至上、以人为本的思想,对疾病治疗的前提是科学、准确的诊断,影像医学技术的创新正是服务于这样的需求,其发展长达一个世纪的历史亦充分体现了医学人文精神这一核心理念,这说明影像医学的发展必须与人文精神融合,尊重生命的价值,才能焕发出生命力。

第三节　如何学习和运用医学影像学

影像诊断的主要依据或信息来源是图像。各种成像技术所获得的绝大多数图像,不论是X 线、CT 或 MRI 都是以从黑到白不同灰度的图像来显示的,但不同的成像手段,其成像原理不同,例如 X 线与 CT 的成像基础是依据相邻组织间的密度差别,而 MRI 则是依据 MR 信号的差别。正因如此,正常器官与结构及其病变在来自不同成像技术的图像上影像表现不同。例如骨皮质在 X 线与 CT 上呈白影,而在 MRI 上则呈黑影。因此,需要了解不同成像技术的基本成像原理及其图像特点,并能由影像表现推测其组织性质。

影像诊断主要是通过对图像的观察、分析、归纳与综合而做出的。因此,需要掌握图像的观察与分析方法,并能辨别正常表现与异常表现以及了解异常表现的病理基础及其在诊断中的意义。

不同成像技术在诊断中都有各自的优势与不足。对某一疾病的诊断,可能用一种检查就可明确诊断,如外伤性骨折,X线检查就多可做出诊断;也可能是一种检查不能发现病变,而另一种检查则可确诊,例如肺的小结节性病变,胸部X线片未发现,而CT则能检出并诊断为肺癌;也可能是综合几种成像手段与检查方法才能明确诊断。因此,就需要了解不同的成像手段在不同疾病诊断中的作用与限度,以便能恰当地选择一种或综合应用几种成像手段和检查方法,来进行诊断。

影像学检查在临床医学诊断中的价值是肯定的,但应指出其诊断的确立是根据影像表现而推论出来的,并未直接看到病变。因此,影像诊断有时可能与病理诊断不一致,这是影像诊断的限度。在进行诊断时,还必须结合临床材料,包括病史、体检和实验室检查结果等,互相印证,以期做出正确的诊断。

介入放射学与影像诊断学不同,有其自身的特点,诸如治疗机理、技术操作与临床应用原则等。因此,需要了解其基本技术与理论依据,价值与限度和不同治疗技术的适应证、禁忌证与疗效,以便能针对不同疾病合理选用相应的介入治疗技术。

第二章　医学影像的主要进展

1895年,X线的发现为放射影像学的形成与发展奠定了基础,随着各种新型成像技术的不断涌现,放射学由单纯的X线摄影发展到包括计算机X线摄影(CR)、数字化X线摄影(DR)、计算机断层成像(CT)、磁共振成像(MRI)、数字减影血管造影(DSA)、超声成像(USG)、γ闪烁成像(γ-scintigraphy)、发射型计算机断层成像(ECT)[如单光子发射型计算机断层成像(SPECT)]与正电子发射型计算机断层成像(PET)等各种数字化成像技术的现代影像学阶段。21世纪,医学影像设备及技术进入蓬勃发展的新历史时期,更优质的图像质量、更低的辐射剂量、更快的成像速度、多功能的集成、多种影像技术的融合已成为医学影像技术发展的基本态势。

第一节　放射学的形成与发展

一、放射学的形成

19世纪的理论成果对人类历史的进程产生了重大影响:热力学、电磁感应、原子论、细胞学说等科学理论相继取得重大进展。19世纪末,实验物理学的三大成果为放射学的形成奠定了基础:①1895年,伦琴发现X线;②1896年,贝克勒耳发现天然放射性元素铀;③1897年,汤姆孙发现电子。

1895年11月8日,伦琴在德国维尔茨堡大学的实验室中发现X线并很快应用于临床医学。这一划时代的科研成果开创了揭示人类内部结构的先河。正如英国《不列颠简明百科全书》所述:"这一发现宣布了现代物理学时代的到来,使医学发生了革命。"20世纪初,涵盖X线诊断学和放射治疗学两大板块的放射学即告形成,但是由于两项技术均处于萌芽时期,所以早年从事放射学的专业人员一般都兼做诊断与治疗工作。历经100多年的发展,X线诊断学在设备的发展方面和技术方法的创新方面均取得飞速发展,使其在临床医学中所起的作用日益提高,并仍沿用"放射学"这一名称至今。

随着临床医学的发展,放射治疗作为一种对正常细胞/组织也有很强杀伤作用的治疗手段,仅限用于恶性肿瘤的治疗,良性疾病均不采用放射疗法而由其他效果更佳的治疗方法取代。学科则成为放射学的分支之一,名为"放射肿瘤学"。

加速器的应用为制备人工放射性核素提供了可能,同时放射性核素示踪技术用于人体脏器显像及功能测定等方面,使核技术与医学相结合形成"核医学"这一新的学科分支。核医学包括基础(实验)核医学和临床核医学。临床核医学既有各种核素显像与功能测定的诊断检查,又有以不断发展的放射性药物治疗为主的核医学治疗。

综上所述,放射学至此已发展成为涵盖放射诊断、放射治疗及核医学三大分支的学科。

二、放射学的发展

20世纪,放射学经历了孕育、成长、发展的过程。这一阶段的放射诊断以影像与病理对照为技术手段,主要进行的是人体解剖及病理水平的研究。21世纪,影像学的发展趋向于对功能、代谢及生化的研究,融解剖、功能及分子信息于一体。近年来,MRI结合频谱(MRS)可同时研究人体器官的解剖结构及生化情况。

20世纪前的放射学以模拟技术为主。20世纪80年代以来,CT、CR、DR、DSA、MRI、PET等一系列数字化成像技术相继投入应用,放射学进入数字化阶段。特别是CR、DR等的逐步普及应用,使放射学检查中量大面广的X线摄影进入数字化放射学体系,为无片化放射科提供技术上的可能性。由于X线摄影技术的根本性改变,使承载影像的载体也由沿用的胶片向光盘等数字化介质过渡。同时医学影像的阅读方式也由硬拷贝阅读转为软阅读,因此高质量的专业图像显示器成为影像阅读的重要设备,与其相关的一系列认知学研究也随之深入开展。

随着生物医学和材料科学等相关科学技术的发展,影像学科跨越诊断范畴向治疗领域延伸为介入治疗。新兴的介入放射学以影像诊断为基础,主要利用血管或非血管穿刺技术及导管介入技术,在影像监控下对一些疾病进行治疗,或采集活体标本以更好地明确诊断,使之发展成融诊治于一体的介入放射学,从而使放射科从临床辅助科室转成"临床科室"。一般区县级以上医院均设有独立的门诊及病区。

人体解剖学的历史可追溯到意大利文艺复兴时期,CT的发明给古老的解剖学增添了新的内涵,带来新的生机,衍生出以研究某一器官不同断面结构的断层解剖学。世界上第一台CT扫描机出现于1972年,其在美国艾奥瓦州立大学投入临床应用。20世纪70年代以来,CT成功应用于临床医学,使放射学取得突破性进展。

此外,计算机技术、生物医学工程技术与临床医学相结合,促使放射学的三大分支产生新的飞跃。传统的与数字化的X线透射型成像,向断面成像过渡。加上临床核医学中发射型计算机断层扫描显像(SPEC、PET),以及非电离辐射的MRI、超声成像(实时灰阶B超和彩色多普勒成像)等各种医学成像技术彼此互补又相互交融,形成了可充分发挥综合诊断优势的大影像医学。需说明的是,MRI虽为非电离辐射源成像方法,但是由于其技术特征接近放射学成像,所以联合国原子辐射效应科学委员会(UNSCEAR)在统计放射学数据时,也将MRI设备数及其应用频率等归入放射学栏目下。此外,医院行政编制、相关的权威性学术团体及书刊等均将MRI界定在放射学范畴内。

但是,一个重要的事实是:由于历史原因,我国医学影像学(含X线摄影、CT、MRI、介入等)中,超声及核医学虽同属医学影像范畴,但目前尚处于"分隔"状态,这是与国际现状不相适应之处。有识之士刘玉清先生等均曾敏锐地提出现代医学影像学应为"大影像"的概念。期盼学界同道共同努力,得以早日付诸实施,使医学影像学成为临床医学新技术发展的重要公共学科平台,从而在人群健康保障及疾病治疗中起到日益重要的作用。

三、放射影像技术发展的时序

放射影像技术是一门设备从属型学科,因此从影像设备的发展时序中可以反映出学科的发展。

X线的发现及其特性给人们巨大的吸引力,致使该项研究迅速普及全世界。在伦琴发现

X线之后不久，X线成像的一些改进型的基本设备就不断涌现。从20世纪30年代起，X线成像技术的发展主要表现在部件方面，而非X线机成像系统的整体。第二次世界大战以后，成像技术进入一个新时期，各种新型的诊断系统相继出现，并应用于解剖学研究和诊断疾病。这些诊断系统的研制涉及多门学科，包括物理学、化学、医学、电子学和计算机科学等，其中大部分成像技术是当代高科技的结晶。

上述诊断系统革命性变化的起点是核医学和医用超声技术，它们打破了以往的成像局限性并提供了无创伤地显示疾病的新手段。20世纪70年代初，随着CT的问世，医学成像技术更呈现出崭新的面貌。借助CT技术所获得的三维可视化图像信息甚至可与手术解剖标本相媲美。这是自1895年伦琴发现X线以来，在放射影像学诊断学上最重大的成就。由此，两位有突出贡献的学者：美国物理学家科马克和英国工程师豪斯费尔德，荣获1979年度诺贝尔生理学或医学奖。

继X线、CT之后，出现了利用核磁共振原理成像的装置，称为磁共振成像（MRI）系统。1978年，MRI的质量已达到早期X线、CT的水平，1981年获得全身扫描图像。目前，该项技术仍处于积极发展阶段。MRI进行分子结构的微观分析，有助于对肿瘤进行超早期诊断。MRI进入临床应用被视为科学理论上升到实际应用的典范，因此在MRI领域做出杰出贡献的诺贝尔奖获得者多达6位。至今，MRI已成为临床医学及相关学科不可或缺的重要技术手段。

目前，医学成像技术仍处在不断发展之中，其任务是：一方面要努力改进前述各种系统的性能；另一方面则应探索新的成像技术。

第二节　我国放射影像技术的发展

一、我国放射影像技术发展的早期史实

1898年，美国北长老会所办学校任教的美国传教士赫士（Watson Mcmillen Hayes）曾编译一本中文讲义《光学揭要》。该讲义第2版时已编入关于X线的知识，当时译为"然根光"。在注释中，赫士写道："虽名为光，亦关乎电，终难知其属何类，以其与光略近，故权名为之光。"1899年，美国科学家莫尔顿等编著了一本专著，1899年由国人王季烈将美籍科学家傅兰雅口述的该书翻译成中文，由江南制造局出版（全书共4卷，计101页，插图91帧），书名被译为《通物电光》。书中有一段文字专门叙述"通物电光"的命名由来："爱克司即华文代表式中所用之'天'字也，今用'天光'二字，文义太晦，故译时改名通物电光。"由此可见，我国早期并无"X光"，更无"X线"这个名词。因明清时期撰文不用外文字母，而用10个"天干"，12个"地支"，再加上"天""地""人"等作为代号。当时虽然对X线的性质还知之甚少，但"通物电光"这一译名已能形象地反映出X线所具有的穿透特性。莫尔顿在该书中还写道："格致家尚未查得通物电光由何处发起。如有人能查得此光之性情与根源，而有一定之根据，则可为大有名望之格致家。"我国第一本放射学专著为苏达立和傅维德合编的《X光线引偕》，由中华医学会出版。

该书于 1949 年由杭州新医书局再版,改名为《X 光学手册》,作者改为苏达立及徐行敏。1951年,时任美国柯达公司高级职员的沈昌培翻译了《X 光摄影纲要》,由美国柯达公司印刷发行。该书所述及的许多基本原理及图解被沿用至今。1953 年笔者接触本专业时,邻居沈昌培先生即将该书相赠,使笔者得以启蒙并心无旁骛地专注于本专业的发展历程。

国人最早接受 X 线检查者为近代史上权倾一时的李鸿章。当时李鸿章在德国柏林逗留,有机会进行此新方法检查,时距 X 线发现仅半年。与其他先进设备的引进一样,先有知识的传入而实际应用却较迟。X 线设备的引进,最早在 1911 年由英籍医师肯特的患者捐赠给创立于 1892 年的河北省中华医院一架小型 X 线机,其 X 线管为冷阴极式三极管,高压裸露。此为在我国第一台临床应用的 X 线机。稍后,广州博济医院也引进 X 线机一台。1914 年,汉口天主堂医院购置 Fisher 30mA X 线机一台,据称该机曾使用长达近百年。

二、我国早期 X 线知识的传播及设备的引进与制造

由于早年上海为我国主要的医疗器械工业基地之一,在新产品的研发方面,上海放射学界密切配合高等院校及工厂做了大量的临床应用试验乃至直接参与研究工作。我国自制 X 线检查用器材设备的试制及生产多在 20 世纪 50 年代。1951 年起,华东工业部器械二厂(上海精密医疗器械厂前身)闻尧、严家莹等首先试制成功 200mA 四管全波整流型 X 线机。1953 年以"建设牌"命名,批量生产。同期,杨午、王佳雨等也在沈阳市医药公司工厂试制成功 200mA X 线机。此前,我国大量应用的是第二次世界大战后由联合国救济总署赠送的 Keleket 及 Philips 200mA X 线机。

1954 年,在物理学家沈尚贤、周同庆(原为上海交通大学物理教授,中华人民共和国成立后高校院系调整,所在院系并入复旦大学)指导下,上海复旦大学试制成功固定阳极 X 线管。1954 年,上海精密医疗器械厂先后试制成功钨酸钙增感屏、透视用荧光屏、高压电缆、毫安秒表等 X 线机配套用品。1958 年,X 线摄影用胶片由上海感光胶片厂首先研制成功并投入批量生产。X 线照片冲洗加工用显、定影药于 1954 年由上海冠龙照相器材商店配制成干粉包装出售,使 X 线照片的冲洗得以规范化。20 世纪 60 年代,旋转阳极 X 线管由上海医疗器械九厂李祖根等试制成功。

1978 年,上海医疗器械研究所与有关工厂、医院合作,研制成稀土材料增感屏,当时与先进国家的差距不大,美国《纽约时报》等国外报刊曾予以报道。"第一届全国稀土会议"期间,时任国务院副总理兼国家科委主任的方毅听取课题组代表曹厚德的汇报。在第一届全国科技大会上参与该项目的曹厚德、陈星荣等获重大科技成果合作奖。1973 年,徐开垫等与有关研究单位合作,试制成功钼靶乳腺摄影 X 线机。1983 年,第一台颅脑 CT 装置由上海医疗器械研究所等试制成功。曹厚德作为第一例志愿者接受长达 200s 的扫描检查。1995 年,第一台国产多功能数字化 X 线机在朱大成教授建议下,由中科集团试制成功并在上海投入临床应用。此后,DSA、MRI 等大型精密影像设备相继试制成功。同期,国产胆系造影剂(胆影葡胺)由上海淮海制药厂史玉亭工程师等研制成功,主持临床应用试验项目的上海华山医院陈星荣成为第一例试用者。

三、早年从事 X 线工作的技术人员及有关研究

1911 年在开滦中华医院最初由英籍医师肯特操作 X 线机,并培训两名助手。由肯特担任

诊断工作,助手负责摄片及冲洗工作。在此阶段,从事 X 线工作的人员都非专职,诊断工作由临床医师兼任,技术工作则由药房调剂人员或化验人员等兼任。1925 年,肯特病故于唐山后,由外科医师马永乾兼做 X 线诊断。1930 年前后,药房司药李绍棠兼任摄片工作。李绍棠曾将增感暗盒放于冰箱使温度降低以提高增感屏的增感效率,可减低摄影时的管电压,相对地提高了小型 X 线机的使用效率。这一使用经验撰文发表于英文版《中华医学杂志》上,此文应为可追溯到的最早由技术人员撰写并正式作为文献发表的文章。此外,1936 年我国放射学主要奠基人之一谢志光教授倡用髋关节侧位摄影方法,被国际专业教科书中称为"谢氏位"沿用至今。

我国最早的技术专业教育首推"北京大学医学院附设的放射技术班",该班由我国放射物理学、放射技术学的奠基人徐海超、陈玉人等负责教学工作。当年的多位学员如史元明、杨午等后来均在放射专业的不同岗位上取得了卓越成就。

1944 年,我国生物医学工程学的奠基人蒋大宗先生时在西南联合大学工学院就读。因抗日战争的需要投笔从戎,先后在军队中担任译员、电信工程师、X 线技术员等工作。当时虽为战地医院,但器材、设备、人员培训及运作方式均由美国方面提供及主持。实际上蒋先生应为我国最早经过规范化培训及操作训练的 X 线技术员。

四、我国放射诊断技术的发展阶段

(1)由于历史条件的限制,早年从事放射技术工作的人员作为医师的助手,都以单纯的 X 线摄影、X 线照片冲洗等技术操作为主。又由于外语水平及知识结构方面的原因,大多数技术人员尚缺乏独立进行科研及总结经验成果的能力。因此,除我国放射学主要奠基人谢志光1936 年总结实践经验,倡用"谢氏位"拍摄髋关节后脱位,国际上一直沿用至今外,其他就较少建树。设备的安装、检修都依靠外籍工程师。在人员培养方面,虽然 20 世纪 50 年代起有影像技术中等专科学校,但多数仍以"带徒"方式进行。综观本阶段的技术人员队伍,应该是属于"经验型"的。

(2)20 世纪 70 年代起,放射诊断技术工作除继续探索摄影方法的改进及其他操作性技术的改进外,开始应用信息论、通信工程学技术及相关学科的成就,对图像质量进行定量评价及对成像过程进行定量解析,使图像质量得以大幅度提高。当时,增感屏、胶片及冲洗加工技术、图像质量评价等成为影像技术学中发展较快、科技含量较高的重要内容。有鉴于此,我国影像技术学主要奠基人之一的邹仲教授及陈星荣教授等在"中华医学会上海放射学会"与有关工厂联合举办"X 线胶片、增感屏应用技术培训班"共 23 期(业界精英燕树林等来自全国各地的技术骨干约 700 多名同道均曾参加过此学习班),其间多次改编教材,为我国影像技术的发展做出了贡献。1981 年 11 月在郑州召开的全国第三届放射学术会议上,北京、上海、山东的代表宣读了用"调制传递函数"(MTF)的概念及测试方法等评价图像质量的论文,填补了我国在 X 线成像原理及对图像质量进行客观评价这一重要课题的空白。1983 年 6 月,中华医学会放射学会在天津召开了首次技术学专题的全国性学术会议,近 400 名放射技术工作者参加了会议并宣读论文。论文内容除包括 X 线摄影、物理原理等外,还包括自动化冲洗技术、新型成像器材及 CT、MRI 等新技术。

此外,20 世纪 70 年代引进批量 1000mA、自动化程度较高的 X 线设备,如心血管造影机、脉冲式 X 线电影摄影等,同时国内 X 线设备的生产制造也有较大的发展,在这种情况下,放射技术人员中的一部分转向从事放射工程技术工作。由于当时大部分人员的学历层次及知识结构存在较普遍的欠缺,所以大多数仅限于一般性的保养维修等,能独立担任大型设备的安装、调试者为数不多。

全国性学术会议的召开,标志着我国放射技术学界已具有独立进行学术活动的能力。我国学者的多次出访及接待外国学者的来访,说明放射技术界的国际交流也已开始。综观本阶段放射技术人员队伍,应该是由"经验型"向"科学型"过渡。

(3)20世纪90年代起,大量新型的医学影像设备投入临床使用,我国放射技术学从单纯的传统放射技术学发展到医学影像技术学。因此,不论从工作内涵,还是技术人员的队伍结构,均有很大的变化。放射技术人员的基本技能从以X线摄影为主扩展到计算机技术、大型高科技影像设备的操作与维护、参与介入放射学的技术性操作等,使技术人员队伍的构成也有很大的变化。具有高学历的人员及经国外进修、培训或接受正规高等教育的人员比例不断增加。

1991年,中华医学会放射学会与《中华放射学杂志》编辑部多次合作,成功举办了全国性放射技术质量保证(QA)、质量控制(QC)专题研讨会及学习班,推动了全国性协作网点的建立,使QA、QC工作得以在全国广泛开展。1993年世界卫生组织指派英国纽卡斯尔总医院医学物理学家福克纳博士来华考察质量管理实施情况。陈星荣、曹厚德、冯晓源受命接待,并指派冯晓源去日本考察该国的质量管理实施状况。上述工作不但使我国的放射技术管理工作向先进国家靠拢,同时为我国技术人员队伍向科学型转化起到了很大的推动作用。

五、现代医学影像技术学体系的建立

回顾伦琴发现X线,使用的是含气阴极线管和发生脉冲高电压的感应线圈,实验的原先目的是观察稀薄空气中的放电现象,却偶然间发现了可穿透物体的不明射线,虽然那时产生的X线能级和能量都很低,使用的器材也很原始,如果没有冷静的头脑和认真的科学态度,微弱的荧光很容易被忽略,尽管此类实验已有很多科学家进行过,但是当伦琴照出手指骨骼后,立即联想到在医学方面的应用前途,这也是将基础理论研究成果转化为应用科技并上升为理论的范例,值得后人效仿。

经过100多年的发展,今天影像技术的目的不仅仅是解决具体的问题,而应同时研究事物的内在规律,并具有上升为理论层面的研究,从而形成学术相对独立、理论相对完整的科学分支,使现有的技术组合成为科学体系。因此,它既可作为学术分类的名称,又是科目设置的基础。其包含3个要件:①构成学术体系的各个分支;②在一定研究领域内生成专门知识;③有专门从事学科工作实践、科研的团队。并将围绕专业知识进行创造、传递、融合与开发新的应用。此外,由于影像设备、技术与信息科学的深度交汇,专业人员的知识结构必须做相应的调整并与相关专业人士共同探索。

设想如果外科学只停留在解决疾病手术过程操作和技术的研究,而不是研究整个诊疗过程的客观规律,不上升到理论的研究,外科也将沦为简单的技术,外科医师就只能成为掌握技术的工匠。同理,影像技术人员如果始终停留在技术操作的层面,而不潜心研究使之成为系统理论,则无异于"拍照师傅"。

在我国,医学一向划归"自然科学"之列,似乎是没有疑义的。它和物理学、天文学等属同

类。现代医学中大量的现代化仪器及先进的检测手段,更进一步说明这一事实。但是,在西方,医学并不被列入"科学"之列。在他们习惯的语境中,所谓科学严格是指"精密科学"一即可以用数学工具精确描述其规律的学问,比如天文学、物理学。所以,西方人常将"科学""数学""医学"三者并列。因为现代医学至今仍然不是一门"精密科学",尽管它已经使用了大量精密仪器和器械(至于数学不被归入"科学",那是因为它本身是不和自然界打交道的)。

此外,一个重要的事实是,影像技术学虽归入医学门类,但其成像原理等均脱离不了物理基础及数学工具。因此,现代影像技术将不断引入理工学信息学等相关学科的知识而形成新的、相对完整的学科体系。证诸学科的本质是知识的"分类"。影像技术的学科化即为此前积累的影像技术知识的条理化和系统化。它是一种"范式",是某特定历史阶段中,本专业人员所共同分享的信念、价值、技术等诸元素的集合。但这种范式与其他任何事物一样,不是永恒不变的。在依托互联网平台的态势下,影像技术学必将走向更进一步的智能化、网络化和全球化。传统的认知结构和知识体系必将不断地被迭代更新。

六、现代医学影像技术理论实践与创新

现代影像技术学的发展有赖于理论的形成、提升与实践的创新。著名物理学家钱伟长先生年轻时留学加拿大多伦多大学,曾师从当时应用数学的倡导者辛琪教授。在钱先生《八十自述》一书中,专门介绍了辛琪教授关于"屠夫"与"刀匠"的思想:"为了解决一个实际问题,有时不惜跳进数学这个海洋来寻找合适的工具,甚至创造新工具。但我们是以解决实际问题为己任的,因此应该是解决实际问题的"屠夫",而不是制刀的"刀匠",更不是一辈子欣赏自己制造的刀多锋利而不去解决实际问题的刀匠。"辛琪教授这种勇于探索和注重实践的科学精神和方法使钱伟长先生受用一辈子。上海图书馆中国文化名人手稿馆中陈列着陶行知先生的手迹:"用书如用刀,不快自须磨,呆磨不切菜,何以见婆婆。"陶行知先生所见与辛琪教授的"屠夫刀匠"论何其相似。

在影像技术学的书刊甚至教科书中,常可见到过于烦冗的数学计算及公式推导,而缺少与实践的密切结合。诚然,精确是数学的一大特点,但在影像技术的实践中,许多事实及过程远比数学分析及微分方程复杂得多。例如,研究 X 线束射入人体后的情况,不仅因为光子数目众多,而且以高速运动,还不断因碰撞而改变方向,这么多未知量的微分方程是无法一一求解的。又例如,透过人体后的 X 线束射入增感屏、CR 的成像板或影像增强器的输入屏时,在微观上同样会发生各种不同的情景,影像技术关心的仅为大量光子运动的总和,如感光效应及信息细节的传递等。因此一般专业技术书刊应尽量避免烦琐冗长的数学推导,而尽量用物理概念来表达。

此外,正如控制论创始人维纳曾说过:"人具有运用界线不明确的概念的能力。"爱因斯坦也曾经指出:"关于现实的数学定理是不确定的,而确定的数学定理并不能描述现实"影像技术中极其复杂并千变万化的"亦此亦彼"事物,处于差异中介过渡状态的模糊现象广泛且大量存在着。而由这种"亦此亦彼"所造成的识别和判断过程中的不确定性就是模糊性。在影像技术学范围内,模糊性同样是思维和客观事物普遍具有的属性之一。我国先哲老子也曾有"模糊兮,精确所依;精确兮,模糊所伏"之论述,所以影像技术学及其操作技术作为数学计算、推理及经验的结合体,实际上是一项体力与脑力相统一、抽象思维与形象思维相结合的实用技术。

技术人员在操作中虽然主要与机器中的显示屏、操作钮、鼠标及键盘等打交道,但总离不开书本上所学的概念、数据、理论及公式。因此,只有在理论指导下的操作及操作中不断总结并使之上升的理论,才有可能使学科得到创新与发展。因为创新必须在知识量(包括理论与实践)积累的基础上加以深入开挖,才有可能做出源头创新。

回顾我国放射学的发展史,凡在各个不同历史时期取得成就者,大多是在当时历史条件下自觉或不自觉地认识和掌握了该领域事物发展规律的,具有敏锐思想及有较高人文素质的人。因此前人可供借鉴的应包括科学知识、科学方法、科学态度和科学精神四个层面。这些涉及人文方面素质的提高,无疑是影像技术专业人士在自身发展中不可或缺的部分。所以必须在提高专业素质的同时,使人文素质得到同步提高。

七、影像技术人员的发展空间

现代医学影像技术学已整合了其他新兴学科的知识而形成一门完整的独立学科。随着学科的发展,从业人员发展空间由 H 形发展到 H 形。所谓 H 形者,发展到一定程度会"封顶"(许多从业多年或较优秀的技术人员改行从事诊断或安装维修工程工作)。自从成为一门自成体系的学科,影像技术学成为与影像诊断学平行的两种序列发展的学科。

由于影像技术必须与临床诊断需要相结合,所以这平行的两竖之间还必须有一横杆,于是就成了"H"。切望影像技术界同道不断加强新的理论学习与不断实践。在影像技术学发展新的历史阶段中,奋发自强。在影像诊断学专家的指导、合作下,更好地为影像学发展做出无愧于时代的贡献。

八、构建影像技术人员的知识体系

影像技术学的发展有赖于从业人员具有较高的专业素质,这是毋庸置疑的。专业素质的养成,最重要的首推知识体系的建立。当今由于应对各种考试的需要,"考题解""上岗考试指南"一类技术书刊受到青睐。显然,这些"碎片化"的知识是不利于知识体系建立的。

(一)碎片化知识的弊端

(1)为了"易习易得",通常为降低"知识成本",将复杂的事物简单化,只重表面而不涉及深奥的原理及相关事物间的内在逻辑联系。

(2)这些事实的集合缺乏事理的推演过程。

(3)将多途径的解决方法简化为单一途径,不仅不够严谨,更缺乏前瞻。

(4)用孤立的知识点看问题,无助于思维能力的提升。

(二)影像技术学知识与知识体系

"知识"应由两部分组成:一是"事实"(或"观念");二是"联系"。事实即一个个不相关联的点,联系则是将点连成线,两者所构成的网络即知识结构。

了解"事实"决定知识的广度,建立"联系"决定知识的深度。如果了解事物之间的联系,即使只知 A、B、C,也可以根据这三者的内在逻辑,得出 D、E 甚至 F,这个过程即思考。但如果不了解其间的内在逻辑联系,即使知道 A、B、C、D、E,也是无法得出 F 的。因为不知道需要将它们归纳在一起,更不知道归纳在一起后能够呈现出怎样的内在逻辑关系。

这是碎片化知识的弊端。当接收碎片信息时,实际上仅仅是在扩充"事实",并没有增加"联系"。长此以往,会使知识结构变成一张"浮点图(散点图)":孤零零的知识点漂浮在各个位置,却缺乏将其有序串联起来的网络。这个网络就是知识体系。

(三)影像技术学知识体系的建立

1.建立个人的知识体系

经常将已经掌握的影像技术学知识进行梳理。换言之,以已经掌握的知识点及其对影像技术中其他事物的影响进行梳理,构建起个人的知识网络。

2.寻找知识网络的相关点

在日常工作、学习中,敏锐地对个人感兴趣并尚未进行深入了解和探索的新知识点特别关注。在接触这些相关的新知识时,更加深入地进行学习与研究以延展知识网络。

3.保持对新知识点的敏感性

当接触到一个新的知识点时,先考虑如何将其纳入知识体系。换言之,将其与已知的知识联系,明确两者的关联途径,以拓展知识网络。此外,很重要的是要不断地检验并输出自己的知识(如讲课、撰写文章等)。只有能输出的知识,才是真正属于自己的知识。

九、重视影像技术人员的工作

在影像科室的医、教、研活动中,参与者有医师、技术人员和护理人员等,这是一个完整的体系。如果构成这个体系的成员都能各司其职,整个系统就能高效运行,并获得良好的"产出"。上述人员在系统中所起的作用不一,这是不争的事实。但是,如果片面地将技术人员的工作视为重复性劳动,创造性低,稍加培训即可"上手"等,显然是失之偏颇的。现代影像设备的高科技含量,要求从业人员具有较高的学识水平及娴熟的操作技术。先进的影像设备进入医疗单位即改变其影像产品的属性而成为一种工具。显然,工具的有效运用对于学科的发展是至关重要的。此外,先进工具的引进也带来新的思想、概念和程序,必然促进学科的发展。有些专家主要依靠研究生完成课题,这完全无可厚非。但是,一旦研究生毕业,无异于技术中断,而一位敬业的技术人员对科室的工作具有持续的支撑作用及形成技术特色的积累作用。据此,尊重影像技术,尊重影像技术人员的工作实为明智之举。

十、现代影像技术学专业名词的规范化

现代医学影像技术学作为一门年轻的学科分支,源于传统放射技术学,但两者的技术方法完全不同。此外,前者也是医学领域中发展速度最快的分支之一,学科知识更新周期短,随着学科的发展,新的思想、概念及技术方法被大量引入。因此有些词汇的含义会被扬弃、泛化及限定。影像技术学的专业名词也随之在动态发展中。举例而言:

(一)专业名词的改变

在传统放射学中,将增加人工对比的物质称为造影剂,在 CT、MRI 等成像技术应用以来,对比材料已可用于进一步使特定的器官、组织病变的对比增强。所以名称改用"对比剂"更能反映其内涵。

(二)专业名词的规范化

关于在影像技术学中应用较广的"分辨力"和"分辨率"等专业名词,也存在统一问题。在《英汉辞海》(王同亿主编,国防工业出版社)中,英文单词 resolution factor,注释为:分辨率。《汉英大辞典》中,将分辨力注释为 resolution,而将分辨率注释为 resolution rate。据此,分辨率一般是一个比值,是无量纲的。但是也有个别辞典上甚至将英文单词 resolution 的含义同

时注释成"分辨力"与"分辨率"。此外,在一些学术期刊中以及互联网上检索,"分辨力"与"分辨率"的用法及定义也是众说不一。同样,在影像技术学中混用的情况也十分普遍。为使专业名词的应用规范化,本书中采用"分辨力"作为表征图像细节的名词。其理由为:学术著作也应以国家标准采用的名词为准。因为国家标准是在全国范围内统一使用的技术文件。从目前查到的标准来看,在不同的技术标准中,"分辨力"与"分辨率"的名词也不统一。在这种情况下,应视标准的级别为准。因为国家标准分为强制性国标(GB)与推荐性国标(GB/T)。目前,采用"分辨率"的标准 GB/T 19953－2005《数码照相机分辨率的测量》属于推荐使用,而采用"分辨力"的标准 GB 50464－2008《视频显示系统工程技术规范》以及 GJB 2715A－2009《军事计量通用术语》则为强制执行标准。此外,近期颁布的标准几乎都采用"分辨力"这一名词。据此,本书中概以"分辨力"表述。

(三)专业名词的规范化是一项重要的系统工程

关于放射学专业名词的规范化问题,1998 年北美放射学会(RSNA)曾将其列为重点工作之一。中华医学会临床工程学会也将建立标准术语数据库列为重点工作,可见此项工作的重要性。目前专业书刊中的表述不尽规范之处应随着学科的发展而随时修正。

(四)专业名词的缩略应用

专业名词的正确缩略应用有利于日常应用与交流。以头部体位操作的定位线(面)为例,1962 年《X 线检查技术》出版前,国内半个多世纪的影像学著作均用全称表示,实践证实,正确使用缩略词是十分有效的。迄今,国内著作无一例外地普遍采用《X 线检查技术》推荐的缩略词。

十一、影像技术学发展的趋势

(一)由组织器官影像向分子影像发展

现代医学影像设备及技术的发展将由最初的形态学观察发展到携带有人体生理机能信息的综合分析。通过发展新的工具、试剂及方法,探查疾病发展过程中细胞和分子水平的异常。这将为探索疾病的发生、发展和转归,评价药物疗效以及分子水平治疗等开启崭新的领域。同时,由于对比剂是影像诊断检查和介入治疗时所必需的药品,未来将有针对特定基因表达、特定代谢过程、特殊生理功能的多种新型对比剂逐步问世。

(二)多模态融合技术使诊治一体化

医学图像所提供的信息可分为解剖结构图像(如 CT、MRI、B 超等)和功能图像(如 SPECT、PET 等)。成像原理不同所成图像信息均有一定的局限性,使得单独使用某一类图像的效果并不理想。因此,研制新的图像融合设备和新的影像处理方法,将成为医学影像学发展的方向。此外,计算机手术仿真或治疗计划等技术方法的不断改进,使之更有利于临床医学的发展。同时,包含两种以上影像学技术的新型医学影像学设备(如 DSA-CT、PET-CT、PET-MRI 等)将发挥更大的作用,诊断与治疗一体化将使多种疾病的诊断更及时、准确,治疗效果更佳。

(三)辅助 3D 打印及手术导航

随着三维打印(3D 打印)技术与医学影像建模、仿真技术的不断结合,3D 打印技术在医疗领域展现出广泛的应用前景。3D 打印自诞生开始逐步渗透到生物医学的多个领域,比如骨外科、颌面外科、整形外科、组织生物工程以及生物医药等,3D 打印技术是数字化医学发展进程中的重要环节。它通过 X 线、CT 及 MRI 获得的医学数字影像和通信(DICOM)数据转换成 3D 打印机的数据,快速、准确地制成医疗模型,在进行复杂手术前通过医疗模型模拟手术,使得手术医师能够充分做好手术前的规划和方案设计,提高手术成功率,甚至通过 3D 打印制造人工器官及组织。

目前,3D CT 导航电视胸腔镜下肺结节切除术及 3D 打印导航下的心外科手术等已成功应用于临床。以小儿先天性心脏病为例,利用计算机重建技术 3D 构建患者心脏的解剖模型,可以更加直观地了解个体化心血管解剖学结构,特别是复杂先天性心脏病患者的个体化情况,使手术医师更精确掌握心脏缺陷的形态、大小、位置、程度以及周边组织的结构,同时可以对心脏功能进行深入分析。弥补了常规影像检查的局限性,更改变了以往复杂心脏手术操作仅靠主刀医师的经验和临场判断的现状。

(四)小型化和网络化

小型化和网络化新技术的发展使医学影像设备向移动化诊断转变,小型简便的床边 X 线摄影机甚至移动式 CT 将为重症监护、术中检查、预防保健等提供快速、准确、可靠的影像学信息,提高医师对患者诊断的及时性和针对性。同时,网络化也将加快成像过程、缩短诊断时间,有利于医学图像的保存和传输。通过影像网络化实现现代医学影像学的基本理念,达到人力资源、物质资源和智力资源的高度统一和共享。

第三节　相关科学技术与放射学发展

放射学在进入新的百年时,世纪也正好步入新的千年,这虽是历史的巧合,但也促使业界人士围绕将影响本学科发展的诸多因素进行深层次的思考,从而力求正确地预测学科的发展方向。目前认为影响学科发展的因素主要包括:社会对医疗保健的需求;相关学科的最新进展;放射学自身的不断完善;互联网、大数据、云技术等新技术、新业态的不断涌现。大数据是指一种需要新处理模式的信息资产,具有 6V1C 的特征,即 volume(海量)、velocity(高速)、variety(多样)、value(价值)、veracity(不确定性)、variability(易变性)和 complexity(处理、分析难度非常大)。

因此其优势不仅仅在于其数据量大,更重要的是将海量数据信息进行分析、筛选,可在瞬间呈现给"用户"所需要的信息。由这些新技术构成的信息社会对学科提供的有利条件,必将对医学科学产生影响,同时对影像技术学科的发展起重要的推动作用。具体而言,大数据与影像医学结合,就产生了医学影像大数据,是数字医学发展的必然。随着计算机技术及信息化的发展,大数据的收集、整合、存储和处理成为可能。医学影像大数据通过整合来源广泛的数据(医疗数据、健康行为数据、医学实验和医学文献资料数据),集成不同层面、由各种硬件设备采集的信息,汇集形成医学影像大数据库,为后续分析研究提供基础,凝练和提升数据价值。此外,医学影像大数据是一个平台,可以与精准医学相结合,可以使疾病诊治变得更个性化、精准化,甚至从基因测序上实现靶向治疗,精准医学的发展离不开生物大数据;与"互联网+"相结合,构建一个从预防保健到诊疗的服务,实现医学影像资源的开放与共享。

大数据时代的到来,推进了我国云计算在区域医疗信息化中的应用进展。云计算应用于区域医疗信息化的建设中,对医院、政府监管部门以及就医的患者等都具有重要意义。但云计算是一种新的技术,在实际应用中还会遇到一些至今还未遇见过或者无法预料的问题。在当前大数据时代,这并不能阻碍云计算在区域医疗信息化建设中的应用。总之,医学影像大数据依赖计算机网络技术的进步,依托于信息资源的集成整合,医学影像大数据的发展离不开信息资源的共享。

云计算是一种并行和分布式的计算系统,由一组内部互连的虚拟机组成,该系统服务提供商能够根据与用户协商的服务等级协议动态地为其提供计算资源。美国国家标准与技术研究院(NIST)将云计算定义为:云计算是一种信息资源的使用模式,通过 Internet 对服务器、中间件和应用等可共享、可配置资源向用户提供自助的、普适的、方便的、按需的、实时的访问。在云计算模式中,"云"是动态调节的一种虚拟化服务资源,用户可以根据使用量进行付费,通过浏览器、桌面应用程序或者移动应用程序发送服务请求,用户不必具有相应的专业知识,不需要了解"云"中基础设施的细节,也无须直接进行控制,所有具体的处理都在"云"端,远端的"云"服务接收到客户端的请求之后返回客户端所需的应用数据等资源。

一、现代医学影像学的发展

(1)宇宙和脑是人类努力探索的两大奥秘,神经生物学及人类心理学研究取得的突破性成果将揭示后者的种种谜团。虽然人脑作为一个实体器官,可以在实验环境下研究它的人体解剖及分子学基础。但属于人类心理学范畴的诸多问题远非从形态学角度能予以诠释。值得关注的是,近年来的实践证明,影像学在神经生物学的研究中起着不可或缺的作用。PET、MRI、SPECT 等在脑、脑功能方面刺激的反应过程研究等提供全新的技术手段。这些成像方法是脑在生理及病理状态下进行功能研究的有效工具,同时也可在疾病诊断及治疗效果评估方面提供特征性的客观依据。

(2)分子生物学及分子遗传学将揭示生命的分子基础。功能性基因重组学的发展受到基因图谱绘制这一技术方法的有力促进。而功能性基因重组能发展新的诊断、治疗及健康筛查方法,基因治疗及移植将成为临床医学的一个新学科。

应用于 MRI 的对比剂及用于核医学的放射性药物的开发将加大力度。此外,通过成像方法,基因表达及基因治疗的监控已从理论层面证实其可能性,今后的研究力度也将加大,可望成为一门实用技术。

(3)环视整个医学领域,放射学较之其他专科更受益于电子学、计算机技术的快速发展。临床应用的所有成像设备都由高技术含量的电子学及计算机控制。迅猛发展的"全数字化放射科"及远程放射学也取决于计算机及网络技术的发展。

此外,随着影像学的发展,临床手术学科对影像科的依赖性也日益提高。沿用的手术方法肉眼观察视野小且仅限于手术野的表面。手术者仅凭经验分辨正常组织与病变组织。如需扩大视野,分辨不同层次组织的内部结构及确定正常组织与病理组织的界限,则可通过影像技术,集中手术前及手术中的多种图像信息于一个数据库中,可为手术者在手术中根据实时三维成像手术导航技术提供最佳手术方法,明显地减小手术创伤及提高手术成功率。沿用的有创性手术,在影像技术的支持下发展成精准手术及微创手术。目前的手术导航系统是在精确重建人体三维结构影像的基础上,对手术进行指导。它要求尽可能清晰显示结构细节,精准确定病变位置,并且能实时模拟跟踪手术过程。

二、现代医学影像信息学的发展

(1)在信息科学范畴,数据泛指人-机交流概念的表达。数据可进行处理、通信或解释。据此,影像信息应理解为被解释的数据。每次影像学检查的数据量十分可观,除面临数据存储的基础设施不断改进外,如何从海量的图像信息中提取有效信息,并进行相关的深度挖掘与新数据的生成将成为学界及业界共同关注的一大热点。

数据挖掘是从人工智能的分支"机器学习"发展而来的,是从数据库中获取正确、新颖、有潜在应用价值和最终可理解模式的过程。它是从数据库中提取隐含在其中的,人们事先未知的,但又潜在有用的信息和知识的数据。而知识发现(KDD)是指从数据中发现有用知识的总过程。数据挖掘可被认为是知识发现中的一步,是知识发现的核心。

(2)随着互联网、大数据、云计算等一系列新技术、新业态的出现,影像技术将面临新的发展机遇与挑战。这些新技术相继进入临床医学的核心,与之密切相关的医学影像技术必将相伴而行。但可以预见的是,科学技术发展到一定程度必然会面临转型,因此影像技术将面临"拐点"也在预料之中。思考新技术,探索新业态与影像技术的结合点,催生应用技术创新。关注其新的导向性,找寻制约专业发展的因素并探索克服的途径与方法将是影像技术专业人士的努力方向。

(3)建立涵盖认知学的影像质量评价体系也是现代医学影像技术的一个发展方向。传统医学图像质量客观评价方法的评价结果不尽符合客观实际,需要进一步研究提出更符合人类视觉特性的医学图像质量评价方法。国际辐射单位与测量委员会(ICRU)在1996年第54号报告中对医学图像质量评价做了比较详细的报告,论述了医学图像质量评价的重要性和基本方法。传统医学图像质量客观评价方法没有考虑到像素点间的相关性和人类视觉系统的感知特性,评价结果并不能真实反映图像的视觉感知质量。因此,发展更加符合人类视觉系统(HVS)特性的医学图像质量评价方法,对于监控和调整医学图像质量、检验和优化医学图像处理算法意义重大,是影像技术学的重要课题。

第四节　医学影像学的构成及与相邻学科的关系

医学影像学的发展可比作一座由基础研究转变为应用技术的金字塔。纵观近百年来的尖端科学,如光学、量子力学、原子物理学、信息学等都不同程度地被应用于医学影像技术中。自从放射学发展成综合多种影像学手段的学科后,在现代临床医学中的地位日趋重要。进入21世纪前后,发展更为迅猛。如今,医学影像科已成为现代医院的一个重要组成部分。影像学科的学术水平、组织管理、设备状况等直接关系到医院的整体水平。目前我国大型医院的影像设备包括 X 线机、B 超、彩超、SPECT、PET、DSA、CT、MRI、PET-CT 与 PACS 等,已占医院固定资产一半以上的份额,所以影像设备的装备水平基本上可以表征医院的实力。在这种发展态势下,医学影像学科体系涵盖的内容也随之有所扩展。

一、医学影像技术学的构成

医学影像技术学的构成可分为三大板块:①医学成像技术;②医学图像处理技术;③医学图像的互联、互动与共享技术。

(一)医学成像技术

医学成像技术主要是将人体中蕴含的医疗信息提取、挖掘出来,并以图像形式表达。这些蕴含的信息包括形态信息、功能信息及成分信息。图像的表现形式有二维、三维及四维。

(二)医学图像处理技术

医学图像处理技术是在获得医学图像后,通过分析、识别、解释、分类、压缩等技术手段,对图像中感兴趣部分进行增强或提取,然后通过基于影像学相关知识的图像处理方法使这些图像更适合临床医学的应用。这里所指的影像学相关知识包括解剖学、生理学、病理学等基础知识,以及临床知识、图像知识乃至统计学知识。由于现代医学中图像的应用领域日益扩大,因此图像处理的理论与技术也在不断发展。例如,近年发展起来的形态学理论、分维理论等的引入使图像处理技术的内容更加丰富。

医学影像学的图像处理按其输入输出形式分为:①从图像至图像,即输入为图像,输出也为图像,主要应用于处理的最终结果是以图像形式给医师观看,不论是 X 线摄影,还是 CT 成像、MRI 都是为了提供图像信息;②从数据至图像,即输入为数据、公式、计算结果和曲线,输出为图像,CT 即为利用收集的多组投影数据重建图像的;③从图像至特征数据、特征图像,即输入为图像,输出是一些极简单的图形、图像或数值,例如在图像处理中的物体边缘提取、物体面积的测量;④从图像的数据至图像,主要用于图像的传送,要求将图像信息压缩成为便于传输的数据而不致丢掉信息,传到终端后再形成保真度高的图像以供临床释读。

(三)医学图像的互联、互动与共享技术

处理后的图像通过传输,可实现互联、互动与共享。医学影像技术学的这部分内容与信息技术密切相关,因此属于跨学科的领域。与本书第九篇涉及的内容关联较多,可参阅。

综上所述,医学影像学图像的生成、图像的处理乃至图像的传输,都与医学影像技术学密切相关。换言之,医学影像技术学的内涵及外延都在拓展中。

二、现代医学影像技术的发展

(一)医学影像学与生物医学工程学的关系

生物医学工程学(BME)崛起于 20 世纪 50 年代,特别是随着宇航技术的进步、人类实现登月以来,生物医学工程学得以快速发展。生物医学工程学是运用现代自然科学和工程技术的原理与方法,综合工程学、生物学和医学的理论和方法,在多层次上研究人体的结构、功能和其他生命现象,研究用于防病、治病、人体功能辅助及卫生保健的人工材料、制品、装置和系统的新兴学科。生物医学工程学是蓬勃发展的边缘学科,是工程学科与生物医学相结合的产物,它作为一门独立学科发展的历史尚不足 60 年,但它对医学乃至生命科学的发展具有很大的推动作用。国内学科分类标准中,将生物医学工程学列为医学门类下面与基础医学并列的一级

学科,包括医用电子学、临床工程学、康复工程学、影像工程学、生物医学材料等二级学科。由于在保障人类健康及疾病的预防、诊断、治疗、康复等方面发挥着巨大作用,生物医学工程学已经成为当前医疗卫生产业重要的基础和支柱,许多国家都将其列为高技术领域。

我国生物医学工程学始于20世纪70年代末,1978年国家科委正式确立了生物医学工程学科,从此,生物医学工程作为一门独立的学科在我国很快地发展起来。目前已经形成了一支理、工、医相结合的多学科的复合型人才队伍。现代影像技术学中应用的很多方法及设备得益于医学工程学的研究成果。

医学影像学与生物医学工程学是相互依存的相关学科,两者结合,形成影像工程学。学科的功能可以界定为:①进行医学影像设备、介入诊疗器材的基础理论研究,器材的应用研究与开发设计;②将上述研究成果应用于临床实践中,例如设备的安装、指导使用、维护、功能拓展与开发,甚至包括编制特殊用途的软件;③开发新的技术与新的方法。

(二)医学影像学与临床工程的关系

临床工程(CE)是生物医学工程的一个重要分支,是生物医学工程技术在医院这个特定环境中的应用,是理工学科和医学(特别是临床医学)相结合的职业化的应用技术。临床工程涉及的领域很广,需多学科交叉与相互支持,其发展对促进医疗技术水平的提高、加快医院的现代化建设和科学管理具有重大作用。

临床工程运用现代工程学和现代管理科学的方法、技术手段研究和解决医院诊疗实施过程中所面临的一系列工程问题,研究改善临床的技术与条件,提高诊疗的技术水平、质量以及保障患者和医护人员的生命安全,是医院现代化建设的重要支柱和技术保障。因此,它也是与医学影像技术学密切相关的学科。

医院现代化和医学诊疗技术的不断发展,以及社会、经济、人口、环境、法律等的变化,引发了临床工程的变革,使得临床工程学科的内涵得到了进一步的丰富和完善,学科内容也由最初的单一化向目前的多元化发展。目前,临床工程主要包括:①医疗仪器设备工程;②医院信息工程;③远程医学;④诊断治疗工程等。

医学影像学领域包括众多医疗仪器设备。各种设备之间以及设备与医院网络之间是通过医院信息工程网络相连,而医院与医院之间的信息交换与共享则由远程医学来实现。另外,放射介入治疗学也是诊断治疗工程的重要分支。由此可见,医学影像学与临床工程相互交融、密切相关。

现代医学影像学的发展,对先进成像设备及信息化技术的依赖程度也日益提高。今天的技术工具(包括医疗设备和信息系统)的集成,以及这些技术工具在其整个生命周期内实现高效的运行与良好的管理,已成为临床医学影像发展的重要保障,也是学科发展的基本要件与重要标志。不仅因为医学影像学科对这些集成系统的依赖度越来越大,而且对这些内嵌智能技术工具的质量管理也日益重视。例如,三维医学图像、床边远程通信、无线接入技术和移动终端的应用,都提出了相关质量管理的要求。显然,要管理好这些技术工具及其集成系统,医学影像工程师需要新知识和新技能。

(三)影像工程学与生物医学工程学的关系

医学影像学涵盖影像工程学,但医学影像工程学又同时是生物医学工程的一个分支学科,因为两者的相关理论与分析方法均属工程学的范畴。但是由于研究对象及应用领域是医学影像,所以必须有医学影像学科的基础理论和结论的支持和验证,学科则归属于医学影像学。

(四)医学影像信息学

进入 21 世纪,医学影像设备取得快速发展,与这一情况相对应的是,计算机技术、网络通信技术、数字存储技术、数据库技术、图像显示及处理技术等相关学科与技术也取得了长足进步。于是医学影像学(MI)与信息技术(IT)的良性互动局面得以形成。换言之,MI 的需求促进 IT 的发展;IT 技术的进步又推动 MI 的发展。医学图像存储和传输系统(PACS)的普及应用与发展是在 MI 和 IT"双轮驱动"下形成良性互动的结晶。

关于医学影像信息学的明确定义,至今尚未形成权威性的统一意见,见诸文献中述及的定义达 50 余种,以下述两种表述较为贴切。

(1)奈特认为,医学影像信息学是任何与图像获取、图像处理、图像传输、图像释读及报告、图像存储及检索链有关的技术。

(2)安德里奥尔认为,医学影像信息学涉及的影像链包含医学影像的形成、图像获取、图像通信、图像管理、图像归档、图像处理、图像分析、图像显示(可视化)和影像释读。

从上述定义及有关内容界定来看,医学影像信息学已将医学成像、医学图像处理和 PACS 加以集成。在集成过程中,使各环节都得以优化,而非各工序的简单叠加。其目的在于,使图像数据以最快捷和最有效的方式传送到相应的站点,并使获得的原始数据得以最大限度地"增值",使之成为有效的诊断信息,从而得以更快捷、更准确地解读影像。

三、现代影像技术与传统放射技术的传承关系

科学技术发展的重要途径为"继承与权变",在现代语境中应解读为"继承与创新"。传统影像技术通过继承与创新,发展成现代影像技术,具体事例比比皆是。例如,1913 年库利奇发明热阴极式静止阳极 X 线管;1930 年起旋转阳极管问世(就由汤姆孙提出)。其重要的发射特性"阳极端效应",至今不论在 DR 的平板探测器技术抑或 CT、X 线射野的发射量校正技术中均必须纳入由于该效应引入的偏差。同时 X 线成像过程的要素(焦点尺寸、靶-物距离、物体-成像间距离)均同样遵循几何光学的基本原理。此外,数字化体层摄影(DTS)虽然以计算机技术为主要技术手段,但成像的基本原理与 1931 年 Ziedes Plantes 描述的相一致。从不胜枚举的实例中均可以在现代影像技术中发现传统放射技术留下的痕迹。

第二篇 X 线临床诊断

第三章　呼吸系统疾病 X 线诊断

第一节　弥漫性肺部病变

一、亚急性或慢性血行播散型肺结核

(一)临床特点

多见于成年患者,在较长时间内由于多次少量的结核菌侵入引起亚急性或慢性血行播散型肺结核。患者可有低热、咳嗽、消瘦等症状。病理上病灶多以增殖为主。

(二)X 线表现

如下所述。

(1)病灶主要分布于两肺上中肺野:分布不均匀,锁骨下区病灶较多;有时以一侧上中肺野为主。

(2)病灶结节大小极不一致,粟粒样细结节、粗结节或腺泡样结节同时混合存在。

(3)结节密度不均匀,肺尖、锁骨下区结节密度高,边缘清楚,可有部分纤维化或钙化;其下方可见增殖性病灶或斑片状渗出性病灶。

(4)病变恶化时,结节融合扩大,溶解播散,形成空洞,发展成为慢性纤维空洞型肺结核。

(三)鉴别诊断

亚急性或慢性血行播散型肺结核的特点是三不均匀(分布、大小、密度),多位于两肺上、中肺野,病灶结节大小不等,病灶可融合、干酪坏死、增殖、钙化、纤维化、空洞。需与经常遇到的粟粒型支气管肺炎、尘肺病(肺尘埃沉着症)、肺泡细胞癌、粟粒型转移癌以及含铁血黄素沉着症等相鉴别,鉴别参照急性血行播散型肺结核的鉴别诊断。

(四)临床评价

亚急性、慢性血行播散型肺结核起病较缓,症状较轻,X 线胸片呈双上、中肺野为主的大小不等、密度不同和分布不均的粟粒状或结节状阴影,新鲜渗出与陈旧硬结和钙化病灶并存,结合实验室检查一般诊断不难。胸部 HRCT 对于细微钙化影,有助于诊断。

二、肺泡细胞癌

(一)临床特点

本病为多发性的细支气管肺癌,癌肿起源于细支气管上皮或肺泡上皮,女性多于男性,发病年龄 30～60 岁,病程进展快。有人认为是多中心性发展为癌肿,亦有人认为是支气管播散的癌肿。细支气管肺泡癌分为 3 种类型:弥漫型、结节型和浸润型,临床工作中以弥漫型多见。临床症状有胸痛、顽固性咳嗽、呼吸困难、痰液量多而呈黏稠泡沫状,易误诊为肺转移癌。

(二)X 线表现

为两肺弥漫、大小不一的结节影,轮廓模糊,细如粟粒,粗的可似腺泡样结节,一般在肺门

周围较多地密集,8%～10%的病例可伴有血胸。有时可表现如小叶性肺炎样浸润粗大斑片影(直径1～2cm),边缘模糊。肺泡细胞癌有时亦可表现为巨大球状肿块影,边缘呈分叶状,直径大小为2～6cm,类似周围型肺癌。

(三)鉴别诊断

弥漫型肺泡细胞癌需与粟粒型肺结核鉴别,后者病灶直径较小,多为1～2mm,且大小一致,分布均匀,密度相同;尚需与肺转移灶鉴别,对有肺外肿瘤病史的应首先想到转移瘤,其病灶可大可小,轮廓相当整齐,分布于两肺中下部,病灶无支气管充气征;亦需与尘肺鉴别,但其有职业病史,除弥漫性结节状病灶外,肺纹理明显增多紊乱,交织成网状,肺门影增大,甚至出现壳状钙化。此外,需与肺真菌病、肺寄生虫病、结节病相鉴别。

浸润型肺泡细胞癌病变与肺炎渗出性病变相似,但后者改变快,经过有效治疗后,短期内明显吸收消失。

(四)临床评价

结节型表现为孤立球形阴影,轮廓清楚,与周围性肺癌的X线表现相似,空泡征在此型肺癌较多见。浸润型与一般肺炎的渗出性病变相似,轮廓模糊。病变可呈片状,亦可累及一个肺段,甚至整个肺叶。病理上细支气管肺泡癌的组织沿肺泡壁生长蔓延,然后向肺泡内突入,肿瘤组织和分泌物可填塞和压迫肺泡腔和外围细小支气管,但较粗支气管腔仍保持通畅,因此在病变范围内通常夹杂未实变的肺组织,使其密度不均匀,并常见支气管充气征。弥漫型肺泡细胞癌表现为两肺广泛结节状病灶,直径多为3～5mm,密度均匀,边缘轮廓较清楚。病变有融合的趋势,形成团块状或大片状实变影,在实变阴影中可见支气管充气征。

三、特发性肺间质纤维化(Hamman-Rich综合征)

(一)临床特点

本病主要是原因不明的弥漫性肺间质纤维变,亦可能是一种自体免疫性疾病。由于主要病理改变有肺泡壁的炎性细胞增多,继以纤维化,故最近又称为纤维化性肺泡壁炎。患者男性多于女性,症状为进行性气短、咳嗽、胸闷、胸痛,如伴继发感染,可有发热、咳脓性痰,病程除少数急性者外,多数为数年至十数年的慢性过程,最后可导致肺动脉高压与右心衰竭而死亡。

(二)X线表现

本病最早期的X线表现为细小的网织阴影,以下肺多见,此时患者可无症状,而肺功能检查已有异常表现,为肺弥散功能减退。后逐渐变为粗糙的条索状阴影,交织成粗网状影像,表现为两肺呈弥漫性索条状和网状影相互交织;肺纹理增多、增粗,延伸至外带,并呈广泛的蜂窝样结构,含有无数的、直径为3～10mm的囊性透亮区,囊壁多数较厚;有时亦可见到直径3～5mm的结节影,或呈细颗粒状的毛玻璃样阴影;晚期由于继发感染,可伴有炎症性的模糊片状影,以及右心室肥大的征象。如肺部出现弥漫性肺间质纤维变的蜂窝样改变,而不能以肺源性疾病或尘肺解释时,应多考虑到本病的可能性。

(三)鉴别诊断

患者的胸片上突出表现为两侧中下肺野弥漫性肺间质纤维化,而能产生肺部弥漫性间质纤维化的疾病很多,原发性弥漫性肺间质纤维化为其中一种,其病因尚未明确。对该病诊断必须慎重,首先要排除其他疾病导致的肺间质纤维化后,才可考虑本病的可能。

（四）临床评价

由于本病的 X 线征象没有特征性，需结合临床表现，如患者有气急、咳嗽、体重减轻和乏力；一般痰量不多，可伴有血丝；可产生发绀和肺动脉高压，最后发展为肺源性心脏病，常有杵状指。肺功能检查最显著的改变为肺弥散功能减退。胸部 HRCT 检查有助于本病的诊断，可提出本病之可能，确诊往往依赖纤维支气管镜肺活检。

四、尘肺病（肺尘埃沉着症）

（一）临床特点

患者有长期接触粉尘的职业病史。病变以肺间质纤维组织增生为主，细支气管及血管周围纤维增生，肺泡壁及小叶间隔亦增厚，胸膜亦见增厚粘连，并有胶原纤维尘肺结节形成，肺门淋巴结轻度或中度肿大。临床上，患者可有胸痛、咳嗽、气短等症状。病变常自两下肺开始，逐渐向上肺发展。

（二）X线表现

两肺纹理普遍增多、增粗，扭曲紊乱，粗细不匀，并有蜂窝样网状纹理，纹理改变伸展至两肺外带，两肺纹理间并有弥漫分布的圆形或不规整形致密斑点影，斑点大小不等，直径多为2～6mm。结节的分布可以表现为均匀的成堆或不均匀的散在出现，有时可融合成团块状。两侧肺门影增宽而致密，可有蛋壳样钙化淋巴结影。网状影可出现于整个肺野，同时胸膜可增厚钙化（多见于矽酸盐肺），形成胸膜斑、胸膜钙化。胸膜斑好发于第 7 至第 10 肋侧胸壁及膈肌腱膜部，表现为胸膜壁层胼胝样增厚伴凸向肺野的圆形或不规则形结节，一侧或双侧，但不对称。胸膜斑内可有线状、点状或不规则形钙化。胸膜斑发生于膈肌腱膜及纵隔胸膜，致使心缘模糊、毛糙称蓬发心。肺和肋膈角胸膜极少累及，有时可有少量胸腔积液。矽酸盐肺患者易并发肺癌或胸膜间皮瘤，必须密切注意。

早期尘肺病（尘肺病Ⅰ期）结节影局限于中、下肺野的 1～2 个肋间隙范围内，往往是右肺先发现结节影。尘肺病Ⅱ期（尘肺病Ⅱ期）结节影大量增多，弥散于全肺野，自锁骨下区至膈面均有结节影，唯两侧肺尖区往往清晰而有气肿，结节极少或无。肺底区亦有气肿，两侧膈面常见有幕状胸膜粘连。晚期尘肺病（尘肺病Ⅲ期）可见两上肺结节融合为直径 3～4cm 的纤维肿块影，两侧对称或不对称存在。

（三）鉴别诊断

尘肺病 X 线表现为两肺有广泛的肺纹理改变和纤维条纹以及网状阴影，使整个肺野都像蒙上一层窗纱，或如毛玻璃样。尘肺结节的分布呈散在性，形态可不规则，密度较高，边缘较锐利，肺内有散在局灶性肺气肿透明区域存在。如果 X 线片上出现如此改变，在未了解到职业史的情况下，尚需与急性粟粒型肺结核、肺炎、恶性肿瘤、寄生虫病、肺泡微石症、含铁血黄素沉着症等相鉴别。急性粟粒型肺结核的结节状影直径一般在 1～2mm。大小一致，分布均匀，密度相同，肺纹理增加不明确。

肺炎临床有感染症状与体征，结节状影边缘模糊；细支气管癌的结节较本例患者结节大，直径一般为 3～5mm，痰细胞学检查可多次找到癌细胞，无粉尘接触史。血行肺转移瘤，一般结节较大，且分布肺外围较多，有肺外恶性肿瘤病史。寄生虫病根据疾病流行区、接触史、粪便培养、血清学检查可诊断。肺泡微石症的胸片，肺纹理不能显示，沙粒样钙质密度影，多孤立存在,不融合。含铁血黄素沉着症有原发和继发两种,前者发病年龄在 15 岁以下,反复咯血;后者多有心脏病史,尤其是二尖瓣狭窄的患者,有左心衰竭、肺静脉高压,可资鉴别。

(四)临床评价

本病患者一般年龄较大,发病缓慢,患者身体情况尚可,主要表现有气急现象,有咳嗽,但痰不多。晚期患者有杵状指及肺源性心脏病症状。实验室检查一般无重要发现。当患者出现两肺弥漫性肺间质病变时,应详细询问其职业病史,如有明确的粉尘接触史,应想到本病的可能,及时移交给职业病鉴定相关机构。胸部 HRCT 检查对本病的鉴别诊断有帮助。

五、肺血行性转移癌

(一)临床特点

粟粒型肺转移癌最多见于血供丰富的原发肿瘤(如甲状腺癌、前列腺癌、绒毛膜癌,癌细胞直接侵入静脉系统→右心→肺毛细血管),或见于原发支气管肺癌,癌肿可贯穿于肺动脉,引起大量的癌细胞播散。临床症状有咳嗽、咯血、呼吸短促、发绀。

(二)X 线表现

两肺有弥漫分布的细结节影,大小不一,结节分布很密,中、下肺较上肺多些,结节边界模糊,但肺尖区常无结节,这点可与粟粒型肺结核区别。肺纹理一般性增强,可并发胸腔积液。

(三)鉴别诊断

粟粒型肺转移癌应与急性粟粒型肺结核、粟粒型支气管肺炎、尘肺以及含铁血黄素沉着症等相鉴别。

急性粟粒型肺结核 X 线片早期两肺野呈毛玻璃样密度增高,两肺从肺尖至肺底均匀分布、密度相似、大小一致的粟粒样结节;即"三均匀"特征。结节边缘较清楚,如结节为渗出性或结节融合时边缘可模糊。正常肺纹理被密集结节遮盖而不能显示,可有肺门或纵隔淋巴结增大。

尘肺有明确的职业病史,X 线表现肺纹理增粗增多、紊乱扭曲、粗细不匀,甚至中断消失,并有蜂窝网状纹理。肺纹理间有大小不一、边缘清晰的结节影,直径在 2～6mm。密度较高,结节是按支气管走向分布的,可为均匀的成堆出现或不均匀的散在出现,一般结节影变化非常缓慢,逐渐增大,密度增高,直至出现融合现象;一般都有弥漫性肺气肿改变,而粟粒型肺转移癌一般没有肺气肿征象。

粟粒型支气管肺炎又称小灶性支气管肺炎,病原体常由支气管侵入。引起细支气管、终末细支气管及肺泡的炎症。多见于婴幼儿,病情严重,有咳嗽、咳痰、气促、高热等症状,X 线平片两肺野呈广泛分布的模糊粟粒状结节影,可伴有较大的斑片状致密影,以两下肺及内带较密;抗感染治疗,病灶吸收消散较快,病程较短。实验室检查白细胞计数值升高明显,血沉正常。根据以上几点可与粟粒型肺转移癌相鉴别。

肺含铁血黄素沉着症为肺内多次少量出血,血液吸收后肺泡内吞噬细胞内有含铁血黄素沉着。多见于有心脏病病史者,也可为特发性,或并发肾小球肾炎(Good pasture 综合征)。X 线多表现为双肺中、下野弥漫性结节影,密度较高,边缘清晰,阴影长时间无变化。

此外,有时尚需与细菌和病毒感染、寄生虫病、肺泡微石病、新生儿肺透明膜病、肺泡蛋白沉着症及真菌病等相鉴别,结合粟粒型肺转移癌 X 线影像学特点、临床病史及实验室检查可鉴别。

（四）临床评价

肺部是转移性肿瘤最多发生的部位，其他脏器的恶性肿瘤均可以通过血液或淋巴系统转移到肺部，所以常有肺外恶性肿瘤病史。肺转移瘤在未行治疗前，一旦发现进展迅速，半个月至 1 个月内病灶可增多、增大。有时初诊往往误为粟粒型肺结核，在发现原发瘤或在积极抗结核治疗下，弥漫性病变不但不见缓解，相反的进展恶化，即应高度怀疑转移癌的可能。甲状腺癌用放射碘治疗，子宫绒毛膜癌用抗癌药治疗，肺部粟粒型转移灶可全部吸收治愈。

六、肺结节病

1.临床特点

肺结节病也称肉样瘤，鲍氏类肉瘤等。属于一种非干酪性肉芽肿。国内较少见。有明显的地区性。温带较多，欧洲发病率较高。就人种而言，黑人最多，白人次之，黄种人少见。女性略多见。任何年龄均可发病，发病年龄多见于 20～50 岁。病程变化大，有自愈倾向。

病因不清，多认为与病毒感染有关。结节病的基本病理改变，系非干酪性肉芽肿（由上皮样细胞、郎格汉斯巨细胞、淋巴细胞及纤维细胞组成），可侵犯全身淋巴结、肺、眼、皮肤、肝、骨等组织。病变可在淋巴结或肺实质。结节可在数月内完全吸收，也可被纤维组织所代替，形成肺间质的弥漫性纤维化。

临床上多无症状或仅有轻微呼吸道症状，胸部体征阴性。全身性周围淋巴结肿大的约占 40%。肝脾大的约占 20%。血沉增快，皮内结核菌素试验常为阴性。

（二）X 线表现

为两侧对称性肺门及气管旁纵隔淋巴结肿大，呈分叶状肿块影，边界清晰锐利，一侧或两侧气管旁淋巴结增大，往往以右侧为主，同时可伴有肺门淋巴结增大。淋巴结多呈中等增大，边缘清楚，多发性结节呈土豆块状。约有 60% 的病例当肺门淋巴结缩小消退时，两肺野出现弥漫性粟粒状（直径 1～5mm）结节影，伴有网状纤维索条状阴影；经随访 1～3 年，大多数病例肺门淋巴结影与肺部浸润影可完全吸收。但有 15%～20% 病例，肺部病变不见吸收而转化为肺间质纤维变，最后导致呼吸衰竭或肺源性心脏病。肿大淋巴结压迫支气管引起狭窄可致肺气肿或肺不张，累及骨骼出现趾、指的囊肿样改变，以及易出现肾结石等。糖皮质激素治疗可促使病变吸收。

（三）鉴别诊断

结节病的诊断常应与淋巴瘤、淋巴结结核、转移瘤及肺癌的纵隔淋巴结转移等鉴别。淋巴瘤通常从气管旁淋巴结开始，最常累及气管旁淋巴结、肺门及内乳淋巴结，早期累及单一淋巴结，肿瘤较小时，X 线表现轻微，多难以确认；淋巴结增大明显时，其典型 X 线表现为纵隔多向两侧呈对称性增宽，肿瘤主要在气管两旁，可压迫气管变窄，肿瘤边缘清楚呈波浪状，或呈明显的分叶状，该类肿瘤对放射线的敏感性较大。淋巴结结核通常发生在儿童或青年，而结节病常为成人，淋巴结结核往往为单侧性的，结核菌素试验阳性，提示结核。原发肺肿瘤及肺转移瘤常伴有纵隔、肺门淋巴结肿大，但好发于中老年人，原发肺肿瘤常表现为肺内单个病灶，转移性肿瘤大多有肺外原发病灶。

（四）临床评价

非干酪性肉芽肿并非结节病所特有，因此本病诊断需结合临床、X 线和病理检查的结果而定。结节病侵犯肺部 X 线表现多种多样,根据不同的病理基础分为淋巴结型、浸润型和硬变型。肺部的病变可以完全吸收。如存在时间较久而未吸收即可发展为间质纤维病变,而表现为间质纤维病变和结节病变同时存在;或者甚至以间质纤维病变为主。结节病两侧肺门淋巴结肿大,临床症状轻微,为其特点。常应用淋巴结及前斜角肌脂肪垫活检、支气管镜检查、结核菌素试验(PPD,5IU)及 Kveim 试验等方法证实。但有作者提出肝活检有助于诊断。还有作者指出,血管紧张肽转换酶(ECA)$\geqslant$60U/mL 有确诊意义。

胸部 CT 尤其是 HRCT 检查有助于本病的影像学诊断,除了能清晰显示纵隔、肺门淋巴结肿大外,还能显示肺内结节及肺间质增厚征象。

七、过敏性肺炎

(一)临床特点

系一种肺部的过敏性表现,临床特征为肺内有一过性的,游走性的炎症病变,血液中嗜酸粒细胞增多,全身症状一般不显著。患者常有个人或家族史。不少患者查不出过敏源,可能有自体免疫的因素,常见的病原有各种寄生虫感染;也可由药物、花粉、真菌孢子过敏引起。病理改变为在肺间质、肺泡壁及末梢细支气管壁内及肺泡渗出液内有嗜酸性粒细胞浸润。

许多病例可无症状,有时只在体检透视时被发现。有些患者可有咳嗽、咳少量黏液性痰或有头痛不适感。多数病例不发热,或仅有低热。白细胞计数正常或有轻度至中度增高,而嗜酸性粒细胞分类可增高至 0.1～0.7,血沉稍快。

(二)X 线表现

病变无特征性,常表现为肺野内密度较低,边缘模糊的斑片状或大片状影像,以两肺中、下野较密集,肺尖区可无病变。往往多发、散在和非节段性分布,大多不与肺门相连。其影像较淡,与周围正常肺组织无明显界限呈薄纱状。少数患者可表现为粟粒样,但密度低,亦可表现为结节状。可有轻微胸膜反应,病灶一般在 3～4 天内可自行消失,但可在其他部位又出现新病灶,这种病灶的暂时性和游走性是本病的特点。病变后期肺内可出现不规则小结节、线样影、网状或蜂窝影。

(三)鉴别诊断

过敏性肺炎的弥漫性粟粒影多不均匀,常伴有小斑片状实变影,病灶的形态、密度短期内可出现变化,肺内病灶的暂时性和游走性是本病的 X 线影像特点;另外,肺内病变较重,而患者的临床表现较轻,是本病的另一临床特征。本病需与支气管肺炎、间质性肺炎、肺结核等相鉴别。

支气管肺炎常表现为两下肺内、中带见沿着肺纹理分布的颗粒状、小斑片或斑点状阴影,可融合成大片状,整个病变密度不甚均匀,边缘模糊不清,单个病变处中央部密度较高,可有小空洞,但较少见。

间质性肺炎表现为病变较广泛,分布常以胸膜下外带肺组织为主,肺门结构模糊,密度增高,轻度增大,细小支气管梗阻引起弥漫性肺气肿或肺不张表现,病变吸收较实变性炎症慢,慢性病例可导致肺间质纤维化。

肺结核的临床表现与本病有较多相似处,影像表现以其不同的病理阶段而表现不同,肺内常出现纤维空洞、钙化病灶,且肺结核的病变分布以上、中肺野多见,有相对好发的部位,结合痰找抗酸杆菌、结核菌素试验等检查,可与过敏性肺炎鉴别。

(四)临床评价

过敏性肺炎一般均有过敏原接触史,因此必须详细询问病史,尽可能找出过敏原,实验室检查嗜酸粒细胞增高,依据其影像表现,可确立诊断。因其肺内病灶的暂时性和游走性的 X 线影像特点,短期 X 线胸片复查是其必要的鉴别诊断手段。CT 检查,特别是 HRCT 检查有利于发现肺内病灶及提供鉴别诊断信息。

第二节　肺内孤立性和多发性球形病灶

一、周围型肺癌

(一)临床特点

肺癌大多数起源于支气管黏膜上皮,也称之为支气管肺癌,少数起源于肺泡上皮及支气管腺体;近年来,肺癌的发病率明显增高,处于各恶性肿瘤的前列。多发生在 40 岁以上的成年人,男性多于女性,但近年来女性的发病率也明显升高。

周围型肺癌系指发生于肺段以下支气管直到细小支气管的肺癌。位于肺中间带及周边部,在肺内形成肿块,以腺癌及鳞癌多见。临床表现为咳嗽、咳痰、痰中带血,也可无任何临床症状。发生在肺尖部的肺上沟癌可有霍纳综合征,部分病例可伴有关节肿痛及内分泌紊乱症状。多数患者临床症状出现较晚。

真正的病因至今仍不完全明确。大量资料表明:长期大量吸烟,特别是多年每天吸烟 40 支以上者,肺癌的发病率是不吸烟者的 4～10 倍。环境污染是肺癌的一个重要致病因素。人体自身的免疫状况、代谢活动、遗传因素、肺部慢性感染等也可能对肺癌的发病有影响。

以往,肺癌分为小细胞及非小细胞肺癌,非小细胞肺癌又分为鳞状细胞癌、腺癌、复合癌和大细胞未分化癌。目前,临床将肺癌分为常见的 4 种类型:①鳞状细胞癌:肺癌中最常见类型,多见于 50 岁以上男性,以中央型肺癌常见。放化疗敏感,先淋巴道转移,血行转移较晚。②小细胞癌:发病率相对较低,多见于年龄较轻男性,以中央型肺癌常见。虽放化疗敏感,但预后差,较早发生转移。③腺癌:发病率相对较低,多见于年龄较轻女性,以周围型肺癌常见。细支气管肺泡癌也属此型。预后一般,较早发生血行转移。④大细胞癌:肺癌中最少见类型。预后最差。

(二)X 线表现

早期肿块较小,直径多在 2cm 以下,显示为密度较低、轮廓模糊的阴影,平片与炎症相似,癌肿继续发展,成为 3cm 以上较大的球形或圆形块影,可有以下征象。

(1)单发性肿块阴影,直径一般为 2～6cm,以 3～4cm 者多见。

(2)肿块影密度较高,多数比较均匀,部分呈结节堆集而浓淡不均。部分病例可有空洞形成,洞内壁不规则,可见壁结节,少见气液平;以鳞癌多见。X 线片少见瘤内钙化。

(3)肿块边缘多数有分叶或脐样切迹,也可呈边缘光滑的球形阴影。肿块影周边较模糊及毛刺是一重要 X 线征象。

(4)瘤体周边部可有斑片状阻塞性肺炎阴影。

(5)胸膜下肿块易引起胸膜增厚及胸膜凹陷。亦可有肋骨破坏。

(6)胸内转移时可有胸腔积液,肺门及纵隔淋巴结增大。

(7)CT 检查能更清晰显示瘤周征象和瘤内结构,对确诊及检出转移灶有极大帮助。

(三)鉴别诊断

周围型肺癌诊断要点是外围肺组织内发现结节或肿块,直径 3cm 以下者多有空泡征、支气管充气征、分叶征、毛刺征以及胸膜凹陷征。直径较大者可有分叶征,肿块内可发现癌性空洞。周围型肺癌须与肺结核球、肺囊肿、肺良性瘤(炎性假瘤)、慢性肺脓肿等相鉴别。结核球周围有小结核病灶,即卫星灶;或有其他结核依据,如对侧或同侧其他部位有结核病变,或有结核性胸膜炎等。结核球有时可见外围粗长的毛刺,由周围指向中心,毛刺靠近病灶边缘常中断,是由于病灶周围纤维化形成。有时病灶边缘呈浅小的分叶状。

由于结核球融合过程中浓缩,在瘤体周围可形成 1～2cm 的环形透光影,称"月晕"征。病变多在上叶尖后段的肺表面部位。结核球的发展较慢,在观察复查过程中,多数病例无增大或增大不明显。1 年以上无大小改变,基本可肯定结核球的诊断。癌性空洞是癌组织液化坏死并经支气管排出后形成。肺癌空洞较肺结核空洞少见,肺癌空洞通常偏心性、壁厚、内壁凹凸不平,外壁可见分叶和毛刺征象如有肋骨、胸椎等骨骼侵蚀或转移时,诊断就更为可靠。而肺结核空洞周围有"卫星病灶",可有支气管引流,洞壁一般比较光整。依靠上述征象结核球可与周围性肺癌鉴别。

(1)**支气管肺囊肿**:在 X 线上表现为圆形、椭圆形阴影,单发或多发薄壁透光区,卷发状、蜂窝状阴影;虽反复感染,病灶部位不变,其他肺野无新病灶出现。充分了解病史,一般鉴别诊断不困难。

(2)**肺炎性假瘤**:在组织结构上主要为成纤维细胞、大量的血管组织和各种炎性细胞的混合。本病的病因尚不完全明确,多数学者认为是炎性病变修复改变所形成。X 线表现为肺内团块状阴影,密度较高而均匀,边缘整齐,肿块直径多数在 2～4cm,但个别病例可以超过 4cm,最大者可达 10cm 以上,肿块不出现空洞。一般肿块邻近肺野清楚,无炎性病变,也无胸膜改变。大多发生于肺表浅部位,生长缓慢,甚至无变化。极个别病例,病变阻塞叶支气管,形成肺叶不张、包裹性肿块,甚似中央型肺癌表现,对诊断带来困难,进一步支气管镜检查可帮助诊断。该病变为良性,当胸片难以定性时,可经皮穿刺活检,可确定诊断。

(3)**肺脓肿**:早期表现可见受累的肺段呈楔形或不规则类圆形的致密影,中心浓而周围略淡,边缘模糊,与一般肺炎实变相似。1～2 周后,致密影中出现含有液平的空洞透亮区,空洞周围有浓密的炎症浸润影。病程超过 3 个月的,往往转变为慢性肺脓肿,呈肺段性致密影,含有厚壁空洞及液平,常侵及邻近肺段,形成多房性肺脓肿。脓肿四周有粗乱的纤维条索影,病灶影可继续扩大,伴有胸膜增厚。短期内随访,可显示病变病理演化,可与周围型肺癌鉴别。

其他肺孤立性球形病灶错构瘤、脂肪瘤、单发转移瘤等,均可表现为肺孤立性球形病灶,但这类病变都有其各自的 X 线影像特征及典型病史,因此,综合病史及影像学特征可明确诊断。

（四）临床评价

肺癌起源于支气管黏膜上皮，并向支气管腔内或（和）邻近肺组织内生长，引起相应支气管的狭窄、闭塞，引起远端肺实质的继发性改变，局部形成占位征象。同时癌组织可侵犯淋巴、血管，通过淋巴道、血管、支气管转移扩散。常规X线胸片对诊断周围型肺癌有一定的局限性，特别是对早期周围型肺癌和隐匿在心影后方的病灶，有时较难发现；对是否有肺门及纵隔淋巴结转移更是难以显示。CT检查可弥补常规X线胸片的不足，对病灶内部及周边的细节CT能提供较多的信息，CT增强检查及CT灌注成像对周围型肺癌的鉴别诊断有极大的帮助。

CT检查对周围型肺癌的征象有：①结节肺界面：有毛刺征、放射冠及分叶征等。有上述征象者多支持肺癌的诊断。②结节内部征象：肺癌内部密度多不均匀；若病灶中心有坏死，可形成壁厚薄不均空洞；肺癌还可见到结节内的空泡征、支气管充气征；肺癌内钙化少见，仅占2%～5%。③胸膜及胸壁侵犯：病灶与胸膜间可见对诊断周围型肺癌较有特征意义的胸膜凹陷征，较大肺癌可累及邻近胸膜至胸壁，在CT显示肿块与胸膜界面不清楚；有时可见肋骨破坏，胸膜面小结节。④肺内转移征象：两肺可见大小不同结节灶，两下肺较多见。

MRI周围型肺癌主要表现为肺内孤立性结节或肿块，在T_1WI呈中等信号（与肌肉相仿），T_2WI与质子密度加权像均为高信号，显示肺内病变不如CT，但对病变向周围侵犯情况及纵隔、肺门淋巴结转移情况可提供较多信息。

周围型肺癌还可沿血管周围直接向肺门浸润，产生球形阴影与同侧肺门之间的索条状阴影，通常较细而紊乱，断续地引向肺门，此时肺门通常已有肿大的淋巴结出现。周围型肺癌的诊断是一个比较复杂的问题，除了充分利用多种X线检查手段取得材料以外，还应密切结合痰细胞学检查、纤维支气管镜检查以及临床各方面的资料进行判断。

二、肺结核球

（一）临床特点

结核球（结核瘤）常为浸润型肺结核病变过程中的一种表现，病理上为局限性干酪化病。为纤维组织包绕的干酪样坏死团块，按形成过程分为4型：①干酪样肺炎局限而成的结核球：纤维包膜很薄，厚度仅1mm。②同心圆层状结核球：系结核球扩展、再扩展后，历次形成的纤维包膜、历次扩展的厚度不等的干酪坏死层相间而成。③阻塞空洞型结核球：由于结核空洞的引流支气管完全阻塞，内容物浓缩凝固而成。④肉芽肿型结核球：结核性肉芽肿发生干酪样坏死而形成，由数个病灶融合而成。

（二）X线表现

结核瘤边缘多光滑、清楚或有索条，无分叶或仅浅分叶，偶有典型分叶；常有点状或斑点状、斑片状钙化，也可有空洞，其空洞为边缘性或呈裂隙样，大多数病例病灶周围有卫星灶，表现为致密的小或微小结节、索条状影等，有时可见肺纹理牵拉等肺结构扭曲改变。

（三）鉴别诊断

典型的结核球诊断不难，以往常有肺结核病史，病灶内有斑点及斑片状钙化、周围有卫星病灶是其特征性影像表现。与其他疾病的鉴别诊断详见本节周围型肺癌鉴别诊断。

（四）临床评价

结核球的主要特征为球形病灶，其大小根据文献记载一般直径为1～4cm，大者可达8cm，个别可达 10cm,但极罕见。由于在结核球形成过程中产生包膜,故一般呈圆形或椭圆形,边缘整齐、光滑。病灶密度较高而且均匀,其中可有钙化、干酪病变、浸润或液化,或小空洞。绝大多数病例,结核球周围有结核病灶,即卫星灶;或有其他结核依据,如对侧或同侧其他部位有结核病变,或有结核性胸膜炎等。结核球有时可见外围粗长的毛刺,由周围指向中心,毛刺靠近病灶边缘常中断,是由于病灶周围纤维化形成。有时病灶边缘呈浅小的分叶状。由于结核球融合过程中浓缩,在瘤体周围可形成 1～2cm 的环形透光影,称"月晕"征。结核瘤的数目大多为一个,有时可达几个。病变多在上叶尖后段的肺表面部位。结核球的发展较慢,在观察复查过程中,多数病例无增大或增大不明显。1 年以上无大小改变,基本可肯定结核球的诊断。依靠上述征象可与其他病变鉴别。但缺少特征性改变时,可采取 CT 检查或经皮穿刺活检,甚至手术切除也是明智的,以免延误肺癌的诊断和治疗。

三、球形肺炎

(一)临床特点

形态呈孤立、圆形变的肺炎,称球形肺炎,是一个以 X 线胸片的形态表现特点而命名的肺炎。本病的临床特点是:多数患者有急性炎症的表现,如发热、咳嗽、咳痰、白细胞计数升高和血沉加快,还多并发有基础性疾病。常好发于肺门旁下叶背段或上叶后段的节段性肺炎。其形成机制,有人认为与呼吸道吸入性有关,也有人认为由炎性渗出物通过肺泡小孔,向邻近周围肺泡呈放射状扩散蔓延而成。

(二)X 线表现

球形肺炎阴影的范围接近一个肺段(5～6cm),呈球形,无分叶及毛刺。仔细观察球形肺炎影的密度较淡而不均匀,深浅不一,含有隐约的透亮区,边界模糊,缺乏清晰的轮廓。多数患者病灶周围及肺门方向有较长索状阴影,及所谓"局部充血征象"提示肿块为炎症。经 2～3 周的随访复查,肺炎阴影常迅速消散,而获最后确诊。

(三)鉴别诊断

最主要的是与周围型肺癌鉴别诊断。有人认为 X 线胸片上球形病灶的一半以上边缘模糊为肺炎表现,相反肺癌大部边缘清晰。另外是肺栓塞,可呈球形或类圆形,也是需要注意鉴别的。短时间内经抗感染治疗吸收消散是其与其他肺内孤立性球形病变的重要鉴别点。

(四)临床评价

鉴别诊断困难时,CT 和经皮肺穿刺活检为球形病灶的确诊提供了有效的手段。CT 对病灶的密度、边缘、强化征等征象显示更为确切。

四、肺脓肿

(一)临床特点

肺脓肿是由多种病原菌引起的肺部化脓性感染,早期为化脓性肺炎,继而发生坏死、液化和脓肿形成。引起肺脓肿的病原菌与上呼吸道、口腔的常存菌一致,常见的有肺炎链球菌、金黄色葡萄球菌、溶血链球菌、克雷白杆菌等。急性肺脓肿常为上述细菌的混合感染。

发病机制分为 3 种类型:①吸入性:60% 的肺脓肿是由于吸入口腔或上呼吸道带有病菌的分泌物、呕吐物等所致。尤其是在口腔、鼻腔及上呼吸道存在感染灶时,此外在受寒、极度疲劳或昏迷等使全身抵抗力降低,咽喉保护性放射减弱等情况下均有利于感染性分泌物的吸入。

吸入性肺脓肿发生的部位与体位有关,好发于右肺上叶后段、下叶背段与左肺下叶后基底段,且右侧多于左侧。②血源性:身体其他部位感染性,引发败血症的脓毒栓子经血行播撒至肺,使肺组织发生感染、坏死及液化,形成肺脓肿。血源性肺脓肿多为两肺多发病灶,以金黄色葡萄球菌多见。③继发性:肺脓肿也可继发于支气管扩张、支气管囊肿、支气管肺癌等。急性肺脓肿随着有效抗生素的应用,脓液的排出,脓腔可缩小而消失,但若在急性期治疗不彻底,脓液引流不畅,炎症持续不退,脓肿周围的纤维组织增生使脓肿壁增厚,肉芽组织形成,病灶迁延不愈而转变为慢性肺脓肿。急性肺脓肿的表现类似于急性肺炎,如寒战高热、咳嗽咳痰、胸痛,全身中毒症状较明显等。发热 1 周后常有大量浓痰咳出,若为厌氧菌感染,则为臭痰。慢性肺脓肿有经常咳嗽、咳脓痰和血痰,不规则发热伴贫血、消瘦等,病程都在 3 个月以上,并可有杵状指。

(二)X 线表现

肺脓肿早期呈较大区域的密度增高影,边缘模糊,呈楔形的肺段或亚段实变,底部贴近胸膜。进一步发展,中央出现低密度液化坏死区,经支气管排出坏死物质后,形成空洞。急性肺脓肿形成期的空洞内壁可凹凸不平,并多见气液平面,形成近肺门侧常见支气管与脓腔相通。急性肺脓肿可伴有反应性胸腔积液和胸膜增厚,可因肺脓肿破入胸腔而形成局限性脓胸或脓气胸。短期间,病灶阴影可有明显改变(吸收缩小或进展扩大)。肺脓肿痊愈后可不留痕迹,或仅留下少量纤维条索影。慢性肺脓肿以纤维厚壁空洞伴肺组织纤维化为主要特征,内外壁界限均比较清晰,邻近肺野有慢性炎症、支气管扩张、新的播散灶和旧的纤维化等。血源性肺脓肿多为两肺多发片状或结节状密度增高影,边缘模糊。有些结节中央出现液化坏死,有些则出现空洞,可见透亮区及液平面。

(三)鉴别诊断

吸入性肺脓肿需与癌性空洞及继发于阻塞性肺炎的肺脓肿鉴别;伴有液平时,还需与结核空洞、肺囊肿伴感染相鉴别。继发于阻塞性肺炎的肺脓肿,肺门部可见肺癌的原发病变,癌性空洞呈厚壁,外缘呈分叶,可见毛刺,边界清晰等可资与鉴别。结合病史分析及痰液检查,可以确诊。

(四)临床评价

大多数肺脓肿为吸入性,结合病史分析及痰液检查,X 线表现病灶边缘模糊,洞壁光滑整齐,内多见液平,多数肺脓肿可明确诊断。CT 检查可提供确立诊断和鉴别诊断的更多信息。

五、血行转移性肺癌

(一)临床特点

人体许多部位的原发性恶性肿瘤均可经血行转移至肺内。血行转移途径多由于局部癌细胞侵入静脉系统,通过右心癌栓分布至肺血管及毛细血管,发展为两肺转移性癌灶。绒癌、乳腺癌、肝癌、胃癌、骨肉瘤、甲状腺癌、肾癌、前列腺癌、精原细胞瘤及肾胚胎瘤均可发生肺转移。

肺转移癌的临床症状:可无任何临床症状。两肺多发转移瘤可有咳嗽、咯血、胸痛及呼吸困难,随着肺内转移瘤数量增多长大,呼吸困难可进行性加重。

肺转移癌可是原发瘤的初发症状。有些患者肺转移癌得到病理证实,而找不到原发灶部位。

(二)X线表现

如下所述。

(1)两肺野多发散在结节或球形肿块影,病灶密度中等,边缘清楚。因受血流分布影响,中、下肺野较多。4%左右的球形灶内可出现空洞。

(2)由于转移发生的时间有先后,故转移性球形灶的大小不等。

(3)短期内随访,球形肿块影的数目不断增多,体积亦渐增大。

(4)有时可伴发胸膜腔或心包腔血性积液。

(5)有些肺转移癌可以单发而较大,可误为原发的肺癌,每见于胃癌或肾癌的转移。

(6)有些肺转移癌可呈粟粒样结节,似粟粒型肺结核,每见于甲状腺癌的转移。

(7)成骨肉瘤的肺内转移灶可发生骨化,球形灶的密度增高如骨质。

(8)子宫绒毛膜癌的肺转移灶,可呈多发圆球形肿块影或为粟粒样结节影,经抗癌治疗后,常能完全吸收而治愈。

(三)鉴别诊断

肺转移癌需与肺结核、金黄色葡萄球菌肺炎及其他病源引起的肺炎、真菌病、胶原病、尘肺、恶性组织细胞病(恶性组织细胞增生症)、结节病、淀粉沉着症等相鉴别。其中以肺结核需与转移癌鉴别的机会较多,特别是发生于两肺中下肺野的血行播散型肺结核。

(1)急性粟粒型肺结核:有高热、咳嗽、呼吸困难、头痛、昏睡及脑膜刺激等症状。有的患者临床症状轻微,可仅表现低热、食欲减退及全身不适。血沉增快。在胸片上表现为两肺野从肺尖到肺底均匀分布的粟粒样大小结节阴影,其特点是三均匀:病灶大小均匀、密度均匀和分布均匀。病灶边缘较清楚。

(2)亚急性及慢性血行播散型肺结核:在临床上起病不明显,可有低热、咳嗽、咯血、盗汗、乏力及消瘦等临床症状。在胸片上特点是三不均匀:表现为大小不等阴影,密度较高与密度较低病灶可同时存在,有的病灶还可纤维化或钙化。病灶主要分布在两肺上、中肺野,但分布不均匀。

有时仅根据X线影像鉴别比较困难,应重视临床材料。对于一时鉴别确实有困难的病例可先行抗结核治疗。进行短期观察,或进行经皮穿刺活检确诊。

(四)临床评价

血行转移性肺癌较常见,X线检查是发现肺部转移癌较简单而有效的方法。在一般情况下X线片能够明确诊断。胸部CT检查发现肺转移癌较常规X线胸片敏感,可发现胸片未能显示的肺内转移癌。由于转移性肿瘤常无明显特异性,因此,对原发灶不明的患者,应积极寻找原发病灶。

六、金黄色葡萄球菌肺炎

(一)临床特点

金黄色葡萄球菌肺炎是金黄色葡萄球菌引起的化脓性炎症。肺部病灶出现之前,患者常先有皮肤疮疖或化脓性骨髓炎的临床表现,后因脓性栓子侵入血流,经血行播散而侵入肺组织致病。

发病年龄以青壮年居多。临床有寒战、高热、咳嗽、胸痛、气促、发绀、脓性痰带血,病势严重。两肺均有散在的湿啰音。白细胞计数显著增高,中性粒细胞比例明显增高。血培养阳性。

(二)X线表现

如下所述。

(1)两肺野中、外带有散在多发的圆球状病灶(直径 1～3cm),或不规则的大小片状影,密度较高,边缘模糊,有时圆球的边缘亦可光整。

(2)在球状或片状影内,可出现透亮区及小液面,成为多发性肺脓肿。脓腔壁较薄,周围浸润影较少。

(3)同时由于活瓣性细支气管阻塞,可出现薄壁圆形肺气囊(肺气肿),肺气囊壁菲薄。

(4)肺气囊直径 1～4cm 不等,肺气囊的大小形态在短期内变化很快,且易于消失。

(5)常并发气胸或脓气胸,甚至可并发化脓性心包炎。

(6)本病经积极抗菌药物治疗后,肺内炎症影、小脓肿影及肺气囊影均可迅速吸收、消散,可遗留少许纤维索条影。

(三)鉴别诊断

根据临床症状、体征,结合 X 线病变易形成肺脓肿和肺气囊、常并发脓胸、动态变化快等特点较易与其他炎性病变鉴别。确诊有赖于细菌学检查。

(四)临床评价

该病起病急、病情危重、病死率高。需尽早介入医学干预。由于细菌学检查(如血细菌培养)需较长时间才得到结果,当临床上怀疑金黄色葡萄球菌败血症时,如果 X 线检查发现典型的血源性金黄色葡萄球菌肺炎的 X 线表现,可为确诊提供有力的证据。X 线检查对于及时处理患者很有价值。CT 检查可提供更多信息。在细菌学检验结果未得到前,必须有针对性地选用抗生素先进行试验性治疗,以免贻误病情。

七、肺吸虫病

(一)临床特点

本症为地方性流行病,如在我国浙江(绍兴)等,因食用含有囊蚴的生的或未煮熟的蟹类而感染疾病。常见症状为咳嗽、胸痛、咳铁锈色痰、反复咯血。在痰中可查到嗜酸粒细胞和夏柯一雷登结晶,有时痰中还可找到肺吸虫卵。

(二)X线表现

如下所述。

(1)出血破坏期:两侧中、下肺野有散在的椭圆形或圆形浸润影(直径 2cm 左右),边缘模糊。

(2)囊肿期:肺部浸润阴影内可见单房或多房性透明区,其周围可见条索状阴影伸向肺野。

(3)囊肿后期:肉芽组织和结缔组织增生包裹,形成边界清楚的圆形或椭圆形结节阴影。可单发,亦可聚集成团块状。

(4)愈合期:病灶缩小,密度增高,可见环状、点状或片状钙化。亦可呈条索状阴影。

（三）鉴别诊断

肺吸虫病无论哪一期的X线表现均无特异性，与肺结核的多形态X线表现鉴别较困难。

（四）临床评价

有食用未熟螃蟹、蛤蜊与蝲蛄史，如果肺吸虫皮内试验与补体结合试验阳性，痰内查到肺吸虫病卵即可确诊。

第四章 循环系统疾病 X 线诊断

第一节 冠状动脉粥样硬化性心脏病

一、X 线诊断要点

(一)轻度心肌缺血

X 线心脏往往无明显阳性发现。

(二)心肌梗死

心肌梗死的 X 线征象为梗死区搏动异常,此为主要 X 线征象,可出现典型的矛盾运动、搏动幅度减弱或搏动消失等。较广泛或多发的心肌梗死、心力衰竭或心包积液可使心影增大。心力衰竭常从左心开始,以后波及右侧。偶可见血栓钙化。

(三)心室膨胀瘤

心室边缘局部隆起,矛盾运动,搏动减弱或消失。

二、临床联系

本病主要侵犯主干及大分支,如前降支的近心段、右冠状动脉和右冠支。由于血流受阻,心肌出现缺血、梗死,严重者出现心室壁瘤。

第二节 风湿性心脏病

一、X 线诊断要点

不同摄片体位的表现如下。

(一)后前位

两侧肺淤血,上肺静脉扩张,下肺静脉变细,血管模糊,重者出现肺静脉高压征象,如间质性或肺泡性水肿,Kerley 线等。左心房增大导致右心缘可见双心房影和(或)心影中央密度增高。主动脉结因心搏量少及心脏旋转而变小。肺动脉段隆起,肺动脉增粗、模糊。左心缘出现第三心音(左心耳),左下心缘平直,心尖上翘,当有关闭不全时则左心室增大,左下心缘长径与横径均增大,重者左支气管上抬,气管分叉角增大。

(二)右前斜位

心前间隙缩小,肺动脉段隆起,左心房增大,心后上缘后突,压迫充钡食管。

(三)左前斜位

心前间隙缩小,肺动脉段隆起,左主支气管受压上抬。

(四)侧位

胸骨后心脏接触面增加,食管受左心房压迫而后移,单纯狭窄者心后三角存在,关闭不全时缩小或消失。

二、临床联系

临床症状以劳累后心悸为主,重者可有咯血、端坐呼吸、肝大、下肢水肿等症状,心尖区舒张期隆隆样杂音。

第五章 消化系统疾病 X 线诊断

第一节 咽部病变

一、咽部异物

(一)临床特点

咽部异物多属意外情况下经口进入。尖锐细长物品如鱼刺、麦芒、竹丝等,可刺入腭扁桃体、咽侧壁、舌根或会厌等处。较大异物常停留于梨状窝。尖锐异物可刺透并穿过咽黏膜,埋藏于咽后壁,引起继发感染,甚或酿成脓肿。

(二)X 线表现

咽部异物有高密度及低密度两种。高密度异物,平片即可完全显现异物位置、形态和大小,并可见咽部软组织肿胀和脓肿;低密度异物,需做钡餐检查,表现为充盈缺损即异物的一个侧面,以及咽部功能紊乱、咽部软组织改变。异物很小时,造影不一定显现,可以钡剂拌棉絮观察,显示钡絮滞留咽部,结合病史进行诊断。

(三)鉴别诊断

结合临床病史及颈部 X 线透视、摄片和服钡检查,可以判断有无异物及并发症的存在。

(四)临床评价

详细询问病史和分析症状可以初步诊断。大多数患者有异物咽下史并在查体时发现异物,部分患者开始有刺痛,检查时未见异物,可能是黏膜擦伤所致,此症状一般持续时间较短。对于疼痛部位不定,总觉咽部有异物存留,发生数日后来就诊者,应注意与咽异感症或慢性咽炎相鉴别。

二、咽壁脓肿

(一)临床特点

本病多见于异物刺伤后,亦可因颈椎化脓性或结核性感染所造成。脓肿多位于咽后壁,由于软组织肿胀或脓肿的压迫使咽部变形。

(二)X 线表现

除 X 线平片可见咽壁软组织肿胀、咽部受压,以及咽部移位、咽部与颈椎间距离增加外,有时可于肿胀影内见有积气或小液平面。

三、颈椎病

(一)临床特点

颈椎退行性改变,常使椎体骨赘形成,颈椎顺列变直,增生骨刺可压及下咽部,造成吞咽困难及异物感。

（二）X线表现

颈椎间隙狭窄，椎体骨赘增生，压迫下咽部后壁形成一明显压迹。

第二节　食管病变

一、食管癌

（一）临床特点

食管癌是我国常见的恶性肿瘤之一，也是引起食管管腔狭小与吞咽困难的一种最常见的疾病。绝大多数食管癌为鳞状上皮细胞癌，但食管下端也可以发生腺癌。统计表明，食管癌好发于胸中段，胸下段次之，颈段与胸上段最少。

早期食管癌（限于黏膜及黏膜下层）的病理形态可分为平坦型、轻微凹陷型与轻微隆起型。随着癌的深层浸润，以及不同的生长方式，一般可分为息肉型、狭窄型、溃疡型与混合型。早期食管癌很少有症状，需做脱落细胞学检查才能发现。但肿瘤生长至一定大小，则出现持续性、进行性吞咽困难。一般说来，男性多于女性，40岁以上患者多见。

（二）X线表现

如下所述。

1.早期食管癌

食管黏膜纹增粗、中断、迂曲，可见单发或多发的小龛影，局限性充盈缺损，局限性管壁僵硬。

2.中、晚期食管癌

黏膜纹破坏、充盈缺损、管壁僵硬、管腔狭窄、通过受阻与软组织肿块等。根据大体标本结合X线表现分述如下。

（1）息肉型：肿瘤向腔内生长为主，呈不规则的充盈缺损与偏心性狭窄。但也有的肿块向壁外生长为主，犹如纵隔肿瘤，有人称之为外展型。

（2）狭窄型：即硬性浸润癌，以环形狭窄为其主要特点，范围为3～5cm，上段食管明显扩张。

（3）溃疡型：呈长条状扁平形壁内龛影，周围隆起，黏膜纹破坏，管壁僵硬，扩张较差，但无明显梗阻现象。

（4）混合型：具备上述两种以上的X线特征。

3.并发症

（1）穿孔与瘘管形成：仅少数病例可出现食管气管瘘，也可向纵隔穿破，形成纵隔炎与纵隔脓肿。

（2）纵隔淋巴结转移可出现纵隔增宽，气管受压等X线征。

（三）鉴别诊断

如下所述。

1.食管良性肿瘤

表现为向腔内凸出的偏心性充盈缺损，呈半球状或分叶状。切线位肿瘤上、下端与正常食管分界清楚,钡剂通过肿瘤时呈偏流或分流,转动体位可发现管腔增宽,肿物不造成梗阻,上方食管无扩张。肿瘤局部食管黏膜皱襞展平消失,其对侧黏膜光整,无破坏改变,附近食管壁柔和光滑。

2.贲门失弛缓症

贲门失弛缓症的狭窄段是胃食管前庭段两侧对称性狭窄,管壁光滑呈漏斗状,食管黏膜无破坏。用解痉药可缓解梗阻症状,吸入亚硝酸异戊酯后贲门暂时舒展,可使钡剂顺利通过。

3.消化性食管炎

易与食管下段浸润癌混淆。炎症后期瘢痕狭窄常在下 1/3,但仍能扩张,无黏膜破坏。食管壁因癌肿浸润而僵硬,不能扩张,边缘不规则,黏膜皱襞有中断、破坏。

4.食管静脉曲张

食管静脉曲张管壁柔软,没有梗阻的征象,严重的食管静脉曲张,管张力虽低,但仍有收缩或扩张功能,而癌的食管壁僵硬,不能扩张或收缩,局部蠕动消失。

5.食管外压性改变

纵隔内肿瘤和纵隔淋巴结肿大等压迫食管,产生局限性压迹,有时并有移位,黏膜常光滑完整无中断、破坏。

(四)临床评价

食管癌的放射学检查主要是确定诊断及侵蚀范围。食管癌的中晚期 X 线改变较为明显,诊断并不困难。而早期食管癌由于癌组织仅限于黏膜及黏膜下层,病变表浅,范围小,因此 X 线改变很不明显,容易漏诊和误诊。所以 X 线检查时,必须多轴透视和点片,并采取双对比造影检查,能显示得更清楚。在诊断过程中,既要确定肿瘤类型,又要对肿瘤侵犯范围、黏膜皱襞的变化、狭窄的程度、食管壁僵硬程度等指标进行观察记录,食管周围的侵蚀及淋巴结转移则必须依靠 CT 或 MRI 进行检查,以指导分期,便于临床治疗。

二、食管炎

(一)腐蚀性食管炎

1.临床特点

吞服化学性腐蚀性制剂(如强酸、强碱之类)所致,重者可发生食管破裂而引起纵隔炎,轻者则引起不同程度的瘢痕狭窄。

2.X 线表现

如下所述。

(1)病变较轻时,早期可见食管下段痉挛,黏膜纹尚存在,一般无严重后果。重症病例则表现为中、下段,甚至整个食管,都有痉挛与不规则收缩现象,边缘呈锯齿状,可见浅或深的溃疡龛影,有时因环肌痉挛严重,下段可呈鼠尾状闭塞。

(2)病变后期,因瘢痕收缩而出现范围比较广泛的向心性狭窄,狭窄多为生理性狭窄部位,狭窄上段食管扩张程度较轻,病变食管与正常食管之间无明确分界,呈逐渐移行性过渡。

3.鉴别诊断

浸润型食管癌:狭窄上段食管明显扩张,病变与正常食管之间分界截然。

4.临床评价

应在急性炎症消退后进行钡餐造影检查,以观察病变的范围与程度。如疑有穿孔或有食后呛咳的患者,宜用碘油造影。由于腐蚀性食管炎后期可能会发生癌变,因此 X 线检查对本病的随访非常重要。

(二)反流性食管炎

1.临床特点

系胃内容物包括胃酸及胃消化酶逆流到食管内对鳞状上皮的自身性消化所致。主要见于食管下段,多并发黏膜糜烂与浅表性溃疡,病变后期因纤维组织增生,可形成食管管腔狭窄与食管缩短。临床上多见于食管裂孔疝、贲门手术后、十二指肠球部溃疡的患者。主要表现胃灼热、胸骨后疼痛,进食时加重;因食管下段痉挛与瘢痕狭窄,故可有吞咽困难与呕吐等症状;严重者还可发生呕血。

2.X 线表现

如下所述。

(1)早期或轻度反流性食管炎在钡餐造影时,一般只能看到食管下段痉挛性收缩,长达数厘米,边缘光整,有时出现第 3 收缩波而致管壁高低不平或呈锯齿状,但难以显示黏膜糜烂与浅小溃疡。

(2)晚期因管壁纤维组织增生及瘢痕组织收缩,可见食管下段持续性狭窄及狭窄上段食管代偿性扩大。如发现胃内钡剂向食管反流或并发食管裂孔疝,则支持反流性食管炎的诊断。

3.鉴别诊断

要与浸润型食管癌相鉴别:食管癌时食管狭窄较局限,病变与正常食管之间分界明显,当服大口钡剂时可见狭窄部位管壁僵直,表面不规则,不易扩张。而食管炎时病变食管与正常食管之间无明确分界,呈逐渐移行性过渡,狭窄部位比较光滑,偶见小龛影。

4.临床评价

X 线钡餐检查对于判断病变的有无、病变部位及程度、病变原因很有帮助。一般来说采用双对比造影易于发现早期的细微黏膜管壁,但非特异性。诊断应结合临床病史、内镜活检及实验室检查结果进行综合诊断。

三、食管瘘

食管瘘按其病因来看,可分先天性和后天性两类,如按瘘管部位与相通的器官不同,又可分为食管-气管瘘、食管-支气管瘘、食管-纵隔瘘及食管-纵隔-肺瘘。

(一)食管-气管或食管-支气管瘘

1.临床特点

主要症状即进食后呛咳、肺部感染等。

2.X 线表现

造影时见造影剂进入气管或支气管,比较容易诊断。但要排除各种因素所造成的造影剂由咽喉部吸入气管内的假象,有怀疑时,应特别注意第 1 口造影剂通过的情况及瘘管影的显示。

(二)食管－纵隔瘘/食管－纵隔－肺瘘

1.临床特点

单纯食管－纵隔瘘少见。主要症状为高热及胸骨后疼痛。

2.X线表现

X线下显示纵隔阴影明显增宽,造影时造影剂溢入纵隔内。当纵隔脓肿逐步增大,最后则向肺或支气管穿通,而形成食管－纵隔－肺瘘。这种病大多发生于肺脓肿,必要时进行碘油食管造影,可显示瘘管及造影剂进入肺内,X线诊断较容易建立。

四、食管重复畸形(先天性食管囊肿)

(一)临床特点

食管重复畸形又称先天性食管囊肿,是较少见的先天性消化道畸形。系胚胎时期原始消化管头端的前肠发育畸形所致,多位于食管中段或下段,呈囊状或管状,可与食管相通,其囊内黏膜多数为胃黏膜,部分为肠黏膜、支气管黏膜组织或食管黏膜,可产生溃疡,可无临床症状。食管重复又称为副食管,较大的副食管可压迫气管引起呼吸困难,压迫食管产生吞咽困难,或副食管内溃疡出血,甚至穿孔等症状。

(二)X线表现

如下所述。

(1)正侧位胸片:可见副食管呈边缘清晰、密度均匀的块影,并压迫纵隔使之移位,或突向邻近肺野的块影。

(2)若副食管与食管相通,钡餐造影可显示副食管与食管平行,其远端为盲端,内有黏膜纹。

(三)鉴别诊断

如下所述。

(1)食管憩室:食管壁局限性腔外膨出而呈陷窝或盲袋状,易于鉴别。

(2)缺铁性吞咽困难综合征:有缺铁性贫血表现,内镜检查见咽下部和食管交界处附近有食管黏膜赘片形成,其特征性改变有利于鉴别。

(四)临床评价

食管重复畸形的发生可能与遗传有关。本病变不仅影响食管正常功能,而且易反复损伤继发炎症,旷久可能诱发恶变,故应提醒患者注意饮食方式及自我保护,追踪观察,定期复查,酌情处理。CT和超声检查有助于本病的诊断和鉴别诊断。

五、食管黏膜下血肿

(一)临床特点

食管黏膜下血肿,主要是由于动物性尖锐骨性异物通过食管生理狭窄时所产生的继发性食管黏膜急性损伤性病变,偶尔也可由于烫伤或进食过快引起。在有血小板减少症、血友病或抗凝药治疗的患者中也可自行出现。主要发生于食管第一、第二生理狭窄处,甚少见。主要症状为突发的胸骨后疼痛、呕血、吞咽痛、吞咽困难。

(二)X线表现

食管腔内黏膜层轮廓光滑的圆形或椭圆形充盈缺损,边缘清楚,形态轻度可变;如血肿破裂钡剂渗入血肿内,则形成腔内液-钡平面或腔内囊状钡剂充填影,钡剂渗入少并在立位时表现为腔内液-钡平面;当钡剂渗入多或卧位时表现为腔内囊状钡剂充填影。

(三)鉴别诊断

如下所述。

(1)黏膜层良性肿瘤:血肿患者有明确的尖锐异物误吞史,疼痛不适大多较广泛或最痛点与发现病变部位相一致,短期复查血肿消失或明显缩小;良性占位性病变患者无症状或症状轻,短期复查病灶无变化。

(2)食管外压性病变或黏膜下占位性病变:通过切线位显示黏膜下层隆起性病变;血肿临床表现及病史典型,来源于黏膜层隆起性病变。

(3)食管憩室:憩室切线位于腔外,黏膜向内延伸,形态可变性大,钡剂可排空;血肿始终位于腔内,短期复查变小或消失。

(4)食管内气泡:气泡多发、圆形,通过重复服钡,可消失或下移;血肿位置固定且始终存在。

(四)临床评价

食管黏膜下血肿多由细小血管损伤引起,血肿往往较为局限,极少引起大出血。食管黏膜下血肿根据临床表现的特点及 X 线影像表现,结合短期复查血肿变小或消失等特点,不难做出明确诊断。

第三节　胃部病变

一、慢性胃炎

(一)临床特点

慢性胃炎是成人的一种常见病,主要由于黏膜层水肿、炎症细胞浸润及纤维组织增生等造成黏膜皱襞增粗、迂曲,以致走行方向紊乱。

(二)X 线表现

如下所述。

(1)胃黏膜纹有增粗、迂曲、交叉紊乱改变。

(2)由于黏膜皱襞盘旋或严重上皮增生及胃小区明显延长,则形成较多的约 0.5cm 大小息肉样透亮区。

(3)半充盈相上胃小弯边缘不光整及胃大弯息肉状充盈缺损,缺损形态不固定,触之柔软。

(三)鉴别诊断

胃恶性肿瘤:胃壁僵硬、蠕动消失,胃黏膜中断破坏,充盈缺损形态恒定不变。

(四)临床评价

X 线上只从黏膜皱襞相的变化来诊断胃炎是不可靠的。一些慢性胃炎就其本质来讲为萎缩性胃炎,进而加上增生及化生等因素,致使从肉眼及 X 线上都为肥厚性胃炎之征象。这样,从皱襞的宽度来判断为肥厚性胃炎还是萎缩性胃炎就不准确了。此外,皱襞的肥厚还受自主神经系的影响,甚至黏膜肌层的挛缩、药物的影响等也会导致皱襞的变化。

二、慢性胃窦炎

(一)临床特点

慢性胃窦炎是一种原因不太清楚而局限于胃窦部的慢性非特异性炎症,是消化系统常见疾病之一。临床上好发于 30 岁以上的男性,表现为上腹部饱胀,隐痛或剧痛,常呈周期性发作,可伴有嗳气、泛酸、呕吐、食欲减退、消瘦等,慢性胃窦炎还可表现为厌食、持续性腹痛、失血性贫血等。本病与精神因素关系密切,情绪波动或恐惧紧张时,可使症状加剧。副交感神经系统兴奋时也易发作。有些胃窦炎患者,上腹部疼痛症状与十二指肠球部溃疡相似。

(二)X 线表现

如下所述。

(1)胃窦激惹:表现为幽门前区经常处于半收缩状态或舒张不全,不能像正常那样在蠕动波将到达时如囊状,但能缩小至胃腔呈线状。若有幽门痉挛,则可造成胃排空延迟。

(2)分泌功能亢进:表现如空腹滞留,黏膜纹涂布显示不良。

(3)黏膜纹增粗、增厚、紊乱,可宽达 1cm 左右,胃窦黏膜纹多呈横行,胃黏膜息肉样改变出现靶样征或牛眼征,胃壁轮廓呈规则的锯齿状,锯齿的边缘也甚光滑。

(4)当病变发展至肌层肥厚时,常表现为卧位时胃窦向心性狭窄,形态比较固定,一般可收缩至极细,但不能舒张,与正常段呈逐渐过渡或分界比较清楚。狭窄段可显示黏膜纹,多数呈纵行。而立位观察形态多接近正常。

(5)胃小区的形态不规则、大小不一,胃小沟密度增高且粗细不均、变宽模糊。

(三)鉴别诊断

胃窦癌:黏膜纹显示僵硬、破坏,可伴有黏膜纹紊乱。胃窦多呈偏侧性狭窄变形,轮廓呈缺损性不规则。胃壁僵硬,蠕动完全消失。与正常胃壁边界截然、陡峭。扪诊检查,大多有质硬的肿块。胃窦炎黏膜纹主要表现增粗、迂曲、走行紊乱,无黏膜纹僵硬、破坏;胃窦多呈向心性狭窄变形,轮廓光整或锯齿状;病变区胃壁柔软度及蠕动存在或减弱,病变区边界常系移行性,故其边界多不够明确,多无肿块。胃镜在区分慢性胃窦炎与胃窦癌时有优势。

(四)临床评价

常规钡餐只能显示黏膜纹的改变,黏膜纹的宽度>5mm,边缘呈波浪状,是诊断胃窦炎的可靠依据。而低张力气钡双重造影能显示胃小区的改变,有利于胃窦炎的诊断。临床研究证明胃癌与萎缩性胃窦炎之间有着密切的关系。因此,早期诊治慢性胃窦炎非常重要。而上消化道钡餐造影检查与临床体征相结合,是诊断慢性胃窦炎的可靠依据。在实际工作中要注意胃窦炎与胃窦癌相区别。

三、浸润型胃癌

(一)临床特点

浸润型胃癌是胃癌中最少见的一型,癌肿主要沿着胃壁浸润型生长,胃壁增厚,黏膜面粗糙,颗粒样增生,黏膜层固定,有时伴有浅表溃疡。根据病变范围,可分为局限型及弥漫型。

(二)X线表现

病变范围可广泛或局限,病变区表现如胃壁僵硬、蠕动消失、胃腔缩小,黏膜纹破坏、紊乱,严重者如脑回状黏膜纹,可伴有不规则的浅在性的龛影。充盈相上胃轮廓不规则。如病变范围广,可使全胃缩小、僵硬如皮革囊袋,故又称革袋状胃或皮革胃。当幽门被癌肿浸润而失去括约能力时,则胃排空加快。个别病例可仅有胃壁僵硬、蠕动消失,而无黏膜纹破坏,亦应加以注意。

(三)鉴别诊断

如下所述。

高张力角型胃:浸润型胃癌,黏膜皱襞消失,无蠕动波,且因幽门受浸润排空增快,有时可见因贲门口受浸润僵硬而引起的食管扩张,而角型胃及其食管柔软,不会出现食管扩张和排空增快,有助于两者的鉴别。

(四)临床评价

浸润型胃癌发病率较其他类型少,传统单对比造影检查时容易误诊为胃炎或正常。双对比检查,可降低胃张力,增加胃扩张程度,容易发现胃壁僵硬和胃腔狭窄,有利于诊断和鉴别。

四、胃淋巴瘤

(一)临床特点

起源于胃黏膜下层的淋巴滤泡组织,沿黏膜下层浸润生长,易导致管壁增厚,黏膜粗大及肿块形成。黏膜表面可保持完整,亦可产生溃疡。临床表现与胃癌相似,胃淋巴瘤发病率相对偏小,发病年龄较年轻,临床表现主要取决于肿瘤的病理学改变及生物学特征。但总的说来临床症状不太严重,而X线已明显提示胃部病变严重,这种临床表现与X线不相一致是一个特征。

(二)X线表现

其X线表现一般可分为6型。

(1)溃疡型:表现为龛影,其发生率较高,为最多的一种类型。溃疡的形态、大小、数目不一,多位于充盈缺损内,形态不规则或为盘状、分叶状、生姜状等。溃疡环堤常较光滑规则,部分尚可见黏膜皱襞与溃疡型胃癌的环堤常有明显的指压痕和裂隙征有所不同。邻近黏膜粗大而无中断破坏,病变区胃壁呈不同程度僵硬但仍可扩张,胃蠕动减弱但仍存在。

(2)肿块型:常表现为较大的充盈缺损,多见于胃体、窦部,呈分叶状,边界清楚,其内可有大小不等、形态不规则的龛影。

(3)息肉型:表现为胃内(体、窦部)多发性息肉状充盈缺损,直径多为1~4cm,大小不等,边缘多较光整,也可呈分叶状,其表面可有大小不一的溃疡;周围环以巨大黏膜皱襞。病变范围广,但仍保持一定扩张度及柔软性,胃蠕动仍能不同程度地存在为其特征。

(4)浸润型:累及胃周径的50%以上,表现为胃壁增厚,蠕动减弱但不消失,病变范围和程度与胃腔狭窄程度不成比例,有时胃腔反而扩张。

(5)胃黏膜皱襞肥大型:表现为异常粗大的黏膜皱襞,为肿瘤黏膜下浸润所致。粗大的黏膜皱襞略显僵硬,但常无中断、破坏。于粗大皱襞之间可见大小不等的充盈缺损。

(6)混合型:多种病变如胃壁增厚、结节、溃疡,黏膜粗大等混合存在。

（三）鉴别诊断

如下所述。

（1）浸润型胃癌：首先，淋巴瘤胃壁僵硬、蠕动消失似浸润型胃癌的"革袋状胃"，但淋巴瘤压迫时胃壁可有一定的形态改变，不似胃癌僵直。同时，其胃壁边缘可见弧形充盈缺损，较多则呈"波浪"状，胃癌无此征象。其次，淋巴瘤黏膜破坏表现特殊，似多数大小形态不等的结节样充盈缺损构成，呈现凹凸不平状，充盈缺损表面不光整，可见不规则龛影。这与胃癌的黏膜中断、消失不同。此外，淋巴瘤多为全胃受累、病变广泛，浸润型胃癌如未累及全胃，病变区与正常胃壁分界截然，有时可见癌折角，鉴别诊断不难。

（2）肥厚性胃炎：肥厚性胃炎可形成大小不等的凸起状结节，其结节为黏膜增生肥厚形成，表现为与黏膜相连，似黏膜扭曲形成，而淋巴瘤的结节表现为彼此"孤立"，与黏膜皱襞不连；此外，较重的肥厚性胃炎胃壁柔韧度降低，有时蠕动亦不明显，但不僵硬，与淋巴瘤不同。

（四）临床评价

胃淋巴瘤患者临床表现无特殊性，内镜活检有时难以取到深部浸润的肿瘤组织而不能做出准确诊断。GI 检查时多表现为多发结节状充盈缺损或多发肿块，周围黏膜皱襞推移、破坏不明显，可见收缩和扩张；CT 扫描可见胃壁增厚，多密度均匀，呈轻、中度均匀强化，或呈黏膜线完整的分层强化，可伴有大溃疡或多发溃疡形成，在三期扫描中胃的形态可变。由于胃淋巴瘤对胃的形态和功能的影响均与胃癌有所不同，因此，联合 GI 和 CT 两种检查方法既了解胃的病变形态和范围，又观察胃的扩张和蠕动功能，做出胃淋巴瘤的提示诊断；胃镜活检时多点深取，或在 CT 引导下肿块穿刺活检，不需手术而做出胃淋巴瘤的正确诊断。

五、胃溃疡

（一）临床特点

常见慢性病，男多于女，好发于 20～50 岁，主要大体病理是黏膜、黏膜下层溃烂深达肌层，使胃壁产生圆形或椭圆形溃疡，深径 5～10mm、横径 5～20mm，溃疡底可为肉芽组织、纤维结缔组织，溃疡口部主要是炎性水肿。临床主要症状即规律性上腹部饥饿痛。

（二）X 线表现

龛影即溃疡腔被钡剂充填后的直接 X 线征象，正位显示为圆形或椭圆形钡斑，侧位观显示壁龛，据溃疡位于壁内、周围黏膜水肿、肌纤维收缩及瘢痕纤维组织增生等，而形成下述良性溃疡 X 线特征。

（1）壁龛位于腔外：若溃疡位于胃窦前、后壁或伴有胃窦变形时，壁龛影的位置往往难以确定，因而这一征象不易判断。

（2）Hampton 线：不常见，系残留于溃疡口缘水肿的黏膜所形成，犹如溃疡口部一"垫圈"，切线位于龛影口边的上侧或下侧，呈宽 1～2mm 的窄透亮线，亦可见于整个龛边，使充盈钡浆的壁龛与胃腔分隔开。此征虽较少见，却是良性溃疡的特征。

（3）"狭颈"征和"项圈"征：系 Hampton 线及溃疡口周围肌层中等度水肿而构成。表现为 Hampton 线的透亮区明显增宽，至 5～10mm，位于壁龛上、下侧。轴位相加压时，于龛影周围形成"晕轮"状透亮带。

（4）"环堤"影：系溃疡口部以黏膜层为主的高度炎性水肿。钡餐检查，在适当压迫下取轴位观,呈一环状透亮带,内界较为明确,外界模糊不清,如同"晕轮"状;切线位则表现为一"新月"样透亮带,亦为溃疡侧边界明确,外界模糊不清。该透亮带无论是轴位还是切线位观,其宽度均匀,边缘较光整,黏膜纹直达环堤影边缘,此为良性"环堤"影特征。

(5)以溃疡为中心、分布均匀的放射状黏膜纹,为溃疡瘢痕组织收缩的表现,系良性溃疡的特征:壁龛旁黏膜纹略增粗或伴有黏膜纹轻度扭曲现象。纠集的黏膜纹大多到达龛边,但部分病例由于溃疡口部严重水肿,靠近壁龛的黏膜纹逐渐消失而显示不清。

另有认为,龛影边缘"点状投影",系钡浆存留于皱襞内所造成,它提示该溃疡周围有黏膜增厚和放射状黏膜皱襞存在,因此是良性溃疡较为特征性表现。

上述黏膜纹无论它是何种表现,均应有一定的柔软度和可塑性,这一点不可忽视。

(6)新月形壁龛:它的产生是由于溃疡口缘黏膜严重的炎性水肿,并突向溃疡腔内而构成。钡餐造影时壁龛显示如新月形,其凹面指向胃腔,凸面指向胃腔外。

(三)鉴别诊断

溃疡型胃癌:癌肿内的恶性溃疡,大而浅,形态不规则,为"腔内龛影",周围见高低、宽窄、形态不规则"环堤",环堤内可见"尖角"征,龛影边缘有"指压"迹,龛影周围纠集的黏膜纹中断、破坏,邻近胃壁僵硬,蠕动消失等。骑跨于胃小弯的溃疡型癌,切线位加压投照时,呈"半月"征图像。这些均与良性溃疡不同,同时,良性溃疡临床上有节律性疼痛症状。

(四)临床评价

关于良性溃疡与溃疡性胃癌的鉴别,主要是依据龛影的大小形态和周围黏膜等情况。少数情况下慢性胃溃疡和溃疡性胃癌临床上缺乏特异性。X线检查时,对溃疡大小、形态缺乏新的认识,X线诊断有一定难度。"恶性特征"对恶性溃疡诊断意义虽然重要,但并非其独有,有些良性溃疡病变时间很长,瘢痕修复不能填充愈合坏死组织形成的龛影,反而因瘢痕收缩可使胃小弯缩短,形成假"腔内龛影",且龛影大小可因溃疡周围瘢痕收缩较实际扩大。

第六章　骨骼与关节疾病 X 线诊断

第一节　骨折

X 线诊断骨折主要根据骨折线和骨折断端移位或断段成角。骨折线为锐利而透明的骨裂缝。

一、骨折类型
(1)青枝骨折。

(2)楔形骨折。

(3)斜形骨折。

(4)螺旋骨折。

(5)粉碎骨折。

(6)压缩骨折。

二、骨折移位
(1)成角。

(2)横向移位。

(3)重叠移位。

(4)分离移位。

(5)旋转移位。

三、骨折愈合
骨性骨痂在骨折 2～3 周后形成。表现为断端外侧与骨干平行的梭形高密度影,即为外骨痂。同时可见骨折线模糊,主要为内骨痂、环形骨痂和腔内骨痂的密度增高所致。如骨折部位无外骨膜(如股骨颈关节囊内部分、手足的舟骨、月骨等)或骨膜受损而不能启动骨外膜成骨活动,则仅见骨折线变模糊。松质骨如椎体、骨盆骨等的骨折,也仅表现为骨折线变模糊。编织骨被成熟的板层骨所代替,X 线表现为骨痂体积逐渐变小、致密,边缘清楚,骨折线消失,断端间有骨小梁通过。骨折愈合后塑形的结果与年龄有关,儿童最后可以看不到骨折的痕迹。

第二节　关节创伤

一、关节脱位
(1)肩关节脱位:根据肩关节损伤机制可分为前脱位和后脱位。

(2)肘关节脱位:常并发骨折,或伴有血管、神经损伤,以后方脱位多见。

（3）腕关节脱位。

1）月骨脱位：月关节间隙消失，侧位片上月骨脱出于掌侧。

2）月骨周围脱位：正位片头月重叠或关节间隙消失；侧位片见头部脱出月骨的关节面，向背侧移位。

（4）髋关节脱位：以后脱位多见，常伴有髋臼后上缘骨折。中心性脱位并发髋臼粉碎性骨折，股骨头突入盆腔。

二、关节创伤

（1）肩袖撕裂：肩关节囊与肩山峰下三角肌滑液囊相通。

（2）肱骨外髁骨骺骨折：骨折线通过滑车部骺软骨，斜向外上方，达外髁干骺端。

（3）膝关节半月板的损伤。

第三节　骨结核

一、骨骺及干骺端结核

（一）X线诊断要点

分为中心型和边缘型。

1.中心型

病变位于骨骺、干骺端内，早期表现为局限性骨质疏松，随后出现弥散的点状骨质吸收区，逐渐形成圆形、椭圆形或不规则破坏区。病灶边缘清晰，骨质破坏区内有时可见砂粒状死骨，密度不高，边缘模糊，而化脓性骨髓炎死骨较大，呈块状。破坏性常横跨内后线。

2.边缘型

病灶多见于骺板愈合后的骺端，特别是长管状骨的骨突处。早期表现为局部骨质糜烂。病灶进展，可形成不规则的骨质破损，可伴有薄层硬化边缘，周围软组织肿胀。

（二）临床联系

本病好发于骨骺与干骺端，发病初期，邻近关节活动受限，酸痛不适，负重、活动后加重。

二、骨干结核

（一）X线诊断要点

1.长管骨结核

X线表现呈大片状、单囊或多囊样改变。继而侵及皮质，骨外膜增生成骨使骨干增粗。有的呈膨胀性改变，使骨干呈梭状扩张。如脓液反复外溢，则形成多层新骨，形如葱皮。以后骨膜新生骨与骨干融合，使骨干增粗。

2.短管骨结核

X线早期表现仅见软组织肿胀。手指呈梭形增粗和局部骨质疏松。继而骨干内出现圆形、卵圆形骨破坏，或呈多房性并向外膨隆，大多位于骨中央，长经与骨干长轴一致。病灶内有时可见粗大而不整的残存骨嵴，但很少见有死骨。病灶边缘大。

（二）临床联系

本病多见于 5 岁以上儿童。病变带为双侧多发，如发于近节指骨。可有肿胀等轻微症状，或无症状。

第四节　骨 肿 瘤

一、良性骨肿瘤

（一）骨瘤

X线诊断要点：颅骨骨瘤为一附着于骨板的骨性突起，常呈扁平状，边缘光滑整齐。一般肿瘤生长愈快，其密度亦愈低，体积也愈大。根据其密度不同，可分致密型和疏松型。前者内部结构均匀致密，后者结构疏松。

临床联系：骨瘤好发于颅骨，其次为颌骨，多见于颅骨外板和鼻旁窦壁。骨瘤可在观察期内长期稳定不增大或缓慢增大。较小的骨瘤可无症状，较大者随部位不同可引起相应的压迫症状。

（二）骨软骨瘤

X线诊断要点：肿瘤为一附着于干骺端的骨性突起，边界清楚。与骨骼相连处，可呈蒂状或宽基底。瘤体内含有软骨组织时，显示有透亮区。肿瘤生长活跃者，其表面之致密钙化多呈菜花状，其中常可见多数环状钙化。停止生长者，表面则形成光滑的线样骨板。

临床联系：骨软骨瘤是最常见的骨肿瘤，好发于 10～30 岁，男性居多，早期一般无症状，仅局部可扪及一硬结，肿瘤增大时可有轻度压痛和局部畸形，近关节活动障碍。

（三）软骨瘤

X线诊断要点：病变常开始于干骺部，随骨生长而生长。病变位于骨干者多为中心性生长为主，位于干骺端者以偏心性生长为主。内生性软骨瘤位于髓腔内，表现为边界清楚的类圆形骨质破坏区，多有硬化缘与正常骨质相隔。病变邻近的骨皮质变薄或偏心性膨出，其内缘因骨嵴而凹凸不平或呈多弧状。由于骨嵴的投影，骨破坏区可呈多房样改变。骨破坏区内可见小环形、点状或不规则钙化影，以中心部位多见。

临床联系：本病多发生于 11～30 岁男性，好发于手、足短管状骨，主要症状为轻微疼痛和压痛，表浅局部肿块，运动轻度受限。

（四）骨巨细胞瘤

X线诊断要点：肿瘤好发于干骺愈合后的骨端，多呈膨胀性多房状偏心性骨破坏。有的肿瘤膨胀明显，甚至将关节对侧的另一骨端包绕起来，形成皂泡状影像。随肿瘤的发展，其中心部的皂泡影逐渐消失，而边缘又出现新的皂泡影。

肿瘤向外生长，骨内膜不断破骨，骨外膜不断形成新骨，形成骨壳。肿瘤生长缓慢者，骨壳多较完整；生长活跃者骨壳呈虫蚀样破坏。

临床联系：本病多发于 20～40 岁，以膝关节所属的骨端最常见。临床症状与发病部位及生长速度有关。通常为间期性隐痛。较大肿瘤触之有乒乓球感。如肿瘤突然生长加速,疼痛增剧,则有恶变的可能。

(五)软骨母细胞瘤

X线诊断要点:肿瘤多位于干骺愈合前的骨骺,病灶多为圆形或不规则形局限性骨破坏区,常为偏心型。病变可突破骨端进入关节,亦可向干骺端蔓延。病变边缘清楚,周围多有较厚的硬化缘。病变易突破骨皮质,在软组织内形成肿块。

临床联系:本病多见于青少年,男性居多,好发于四肢长骨,发病缓慢,一般症状轻微,主要为邻近关节不适、积液、局部疼痛、肿胀、活动受限。

(六)软骨黏液样纤维瘤

X线诊断要点:为位于干骺端偏心性囊样膨胀性透亮区。病变内有骨嵴为多房型,呈蜂窝状改变,病变内无骨嵴为单房型,多为椭圆形或圆形的透亮区。前者常与骨长轴一致。后者多向横的方向膨胀,易突破骨皮质,侵入软组织。部分骨皮质中断后,残余的骨壳呈弧状改变,表现较为特殊。肿瘤近髓腔侧呈扇状增生硬化,外缘膨胀变薄呈波浪状改变,有时肿瘤膨胀较明显,可超越关节间隙,包埋关节。

临床联系:肿瘤多见于30岁以下,好发于长骨干骺端,尤以胫骨上段较多。临床症状可有轻度疼痛,常因触及肿块而就诊,或因外伤经X线检查而被发现。

(七)非骨化性纤维瘤

X线诊断要点:肿瘤多位于长骨干骺端距邻近骨骺板3～5cm处,多呈偏心性,为局限于皮质内或皮质下单房或分叶状透明区,呈椭圆形或圆形,境界清楚,病灶长轴与骨干纵轴平行。病变周围常环以薄的或厚薄不均的凹凸不平的硬化带,骨皮质膨胀变薄,亦可增厚或出现骨皮质缺损,透明区内有不规则骨嵴间隔。无骨膜反应,软组织多无改变。

临床联系:临床上多见于青少年,30岁以上罕见。胫骨上端及股骨下端为好发部位。多为单发,病程缓慢,可有局部轻度疼痛。

(八)多发性骨髓瘤

X线诊断要点:多发性穿凿状的溶骨性破坏,普通性骨质疏松。随病变发展,可出现大片状骨质溶解消失。不规则的骨质破坏伴有软组织肿块者,常为生长迅速的征象;边缘清楚锐利伴有分房状膨胀改变者,多为缓慢发展的病变。此外,病变局限于骨髓内,骨小梁破坏较轻,X线片可无明显异常。

临床联系:本病多发于50～60岁,以男性较为多见,好发部位是颅骨、脊柱、骨盆、肋骨和四肢长骨。主要症状常为全身性普遍性疼痛,而以胸背部和腰骶部较明显。疼痛初为间歇性,后发展为持续性剧痛。可有多发性病理骨折,进行性贫血、发热、消瘦和易并发肺部感染。

(九)骨样骨瘤

X线诊断要点:主要表现为直径不超过2cm的透亮瘤巢和其周围的骨质硬化。在肿瘤发展过程中,瘤巢中心可出现钙化和骨化,与周围的硬化间隔以环形透亮区,此为本病的特征性表现。

临床联系:本病为良性成骨性肿瘤,多见于30岁以下青少年,以患部疼痛为重,夜间加重。疼痛可发生在X线征象出现之前,服用水杨酸类药物可缓解疼痛。

（十）骨母细胞瘤

X线诊断要点：肿瘤大小在2～10cm，主要为一囊样膨胀性密度减低区，其密度的改变，随肿瘤所含的成分而异。早期多显示为一密度较低的透亮区，以后随钙化或骨化的出现密度逐渐增高，可表现为弥漫性密度不均的增高，或呈散在性的斑块状钙化或骨化。

临床联系：本病绝大多数为良性，男性多于女性，局部疼痛不适为最常见的症状。服用水杨酸类药物无效。

二、原发性恶性骨肿瘤

（一）骨肉瘤

X线诊断要点如下。

1.瘤骨

是肿瘤细胞形成的骨组织，瘤骨的形态主要有以下几种。

（1）针状：多与骨皮质呈垂直状或放射状，大小不一，位于骨外软组织肿块内。

（2）棉絮状：密度较低，边缘模糊，分化较差。

（3）斑块状：密度较高，边界清，分化较好。

2.骨质破坏

早期，骨皮质表现为筛孔状和虫蚀状骨质破坏；骨松质表现为斑片状骨质破坏。晚期，破坏区互相融合，形成大片状骨质缺损。

3.骨膜增生

骨肉瘤可引起各种形态的骨膜新生骨和codman三角。

4.软组织肿块

境界多不清楚，密度不均，可含有数量不等的瘤骨，肿块多呈圆形或半圆形。

临床联系：本病为最常见的骨恶性肿瘤，多见于男性，好发年龄11～20岁，恶性程度高，进展快，易发生肺转移。疼痛、面部肿胀和运动障碍为三大症状。

（二）软骨肉瘤

X线诊断要点：主要为骨质破坏、软组织肿块和肿瘤钙化。

1.中心型

呈溶骨性破坏，边缘不清，邻近骨皮质可有不同程度的肿胀、变薄，骨皮质或骨性包壳可被破坏而形成大小不等的软组织肿块。骨破坏区和软组织肿块内可见数量不等、分布不均、疏密不一或密集成堆或稀疏散在的钙化影。钙化表现为密度不均、边缘清晰或模糊的环形、半环形或砂砾样。

2.周围型

多由骨软骨瘤恶变而来，表现为软骨帽不规则增厚变大，边缘模糊，并形成不规则软组织肿块，其内出现不同形状的钙化影。

本病发病仅次于骨肉瘤，多见于男性，以股骨和胫骨最为常见，主要症状是疼痛和肿胀，并形成质地较坚硬的肿块。

（三）骨纤维肉瘤

X线诊断要点如下。

1.中央型

边缘模糊的溶骨性破坏，周围呈筛孔样改变，一般无骨膜反应，无反应性骨硬化。

2.周围型

表现为股旁软组织肿块和邻近部位的骨皮质毛糙、压迫性缺损或虫蚀样破坏,亦可穿破皮质侵入骨髓腔。

本病多见于 20~40 岁男性,好发于四肢长骨干股后端或骨干,主要表现有局部疼痛和肿胀,可有病理性骨折。

(四)滑膜肉瘤

X 线诊断要点如下。

(1)关节附近或跨越关节软组织呈结节状或分叶状肿块,密度均匀,边缘光整,与周围软组织分界清楚。

(2)瘤内出现点状、条状、斑片状、弧状钙化。

(3)跨越关节侵犯数骨的骨质破坏,常为鼠咬状或囊状骨质破坏,病变区可有斑点状钙化。弥漫性迅速生长者,可有大片溶骨性破坏,表现为干骺端骨质破坏、消失。

(4)肿块附近可有骨膜反应,形态不一,可呈葱皮样、放射状或不规则状,但较少见。

本病高发年龄为 20~30 岁,好发于膝、肘部位,主要表现为肿块和疼痛。在 X 线平片上表现不典型者,动脉造影更有诊断价值。

(五)骨肉瘤

X 线诊断要点:根据 X 线上不同表现,可分为 4 型。

1.硬化型

肿瘤呈圆形或类圆形,瘤体致密浓的,边缘清晰,可有短毛刺,瘤体大部分紧贴骨皮质,与骨皮质间有较小的缝隙,邻近骨皮质多不受侵,呈分叶状者,可见分叶透亮间隙。软组织被推移位。

2.发团型

肿瘤呈圆形,大部致密瘤骨表现为顺向的梳发样,边缘呈不连续之壳状,基底部密度较高,形成较典型的发团状,此为肿瘤主体。其余瘤骨少而不规则,钙化较多,肿瘤与骨皮质关系较密切,可压迫侵及骨皮质,软组织被推压移位。

3.骨块型

肿块呈长形或肾形,大小不一,边缘整齐清楚,孤立于骨皮质之外,纵轴与骨干纵轴平行,肿瘤与骨皮质间可有明显间隙,有的骨块有蒂与骨相连,其余部分完全不与骨相连。瘤内密度不均匀,可有钙化。

4.混合型

为上述各型的混合表现,但均不典型。瘤骨、瘤软骨分布不均,围绕骨生长,骨皮质甚至骨髓腔均可受侵,瘤内可见不规则钙化,可有骨膜反应,软组织肿胀明显。

本病高发于 30~40 岁,好发于长骨干骺端,尤其骨干下端腘窝部。症状轻微,局部有无痛性、固定性肿块,质地硬。晚期可有疼痛。

(六)尤因肉瘤

X 线诊断要点:病变区有大小不一的斑片状骨质破坏,周围骨皮质呈虫蚀样破坏。骨膜反应可呈葱皮样,随肿瘤的发展,表现为断续不连或虫蚀状,在骨膜新生骨中断处,常出现细小放射状骨针。肿瘤突破骨皮质,境界不清的软组织内肿块。当骨膜新生骨被破坏时,可出现袖口征。

本病好发年龄为5～15岁,发生部位与年龄及红骨髓分布有关。全身症状类似骨感染,局部症状以疼痛为主,早期可发生转移,对放射治疗相当敏感为本病的特点之一。

(七)骨原发性网状细胞肉瘤

X线诊断要点:病变起于骨干或干骺端,沿骨长轴呈广泛的斑片状溶骨性破坏,骨膜反应不明显,是本病发生于长骨的主要特点。此外,有的表现为临床病变范围广泛,而骨的破坏呈融冰状改变,亦是本病的相对特点之一。早期在髓腔出现多数颗粒状或小片状溶骨区,边缘模糊。有的小破坏区间尚有残留骨小梁,则可有网格状表现。骨髓腔略膨胀,骨皮质变薄,以后破坏区逐渐融合扩大,严重者骨结构大部消失。肿瘤发展可沿髓腔呈匀称性蔓延,或向一侧发展较快。突破骨皮质后形成软组织肿块。一般无骨膜改变。

本病好发于中年人,早期为患处间歇性钝痛,晚期可有持续性剧痛,多伴软组织肿块。骨破坏广泛而症状较轻,邻近关节的肿瘤还可引起滑膜炎。

(八)骨髓瘤

X线诊断要点:多发性穿凿状的溶骨性破坏,普遍性骨质疏松。随病变发展,可出现大片状骨质溶解消失。不规则的骨质破坏伴有软组织肿块者,常为生长迅速的征象;边缘清楚锐利伴有分房状膨胀改变者,多为缓慢发展的病变。此外,病变局限于骨髓内,骨小梁破坏较轻,X线片可无明显异常。

本病多见于40岁男性,好发于富含红骨髓的部位,临床表现复杂,除骨骼系统表现外,还有泌尿系统、神经系统、血液系统表现。

(九)脊索瘤

X线诊断要点如下。

(一)骶尾部脊索瘤

为肿瘤的最好发部位,表现为膨胀性溶骨性破坏,可有残存骨片及钙化,且常在骶骨前后形成软组织肿块。肿瘤与正常骨分界不清。

(二)颅底部脊索瘤

肿瘤常位于蝶枕软骨联合部,蝶鞍附近。除溶骨性骨质破坏外,可见钙化。

(三)脊柱部

常发生于上部颈椎,病变呈溶骨性膨胀性改变并向周围蔓延,形成椎旁软组织肿块(可有钙化),可有残存骨片和钙化。

本病多见于男性,可发生在任何年龄。病程长,主要症状为患部持续性隐痛。

三、转移性骨肿瘤

X线诊断要点:骨转移X线表现为溶骨型、成骨型和混合型。

(一)溶骨型

最常见。长骨的转移瘤多在干骺端的骨松质,表现为单发或多发斑片状骨质破坏。随病变的发展融合扩大,形成大片状骨质破坏缺损,常并发病理骨折,无骨膜增生和软组织肿块。发生于扁骨者,多表现为大小不等的骨质破坏区,有融合倾向,或可见软组织肿块影。发生于脊柱者,见椎体广泛性破坏,椎间隙保持完整。椎弓根受侵。

(二)成骨型

多由生长缓慢的肿瘤引起。X线表现为多发性边缘模糊的结节状或雪片状致密阴影。病灶扩大融合则成为大块状硬化灶。亦可刺激骨膜产生新生骨使病骨增厚,有时可有放射状骨针。

(三)混合型

兼有成骨和溶骨变化。

本病多见于中、老年人,男性为多。转移途径主要为血行转移,表现主要是疼痛,多为持续性,夜间加重。有时可出现肿块、病理骨折和压迫症状。

四、骨肿瘤样病变

(一)骨纤维异常增殖症

X线诊断要点:X线表现可分为4种改变,常数种并存,亦可单独存在。

1.囊状膨胀改变

表现为囊状膨胀的透亮区,边缘硬化而清晰,皮质变薄。囊内可见散在的条索状骨纹或斑点状致密影。

2.磨玻璃样改变

正常骨纹消失,髓腔闭塞而形如磨玻璃状,常并发于囊状膨胀性改变之中。常见于长管骨和肋骨。

3.丝瓜瓤状改变

患骨膨胀增粗,皮质变薄甚至消失,骨小梁粗大而扭曲,颇似丝瓜瓤状。常见于肋骨、股骨和肱骨。

4.虫蚀样改变

表现为单发或多发的溶骨性破坏,边缘锐利如虫蚀样,有时酷似溶骨性转移性破坏。

颅面骨的改变主要为外板和板障的骨质膨大、增厚和囊性改变,呈现磨玻璃样或骨硬化。

本病多见于11~30岁男性。病程较长,早期常无任何症状,发病越早其后症状越明显,可引起肢体的延长或缩短,持重骨可弯曲,出现跛行或疼痛。

(二)畸形性骨炎(Paget 病)

X线诊断要点:一般分为海绵、硬化和混合三型。海绵型以骨质吸收为主,硬化型以修复为主,混合型则吸收和修复并存。本症病变范围广,骨盆常呈三角形。有时在长骨的病变区,骨皮质上下有 V 形密度减低分界线,在颅骨表现为颅板增厚,边缘模糊如羊毛状或棉球样,其中可见多数密度增高或减低阴影。在椎体的病变,常显示椎体变扁加宽,有时密度增高,或在椎体边缘出现密度增深层,犹如方框状。

中老年人易患本病,发病缓慢,主要为骨增大、变形。发生在颅骨、膝、髋关节者可出现疼痛。

(三)骨囊肿

X线诊断要点:囊肿多位于干骺端或骨干髓腔内,多为单发,呈圆形、卵圆形或柱状,单房型居多,为一界限分明、边缘光滑、呈中心性生长的透明区。囊肿向外膨胀生长,皮质变薄,外缘光滑并有菲薄的硬化边。囊肿内部透光度较强,囊内可见少许纤细的条状骨间隔,骨壁有多条骨嵴存在,形如多囊,称多房性骨囊肿。

本病最常见于 20 岁以下,好发于长管状骨,患者一般无明显症状,或仅有隐痛。多数有局部外伤史。

(四)动脉瘤样骨囊肿

X 线诊断要点:发生于长骨者,多偏心性生长于骨干和干骺端的一侧,骨膨大如气球状,其外覆盖以由骨膜形成的壳,囊内可见较粗的分隔或骨嵴,呈皂泡状。

本病病因不明,各年龄均可发病。临床症状轻,主要为局部肿胀疼痛,呈隐袭性发病。

(五)组织细胞增生症和类脂质代谢障碍

1.骨嗜酸性肉芽肿

X 线诊断要点:脊椎可单个或多个受侵,椎体呈楔状或平板状变扁。颅骨骨质破坏可呈"地图样"外观,其内可有"纽扣状"死骨。病灶多发时,可同时累及髂骨、坐骨和耻骨,呈分房状膨胀性破坏,边缘有硬化带环绕,严重者可侵犯骶髂关节。坐骨和耻骨破坏常呈溶骨性,颇似骨转移瘤或结核。长骨破坏区位于骨髓腔,呈中心性单囊或多囊状膨胀性破坏,边缘清,常伴有层状骨膜反应。

本病好发于儿童及青年,大多发生于躯干、扁骨和长骨,其中以脊椎、颅骨最为好发。全身症状少,局部主要为疼痛、肿胀和肿块,可有病理性骨折。

2.黄脂瘤病

X 线诊断要点:颅骨为最好发部位,其次为颌骨、髂骨和肋骨等。肺部改变主要有肺门增大,肺纹理增多、紊乱并夹杂小结节病灶。齿槽骨破坏可致牙齿歪斜或呈"悬浮"状。眼眶、蝶鞍及其他部位骨骼均可出现骨破坏区及软组织肿块。

本病多发生于 5 岁以下,男性多于女性,典型表现有颅骨缺损、尿崩症和突眼三大症状。

第五节　代谢障碍性骨疾病

一、佝偻病

X 线诊断要点如下。

(一)早期

骺软骨板钙化带模糊、不规则,骨骺和干骺端的距离增宽,干骺端横径轻度增大,骨小梁呈毛刺状。骨化中心出现略晚,密度淡,边缘模糊,骨干呈普遍性骨质稀疏。

(二)进展期

长骨钙化带模糊消失,干骺端两侧增宽,中央呈杯口状凹陷,边缘显示为毛刷状。骨化中心可以模糊或消失,骨干骨质普遍疏松,骨皮质变薄,重者与周围软组织无明显界限,严重时可发生病理性骨折,下肢骨弯曲呈"O"形或"X"形,骨皮质在凸侧变薄,凹侧增厚;肋骨前端呈杯口状内凹和扩展,膨大的骨样组织形如串珠状,压迫肺组织出现局限性肺不张;脊柱普遍性稀疏,椎体变扁,并以胸、腰段为中心后突或侧弯;囟门闭合晚,头颅呈方形,常有缝间骨出现;骨盆扁平,骶骨岬前移,髋臼内陷,晚期显示髋臼增宽及髋内翻;肩胛骨下角边界模糊,随之下角凸缘变为内凹,并呈毛刷状。

(三)愈合期

干骺端边缘再出现,其杯口样凹陷及毛刷状边缘渐变整齐,密度增高。干骺端同骨骺的距离缩短。骨膜下的类骨组织钙化呈平行增生,最后同骨皮质愈合。至于长骨的弯曲,则可长期存在。

本病发生于小儿,由维生素 D 缺乏引起,表现有囟门闭合延迟、乳牙萌出迟缓、方颅、腕部手镯样畸形、鸡胸、串珠肋、"O"形或"X"形腿。

二、骨质软化症

X 线诊断要点:全身骨密度减低,骨小梁及骨皮质模糊不清,呈绒毛状。骨骼弯曲变形,多见于承重骨骼,如膝内翻、膝外翻等。

假骨折线(Looser 带)表现为横越骨皮质的透明线,其边缘密度略高,常呈对称而多发。多见于肩胛骨、肋骨、坐骨、耻骨等。

髋臼内陷致骨盆呈三叶状。椎体上下缘常呈半月形凹陷,使椎体呈鱼椎状,椎间隙增宽。

本病多见于成年女性,表现有反复腰腿痛,行走困难,胸廓骨盆畸形,出现抽搐及其他神经肌肉兴奋性增高体征。

第六节　骨坏死和骨软骨病

一、股骨头骨骺缺血性坏死

X 线诊断要点如下。

(一)初期

髋周骨质轻度疏松,关节囊外上方软组织肿胀,正常脂肪间隙扭曲或模糊,股骨头轻度外移,髋关节间隙内侧轻度增宽。

(二)早期

X 线征象以骨质坏死及骨发育延缓为主。表现为股骨头骨骺较小、变扁、密度均匀增高、骨纹消失,并出现骨折。股骨颈变粗而短,骨骺线增厚而不规则,附近骨质疏松且可有囊样缺损区。出现关节囊肿胀、关节间隙增宽。

(三)进展期

以坏死后骨骺内肉芽组织增生明显为特点。骨骺为扁平并呈不均匀性密度增高,坏死骨质节裂成多数小致密骨块,且出现数量不等的新生骨。股骨颈更短而粗,局部骨质疏松与囊样变更为显著,骨骺线宽而不规则,可见早期愈合。关节间隙正常或稍宽。

股骨头缺血性坏死好发于 30～60 岁男性,50%～80%的患者最终双侧受累。主要症状和体征为髋部疼痛、压痛、活动受限、跛行及"4"字试验阳性。晚期,关节活动受限加重,同时还有肢体短缩、肌萎缩和屈曲、内收畸形。

二、股骨头缺血坏死

X线诊断要点:股骨头缺血性坏死的X线征象因病期不同而不同。

(1)在早期,股骨头内出现斑片状密度增高区,局部骨小梁结构可变模糊,以股骨头前上方多见,此时股骨头轮廓形态正常。这种密度增高区是在周围活性骨骨质疏松衬托下的相对性密度增高,是病变所在。

(2)随着病变的发展,密度增高区域周边出现弯曲走行的真正高密度硬化边,有时两者之间有低密度带。病灶为椭圆形、三角形或楔形,这是股骨头坏死的特征性改变。

(3)病变继续发展,由于坏死骨质被吸收修复过程中,其承重能力减弱,若继续负重或运动,首先造成邻近关节软骨下的坏死骨小梁反复微骨折,此时X线片上可见关节软骨下方沿骨折线分布的低密度区,即"新月征"。反复小梁骨折导致软骨下骨板变扁平,因此"新月征"出现预示股骨头塌陷的开始,是诊断股骨头缺血性坏死的重要征象。由于病变区域骨小梁的断裂嵌插及骨质修复,股骨头局部密度变得更致密,而此时髋关节间隙无变窄。股骨头最终塌陷的程度因病变范围不同而不同。由于股骨头塌陷,关节软骨下骨板必然变得不平整,其上方关节软骨受力状况发生改变,加速关节软骨的退变。因此,未经治疗的股骨头缺血性坏死晚期,都会继发髋关节退行性关节炎,X线上出现髋关节面组成骨关节面下囊变、关节间隙变窄等改变。

本病好发于30～60岁男性,主要症状和体征为髋部疼痛、压痛、活动受限、跛行及"4"字试验阳性。晚期关节活动加重,同时还有肢体短缩、肌萎缩和屈曲、内收畸形。

三、剥脱性骨软骨炎

X线诊断要点:常见发病部位有股骨内外侧髁、距骨上关节面、肱骨小头、髌骨后方关节面等。特征性表现为自关节面剥脱的小骨块,密度较高,边缘锐利,周围环绕透亮线,其下为容纳骨片的骨床,有明显的硬化环形成。完全剥脱并移位者表现为关节面下透亮缺损区,周边明显硬化,关节腔内可见游离体。

青少年至中年均有发病,5～15岁及骨骺愈合以后是2个发病高峰年龄。男性居多,单发病变多见,也有多发者。临床表现不一,与部位有关。有些没有任何症状,但多数有受累关节疼痛,活动后加重,可出现关节活动受限、弹响、绞锁及关节肿胀。

第三篇　CT临床诊断

第七章 神经系统疾病CT诊断

第一节 颅内肿瘤

一、脑膜瘤

脑膜瘤90%～95%的为良性,占颅内肿瘤的13.4%,仅次于胶质瘤居第二位,发病的高峰年龄在45岁。女性发病多于男性,男女之比为1:2。脑膜瘤起源于脑膜及脑膜间隙的衍生物,大部分来自蛛网膜帽状细胞,其好发部位与蛛网膜纤毛分布情况相平行,多分布于矢状窦旁、大脑凸面、蝶骨嵴、鞍结节、嗅沟、桥小脑角和小脑幕等部位。恶性脑膜瘤的生长特性、细胞形态具有恶性肿瘤的特点,并且可以发生转移。

(一)诊断要点

(1)脑膜瘤生长缓慢,病程长,颅内压增高症状多不明显,常因肿瘤生长缓慢、瘤体长得很大而临床症状轻微,出现早期症状平均要2.5年。

(2)局灶性症状,常以头痛和癫痫为首发症状。根据肿瘤部位不同还可出现视力、视野、嗅觉或听觉障碍及肢体运动障碍等。

(3)常引起邻近的颅骨增生、受压变薄或破坏,甚至穿破骨板使头皮局部隆起。

(4)脑电图检查:多为局限性异常Q波、懒波为主,背景脑电图的改变较轻微。脑膜瘤的血管越丰富δ波出现越明显。

(5)X线平片:

脑膜瘤易引起颅骨的各种改变,头颅平片的定位征出现率可达30%～60%。

颅骨内板增厚,骨板弥漫性增生,外板骨质增生呈针状放射。

局部骨板变薄和破坏的发生率为10%左右。

颅板的血管压迹增多。

(6)脑血管造影:

脑膜血管多为粗细均匀、排列整齐的小动脉网,动脉管腔纤细,轮廓清楚呈包绕状。

肿瘤同时接受来自颈外、颈内动脉或椎动脉系统的双重供血。

可见对比剂在肿瘤中滞留和肿瘤染色。

肿瘤周围脑血管呈包绕状移位。

(7)MRI检查:

肿瘤内可见流空血管影。

T_1WI肿瘤周边可见假包膜形成的低信号环。

增强时瘤体常呈均匀强化,并可见脑膜尾征,即与瘤体相连的硬脑膜呈窄带状强化。

(二)CT 表现

(1)CT 平扫见类圆形稍高密度、边缘清楚、具有脑外病变特征的肿块。

(2)"广基征":肿瘤以广基与骨板、大脑镰或天幕密切相连。骨窗像见骨板骨质增生或受压变薄,偶见骨破坏。

(3)瘤内可见沙粒样或不规则钙化(10%～20%),亦可发生坏死、出血和囊变。

(4)增强扫描肿瘤多呈均匀一致性中度增强,瘤周水肿程度不一,占位效应明显。

(5)恶性脑膜瘤少见,肿瘤生长迅速,具有明显的侵袭性,瘤周水肿较明显。

(6)鉴别诊断:

位于脑室内的脑膜瘤多位于侧脑室三角区,易被误认为胶质瘤,但后者密度多不均匀,边界多不规则。

脑室内脉络丛乳头状瘤表现有时与脑膜瘤极为相似,但前者可引起未阻塞部分或阻塞远端发生脑积水,并常见肿瘤悬浮在脑脊液中。

二、蝶鞍区病变

(一)垂体腺瘤

垂体腺瘤是常见的良性肿瘤,约占颅内肿瘤的 10%,居第三位。成年人中男女发病率相等,但分泌泌乳素的微腺瘤多为女性。垂体腺瘤近年来有增多趋势,特别是育龄妇女。肿瘤对人体的危害主要包括:①垂体激素过量分泌引起一系列的代谢紊乱和脏器损害。②肿瘤压迫使其他垂体激素低下,引起相应靶腺的功能低下。③压迫蝶鞍区结构引起相应功能障碍。

垂体腺瘤在大体形态上可分为:微腺瘤(直径<1.0cm)、大腺瘤(直径>1.0cm)和巨大腺瘤(直径>3.0cm)。根据垂体腺瘤形态和功能相结合新的分类为:①泌乳素细胞腺瘤。②生长激素细胞腺瘤。③促肾上腺皮质激素细胞腺瘤。④促甲状腺素细胞腺瘤。⑤促性腺激素细胞腺瘤。⑥多分泌功能细胞腺瘤。⑦无内分泌功能细胞腺瘤。⑧恶性垂体腺瘤。

1.诊断要点

(1)不同垂体腺瘤的临床表现:

泌乳素(PRL)腺瘤:约占垂体腺瘤的 31%,主要以泌乳素增高、雌激素减少所致闭经、溢乳、不育、男性乳房发育和性功能减退为临床特征。

生长激素(HGH)腺瘤:约占垂体腺瘤的 15%,由于生长激素持续分泌过多,在青春期前表现为巨人症,成人则表现为肢端肥大症。

促肾上腺皮质激素(ACTH)腺瘤:占垂体腺瘤的 5%～10%,过多的 ACTH 引起皮质醇增多症(Cushing 综合征),出现向心性肥胖、皮肤黑色素沉着等。

无功能性腺瘤:占垂体腺瘤的 20%～35%,多见于中年男性和绝经后女性。当肿瘤生长较大时,压迫视交叉和垂体组织则出现头痛、视力障碍和垂体功能低下。

(2)头痛:早期约 2/3 的患者出现头痛,呈间歇性发作。当肿瘤突破鞍膈时疼痛则可减轻或消失,出现高颅压时头痛剧烈。

(3)视力视野障碍:肿瘤较大时,60%～80%的患者会出现不同视功能障碍,典型者多双颞侧偏盲。随着肿瘤的增大,依次出现颞下、鼻下、鼻上象限受累,以致全盲。

(4)其他神经和脑损害:尿崩症、精神症状和颅内压增高等。

(5)其他检查:

内分泌检查:应用内分泌放射免疫超微测量法发现泌乳素、生长激素和促肾上腺皮质激素等水平升高。

X线平片:对诊断垂体腺瘤十分重要,可见蝶鞍扩大,鞍底下移或呈双底,后床突骨质吸收和破坏。

MRI检查:对垂体微腺瘤的诊断优于CT,垂体内常见低信号区,并见垂体上缘饱满、垂体柄和神经垂体的移位。

2.CT表现

(1)垂体大腺瘤

CT平扫见鞍内及鞍上池处圆形或类圆形等密度(63%)或稍高密度(26%)肿块。

肿瘤密度多较均匀,少数因坏死、囊变和钙化而致密度不均,钙化少见,为1%~14%。

增强扫描肿瘤呈均匀性或环形中度强化。

肿瘤向上生长突破鞍膈,在冠状位上为哑铃状称之为"束腰征",肿瘤大时向上侵犯鞍上池和视交叉;向下侵犯蝶窦;向两侧侵犯海绵窦。

鉴别诊断:①颅咽管瘤和囊性垂体腺瘤不易鉴别,但前者典型者呈蛋壳样钙化灶,后者钙化少见,在冠状位图像上,如肿瘤基底部紧贴鞍底或鞍底骨质受侵,多为垂体腺瘤。②鞍区脑膜瘤多在鞍上,具有"广基征"和沙粒样钙化,邻近骨质增厚对两者鉴别很有帮助。

(2)垂体微腺瘤

直接征象:增强早期在垂体腺中出现类圆形、边界较清、局限性低密度区。延迟扫描微腺瘤呈等密度或高密度,所以扫描时间要早。

间接征象:①垂体高度异常:垂体腺瘤40%~82%的有垂体高度增加(垂体正常高度:男性<7mm,女性<9mm)。但正常高度的垂体内发现微腺瘤也并不少见。②垂体上缘膨隆:78%~84%的病例可见此征象。膨隆可以居中,但偏侧更有意义(必须注意青年女性正常垂体上缘可轻度隆起,垂体高度可达10~12mm)。③垂体柄偏移:占18%~32%的病例。④一侧鞍底局限性下陷或骨质改变(58%~63%)。⑤血管丛征(tuft征):动态CT扫描时,肿瘤使垂体内毛细血管床受压、移位称血管丛征。垂体毛细血管床表现为圆形血管丛,位于中线,垂体柄前,直径3~4mm,有的分散在垂体上方,表现为一平行的带状影。⑥鉴别诊断:空泡蝶鞍简称空蝶鞍,是指蝶鞍孔扩大或鞍膈缺损,蛛网膜和脑脊液疝入鞍内,多位于垂体前方,在CT上表现为蝶鞍扩大、骨质改变。鞍内见水样密度影与鞍上池直接相通,其内可见垂体柄,增强低密度周边无强化。囊性垂体腺瘤与蛛网膜下隙不通,增强时周边可见强化。

(二)Rathke囊肿

Rathke囊肿是起源于垂体Rathke囊的先天性发育异常,又称垂体囊肿、上皮黏液囊肿、上皮样囊肿和垂体胶样囊肿等。胚胎期的垂体Rathke囊大多数退化消失,只有个别的没有退化,形成Rathke囊肿。在13%~22%的尸检中,垂体远部和中间部可发现Rathke囊肿。多见于中年女性,男女发病之比为1:2。

1.诊断要点

(1)大部分患者无症状,有症状者仅占颅内肿瘤患者的1%,以头痛、视力障碍、闭经、性欲减退等为主。

(2)临床上垂体 Rathke 囊肿术后很少复发,预后良好,而囊性颅咽管瘤容易复发,预后不良。

(3)MRI 信号多样,通常在 T_1WI 表现为低信号、高信号或等信号,T_2WI 常为高信号,其信号变化主要取决于囊液中的蛋白质浓度和继发出血的时间。

2.CT 表现

(1)Rathke 囊肿形状多为圆形、卵圆形,边缘清晰,无分叶。

(2)大多数病例中蝶鞍是不扩大的。

(3)CT 平扫多表现鞍内及鞍上圆形囊性低密度区,多为均匀低密度,有时接近脑脊液,少数为等密度或高密度,多为囊液内蛋白含量较高或继发出血引起,囊壁边缘清楚,可出现钙化。

(4)增强后囊肿一般不强化,当并发感染时,囊壁增厚并可强化。

(5)少数患者出现强化可能是由于残余垂体组织或周围组织受压引起的炎性反应,导致反应性血管增生。

(6)鉴别诊断:①囊性颅咽管瘤多为青少年发病,病变多位于鞍上向鞍内生长,有时与鞍底存在一定距离,而 Rathke 囊肿主体均位于鞍内并向鞍上生长,颅咽管瘤囊壁钙化概率明显高于 Rathke 囊肿。②垂体腺瘤的特征性表现为"束腰征",肿瘤多为实性,增强后实性部分均匀增强。③蛛网膜囊肿,鞍区少见,增强扫描 Rathke 囊肿位于垂体前后叶之间或靠近垂体柄前上方,而蛛网膜囊肿使强化的垂体和垂体柄受压向后下方移位。

(三)空泡蝶鞍综合征

空泡蝶鞍综合征(ESS)简称"空鞍征",是指蝶鞍被脑脊液所占据,致蝶鞍扩大,垂体受压缩小,临床出现占位症状及内分泌改变的一组综合征。鞍隔唯一开口由垂体柄通过,通常可防止脑脊液进入鞍内,当出现鞍膈先天性缺陷、脑脊液压力升高、鞍区蛛网膜粘连、垂体病变及某些内分泌因素作用时,垂体回缩而致空蝶鞍。原发性空泡蝶鞍综合征中男性略多于女性,年龄在 15~63 岁,以 35 岁以上者居多。

1.诊断要点

(1)临床表现多有头痛、肥胖、视力减退和视野缺损,伴颅内压增高。

(2)少数患者有内分泌失调,以性功能减退为主,也可出现下丘脑综合征,女性月经紊乱、泌乳等。

(3)儿童多见生长激素缺乏所致身材矮小、骨骼发育不良和甲状腺功能低下等表现。

(4)X 线平片:显示蝶鞍扩大,呈球形或卵圆形。蝶鞍骨质多有吸收,蝶鞍背、后床突可近于消失,颅骨其他结构可有轻度骨质吸收,此与慢性颅内压增高有关。

(5)MRI 检查:垂体组织受压变扁,紧贴于鞍底,鞍内充满水样信号之物质,垂体柄居中,鞍底明显下陷。

2.CT 表现

(1)CT 平扫见鞍内水样低密度区,增强后无强化。

(2)横断面图像可显示扩大的垂体窝,窝内垂体萎缩,充满低密度的脑脊液。

(3)冠状位图像见扩大的蛛网膜下隙占据蝶鞍上方,垂体受压,可伴蝶鞍扩大。

三、松果体区肿瘤

主要分为两大类:生殖细胞肿瘤(75%)和松果体细胞肿瘤(25%),前者以生殖细胞瘤最常见,其次为畸胎瘤(包括恶性畸胎瘤),而内皮窦瘤和原发于颅内的绒毛膜上皮癌极为少见;后者指发生于松果体实质细胞的肿瘤,包括松果体细胞瘤和松果体母细胞瘤。

(一)生殖细胞肿瘤

生殖细胞肿瘤的发病率占颅内肿瘤的 0.5%~2%,多见于松果体区及鞍上。生殖细胞瘤占生殖细胞肿瘤的 65%,也是松果体区最为常见的肿瘤,占松果体区肿瘤的 50% 以上,发病年龄高峰为 12~14 岁,平均年龄 10 岁,男女发病之比为 2.24:1。肿瘤为高度恶性,浸润性生长,可引起种植性和远处转移。发生在松果体区者以男性占绝大多数,位于鞍上者则以女性较为多见。

畸胎瘤和恶性畸胎瘤构成肿瘤的内容十分广泛,通常由两个胚层甚至三个胚层来源的组织构成,占颅内肿瘤的 0.5%~1%,常见于 20 岁以下的男性少年及儿童。约半数位于松果体区,其次见于鞍区、脑室脉络丛及桥小脑角等部位,恶性畸胎瘤边界可不清楚,诊断取决于肿瘤是否伴有生殖细胞瘤及绒毛膜上皮癌的成分。

1.诊断要点

(1)颅内压增高:早期即可出现,患者可有头痛、呕吐、视神经盘水肿及视力减退、外展神经麻痹等症状。

(2)邻近结构受压征:

Parinaud 综合征:眼球上下运动障碍、瞳孔散大或不等大。

听力障碍:出现耳鸣及听力减退。

共济障碍:出现躯干性共济障碍及眼球震颤,表现为步态不稳、协调动作迟缓及 Romberg 征阳性。

下丘脑损害:主要表现为尿崩症,少数可出现嗜睡等。

(3)内分泌紊乱症状:性征发育紊乱,主要为性早熟。

(4)脑脊液检查:本瘤易发生肿瘤细胞脱落。

(5)肿瘤标志物检测:血清及脑脊液中的甲胎蛋白(AFP)和绒毛膜促性腺激素(HCG)升高,并可作为疗效评定及复发监测的重要手段。

(6)X 线平片:主要表现为颅内压增高征象及松果体区异常钙化,10 岁以下的儿童出现松果体区钙化斑或 10 岁以上其直径超过 1cm 者,应高度怀疑松果体区肿瘤的可能性。

2.CT 表现

(1)生殖细胞瘤:

平扫见松果体区或第三脑室后部卵圆形或不规则形边界清楚的等密度或稍高密度肿块。

松果体钙化增大且被包埋于瘤块之中是此瘤的特征性表现,肿瘤本身也可见小结节状及斑点状钙化,平扫钙化率显示可达 70% 左右。

肿瘤易沿脑脊液通道发生种植性转移,室管膜受累可见其明显增厚且厚薄不均。

增强扫描肿瘤多呈均匀性中度强化,少数瘤体因坏死、囊变呈不均匀强化。瘤周常无水肿。

具有恶性特征的生殖细胞瘤则常形态不规则、密度不均、边界不清,常沿脑室壁蔓延生长,并可侵犯周围脑组织。

(2)畸胎瘤:

平扫见类圆形或分叶状肿块,密度不均匀,边界清楚。

囊性者囊液CT值为-20Hu左右。

瘤内可见脂肪、钙化灶,有时可见具有特征性的高密度骨骼或牙齿样结构。

肿瘤的实性部分增强时表现为不同程度强化。

恶性畸胎瘤实质部分多,肿瘤边界不清,强化时实性部分明显强化,且不规则。

鉴别诊断:生殖细胞瘤密度较高且均匀,极少囊变且无脂肪成分。

(二)松果体细胞瘤和松果体母细胞瘤

松果体细胞瘤和松果体母细胞瘤发病率很低,年龄分布较广,松果体细胞瘤多见于成人,儿童多为松果体母细胞瘤,男女发病率基本相等,肿瘤恶变后易沿脑脊液循环播散,形成蛛网膜下隙种植。

1.诊断要点

(1)颅内压增高:早期易发生梗阻性脑积水及颅内压增高。

(2)邻近脑受压征:

眼征:眼球向上下运动障碍、瞳孔散大或不等大等。

听力障碍:双侧耳鸣和听力减退。

小脑征:躯干性共济失调及眼球震颤。

下丘脑损害:表现为尿崩症、嗜睡和肥胖等。

(3)内分泌症状:表现为性征发育停滞或不发育。

(4)其他症状:松果体细胞瘤和松果体母细胞瘤可发生沿脑脊液循环播散性种植。

(5)X线平片:多数患者可显示颅内压增高,病理性钙化少见,此特点有别于该部位好发的生殖细胞瘤和畸胎瘤等。

2.CT表现

(1)松果体细胞瘤:

CT平扫见第三脑室后方松果体区圆形或卵圆形等密度或稍高密度肿块。

松果体钙化常被推挤后移。

瘤体大多密度均匀,边缘清楚,无水肿,少数瘤内偶见不规则钙化斑。

肿瘤可造成第三脑室后部受压,并呈"杯口状"局限性扩大、前移。

增强扫描多呈均匀强化。

(2)松果体母细胞瘤:

高度恶性肿瘤,常有坏死和出血。

CT平扫见第三脑室后部卵圆形或不规则形混杂密度肿块,边界不清。

强化常不均匀或呈环形增强。

松果体细胞瘤和松果体母细胞瘤均可发生脑室系统的播散性转移。

（3）鉴别诊断：生殖细胞瘤松果体钙化常被肿瘤所包埋，肿瘤本身也可见钙化，而松果体瘤松果体钙化常被推挤后移，瘤体内偶见钙化，松果体母细胞瘤并常见坏死和出血。

第二节 脑血管病变

一、脑出血

脑出血是指脑实质内的出血。按病因分为外伤性和非外伤性两类，后者又称为原发性或自发性脑出血，为脑内的血管病变、坏死、破裂而引起的出血，如高血压、动脉瘤、血管畸形、血液病和脑肿瘤等。以高血压性脑出血最为常见，本节作重点叙述。

高血压性脑出血，其发生率约占脑出血的 40%，发病率在脑血管疾病中仅次于脑梗死，占第二位，但死亡率却占脑血管病的首位。多见于 50 岁以上成人，男女发病率相似。一般认为是在原发性高血压和脑动脉硬化的基础上，在血压骤升时引起脑小动脉破裂所致：出血部位多见于基底节，约占脑出血的 2/3，其次为丘脑、脑干、小脑，也可见于大脑半球脑叶－脑出血一般分为急性期、亚急性期和慢性期。血肿及周围脑组织在不同时期的 CT 表现与血肿形成、吸收与囊变三个阶段的病理过程基本一致。血肿破入脑室可使血液流入脑室系统和蛛网膜下隙。

（一）诊断要点

（1）高血压性脑出血多有高血压病史，常在情绪激动或过度体力活动时发病。

（2）起病急骤，多为突然发病，常有剧烈头痛、频繁呕吐、血压升高、语言不清等，病情发展迅速，很快就出现偏瘫、失语及不同程度的意识障碍，甚至昏迷。

（3）除以上一般表现外，各部位出血还可出现相应的症状和体征，常见的出血部位有以下几种。

基底节出血：常累及内囊，可见典型的偏瘫、偏身感觉障碍和偏盲"三偏征"。

脑干出血：多见于脑桥出血，常有持续性高热、针尖样瞳孔、面部和四肢瘫痪或交叉瘫，严重的可在数分钟内进入深度昏迷。影响脑干呼吸中枢可出现呼吸不规则，于早期就出现呼吸困难。

小脑出血：可引起病侧肢体共济失调，但瘫痪不明显，大量出血压迫脑干，甚至发生枕大孔疝。

脑室出血：①脑内血肿破入脑室，往往在起病后 1~2 小时进入深度昏迷，出现四肢抽搐或四肢瘫痪。②可有脑膜刺激症状，双侧病理反射阳性。③呼吸深沉带鼾声，脉搏快速微弱且不规则，血压不稳定，体温升高等。

（4）MRI 检查：脑出血的 MRI 信号改变可分为 5 期。

超急性期 MRI 不如 CT，但对于出血 3 天后病程演变的观察则优于 CT。

急性期（<3 天）血肿在 T_1WI 为等信号，在 T_2WI 为低信号。

亚急性期在较早阶段 T_1WI 血肿边缘出现环状高信号，由周边开始逐渐向内发展；血肿出现后 6~8 天,T_2WI 亦呈高信号,从周边向中央扩散。

慢性期(≥15 天)血肿在 T_1WI、T_2WI 均为高信号,在 T_2WI 上血肿与水肿之间出现低信号环。增强扫描亦呈环形强化。

残腔期(>2 个月)形成一类似脑脊液的囊腔,T_1WI 为低信号,T_2WI 为高信号。

(5)腰椎穿刺:如脑出血破入脑室或蛛网膜下隙,脑脊液为血性。

(二)CT 表现

1.CT 平扫

(1)血肿及周围脑实质密度依病期不同表现各异。

新鲜血肿表现为脑内边界清楚的高密度区,呈肾形、椭圆形、不规则形,密度均匀,CT 值为 50~80Hu,血肿周围常有一低密度坏死水肿带。

发病后 3~7 天,高密度血肿边缘模糊变淡,溶解与吸收逐渐向中心扩展,周围低密度环影增宽,高密度灶向心性缩小,血肿 CT 值下降,1 个月以后形成等密度或低密度灶。

2 个月后,血肿完全吸收液化形成囊腔,密度与脑脊液相似。

(2)血肿及周围水肿引起占位效应。

占位效应与血肿大小、水肿轻重、位置深浅有关,血肿越大占位效应越明显,可并发脑疝。

血肿及周围水肿引起占位效应于 1~4 周内的出现率在 90% 以上,一般在出血后 2 周水肿最明显,占位效应最重。

2 周后,随着血肿吸收和水肿减轻,占位效应也逐渐缓解。

2 个月后,占位效应消失,囊腔缩小,可有邻近脑组织萎缩改变。

(3)急性期脑出血可破入脑室或蛛网膜下隙。

进入脑室的血液可累及一侧、两侧侧脑室或全部脑室系统。

少量积血仅见于侧脑室后角或三角区,与上方脑室的脑脊液形成一液血平面,大量出血则可形成脑室铸型。大量蛛网膜下隙出血可显示积血部位的脑池铸型。

CT 往往可发现血肿破入脑室的途径,以基底节内囊区血肿破入侧脑室最为多见。

脑室内积血较脑内血肿吸收快,1~3 周可完全吸收。

(4)血块堵塞脑脊液循环,可引起脑积水。

2.增强扫描

(1)新鲜血肿无强化:出血后 1 周表现为血肿周围环形增强,环影可将环外低密度水肿与环内低密度血肿周边吸收带分开,中心高密度灶不强化。环形强化可持续 2~3 个月,以 4~6 周时为最明显。

(2)一般在急性期和慢性期因 CT 表现较为典型,不需要增强扫描:只有在血肿呈等密度时,增强意义较大。

3.鉴别诊断

根据以上 CT 表现,脑出血诊断一般不难,但要明确是否为高血压性脑出血,则需要与外伤性脑出血、颅内动脉瘤破裂、动静脉畸形(AVM)血管破裂所致脑出血、脑肿瘤出血及出血性脑梗死等相鉴别。

二、脑梗死

脑梗死是指因脑血管阻塞而造成的脑组织缺血性坏死或软化。在急性脑血管疾病中脑梗死占 50％以上，发生于 40 岁以上者为多，最多见于 55～65 岁。其原因有：①脑血栓形成：继发于脑动脉粥样硬化、动脉瘤、血管畸形、感染或非感染性动脉炎等，以脑动脉粥样硬化引起血栓形成最常见。②脑栓塞：如血栓、气体和脂肪栓塞。③低血压和凝血状态。根据脑梗死的病理改变，可分为 3 期，即缺血期、梗死期和液化期，CT 能很好地反映各期病理变化。

脑梗死临床类型主要包括动脉粥样硬化血栓性脑梗死、栓塞性脑梗死和腔隙性脑梗死，另有 30％～40％在临床上不易分清为哪一型。脑梗死可发生在脑内任何部位，但以大脑中动脉供血区为多，梗死的范围与阻塞血管大小、血流量多少及侧支循环建立状况等有关。脑的穿支动脉闭塞后，可引起大脑深部，尤其是基底节、内囊、丘脑、半卵圆中心、皮质下白质等部位较小的梗死，直径为 5～15mm，称为腔隙性脑梗死。在脑梗死基础上，原梗死区内又发生脑出血称为出血性脑梗死。

(一)诊断要点

1.脑梗死临床表现

取决于脑损害的部位和大小，常见的临床表现如下。

(1)神经系统功能障碍：主要表现有头晕、头痛，部分患者有呕吐及精神症状，一般在最初 24 小时发展至高峰，可有不同程度昏迷。

(2)受累血管分布区脑部损害：如"三偏征"、失语、抽搐、共济失调等，较重的可表现为意识丧失、两便失禁、呼吸不规则。

2.不同类型脑梗死的临床特点

(1)动脉粥样硬化性脑梗死：

发病年龄较高，常伴有动脉粥样硬化或高血压、糖尿病。

常于安静状态下发病，尤其是晨间睡醒后发现症状，发病前可能有短暂脑缺血发作史。

症状常在几小时后逐渐加重。

意识常保持清晰，但局部脑损害症状比较明显。

(2)栓塞性脑梗死：

发病年龄不一，以中青年居多。

起病急骤，大多无前驱症状，起病后在很短时间内症状可发展至高峰，也可因反复多支血管栓塞，在数天内呈阶梯式进行性恶化。

多数患者表现为失语、上肢单瘫、偏瘫、局灶性抽搐等。偏瘫以面部和上肢为重，少数患者表现为共济失调、交叉性瘫痪。

栓子来源分为心源性或非心源性，如同时伴有其他脏器栓塞存在则有助于脑栓塞的诊断。

(3)腔隙性脑梗死：

发病年龄大多在 50 岁以上，患者常有高血压动脉硬化、糖尿病、高脂血症。

呈急性或亚急性起病，多无意识障碍。

临床表现大多较轻，但颇为复杂，常见的有纯运动性卒中，伴有运动性失语的运动性卒中、纯感觉性卒中及感觉运动性卒中等。

(4)出血性脑梗死:临床表现差别较大,部分患者可在脑梗死发生后,症状再次加重,有的患者仅表现有脑梗死症状,以后的病程无明显波动。

3.MRI 检查

应用 MRI 弥散成像和灌注成像可于梗死后数小时就发现病灶。在梗死区主要表现为 T_1WI 低信号,T_2WI 高信号。对于腔隙性梗死灶 MRI 比 CT 可更早期显示出较小病灶,明显优于 CT 检查。

4.脑血管造影

可直接显示血管闭塞,但不能显示脑梗死。

(二)CT 表现

1.缺血性脑梗死

(1)CT 平扫:

仅少数患者于发病 6～24 小时内出现边界不清稍低密度灶,而大部分患者于 24 小时后才可见边界较清楚的低密度灶,密度可不均匀;其部位及范围与闭塞血管供血区一致,可同时累及皮质与髓质,多呈三角形或楔形。发生在分水岭区域的脑梗死多呈线条形。

发病 1～2 周,梗死区的密度进一步降低,且逐渐均匀一致,边界更加清楚。

发病 2～3 周,梗死区密度较前升高,病灶范围可缩小,变得不清楚,较小的病灶可完全变为等密度,称为"模糊效应"。

发病 4～8 周,梗死灶的密度逐渐下降,与脑脊液密度相近,最后可形成囊腔。

(2)增强扫描

一般梗死后 3～7 天即可出现强化,2～3 周发生率最高,且强化最明显,可持续 4～6 周。

梗死灶强化形态可多种多样,多数表现为脑回状或斑点状、团块状。

(3)占位效应:

梗死灶由于并发脑水肿而出现占位效应,其程度依梗死区大小不同可造成局灶性或广泛性脑室系统变形、推移和中线结构移位。

占位效应在发病当天即可出现,病后 1～2 周最为显著。

发病 2 周后占位效应由重转轻,逐渐消失,最后囊腔形成,邻近脑实质萎缩,脑沟、脑池增宽,脑室扩大,中线结构可向患侧移位。

2.腔隙性脑梗死

(1)CT 平扫:

一般在发病后 48～72 小时可表现为圆形、卵圆形低密度灶,边界不清。4 周左右形成脑脊液样低密度软化灶。

多位于基底节内囊区、丘脑、脑室旁深部白质、脑桥等,罕见累及皮质。

病灶大小一般为 5～15mm,>15mm 为巨大腔隙灶。

(2)增强扫描:在发病后 2～3 周可以出现强化现象。

(3)占位效应:无明显占位效应。

3.出血性脑梗死

(1)CT 平扫:常于发病后 1 周至数周,在三角形或楔形低密度梗死区内出现不规则斑片状高密度出血灶,边界不规则。

(2)增强扫描:在梗死的低密度区中仍可显示脑回状、斑片状强化。

三、皮质下动脉硬化性脑病

皮质下动脉硬化性脑病又称 Binswanger 病、进行性皮质下血管性脑病。为老年人在脑动脉硬化基础上,大脑半球白质弥漫性脱髓鞘性脑病一大多发生在 50 岁以上,在老年人中发病率为 1%～5%,男女发病率相等。主要累及侧脑室周围、半卵圆中心等皮质下脑深部白质,多为双侧性,常伴有腔隙性脑梗死、脑萎缩。临床主要表现为进行性痴呆。

(一)诊断要点

(1)2/3 的为慢性发病,1/3 的为急性发病。病情可缓解,并反复加重。

(2)临床主要表现为缓慢进行性痴呆,记忆力、认知功能障碍,情感和人格改变,表情淡漠,妄想,轻度精神错乱。

(3)反复发生神经系统局灶性症状,可出现偏瘫、肢体无力、失语等。

(4)MRI 检查:双侧脑室旁深部白质及半卵圆中心大小不等的异常信号,呈长 T1 和长 T2,形状不规则,边缘不清,无占位效应。

(二)CT 表现

(1)CT 平扫侧脑室周围及半 PD 圆中心脑白质可见斑片状低密度影,以侧脑室前角、后角周围最为明显,严重者大脑各叶白质可全部明显累及,往往双侧对称分布。

(2)增强扫描白质强化不明显,灰白质密度差增大。

(3)可伴有不同程度弥漫性脑萎缩改变,脑室系统扩大,脑沟、脑池增宽。

(4)常并发有基底节区、丘脑、脑室旁白质单发或多发性腔隙性梗死灶。

四、蛛网膜下隙出血

蛛网膜下隙出血是指颅内血管破裂后血液流入蛛网膜下隙。按病因分为外伤性和自发性两大类,前者有颅脑外伤病史;后者可因颅内动脉瘤、高血压动脉硬化和颅内血管畸形等所致血管破裂而引起,其中颅内动脉瘤是引起蛛网膜下隙出血最常见的原因,约占其 50%。本节主要叙述自发性蛛网膜下隙出血,发病率占急性脑血管疾病的 7%～15%。发病年龄不等,成人多见,以 30～40 岁年龄组发病率最高,男性稍多于女性。

(一)诊断要点

(1)发病急,往往都是突然起病,之前常有过度劳累、情绪激动、咳嗽、用力排便等明显诱发因素。

(2)临床主要表现:突发性剧烈头痛、呕吐、意识障碍、抽搐、偏瘫、脑膜刺激征阳性等。

(3)腰椎穿刺:血性脑脊液为本病确诊依据。

(4)脑血管造影:可以显示蛛网膜下隙出血所造成的脑血管痉挛等征象,可帮助明确蛛网膜下隙出血的原因。

(5)MRI 检查:在急性期 MRI 显示不如 CT,但对于亚急性或慢性期的诊断 MRI 则优于CT。于出血 1 周后,在 CT 图像上的高密度影像已消失,而 MRI 图像上亚急性期可在蛛网膜下隙内出现局灶性短 T_1 信号;慢性期则在 T_2 像上出现低信号,较具特征性。

(二)CT 表现

(1)直接征象:表现为基底池、侧裂池及脑沟内较为广泛的高密度区,出血量大时呈铸型。

(2)蛛网膜下隙出血在 1 周内易显示,CT 的发现率可达 80%～100%。CT 扫描往往能确定出血部位和明确病因。

(3)随着出血后时间的延长,血液密度逐渐减低,一般在出血 1 周后可与脑组织呈等密度,此时可依据基底池和脑沟消失来做出诊断。

(4)蛛网膜下隙出血后,往往伴有脑血管痉挛,常可并发脑缺血、脑梗死、脑水肿等。

(5)常可并发脑积水。

五、脑颜面血管瘤病

脑颜面血管瘤病,又称为脑三叉神经血管瘤、面部和软脑膜血管瘤病、Sturge－Weber 综合征。为先天性神经皮肤血管发育异常,此综合征少见,主要为一侧大脑半球顶枕区软脑膜血管瘤,以静脉性血管瘤为主。单侧多见,较少累及双侧。并有同侧颜面三叉神经分布区紫红色血管瘤,常伴有患侧大脑发育不良或皮质萎缩及钙化。

(一)诊断要点

(1)同侧颜面三叉神经分布区,特别是面上部、眼睑的紫红色血管瘤。

(2)约 90% 的患者出现癫痫发作。常有智力发育障碍和精神异常。

(3)对侧肢体轻度偏瘫,感觉异常。少数患者可出现青光眼、眼球突出、隐睾及脊柱裂等。

(4)X 线平片:可见顶枕区双轨状弧形钙化。

(5)脑血管造影:可显示皮质表面静脉减少或完全消失,大脑深部静脉可增粗。

(6)MRI 检查:在 MRI 图像上钙化呈低信号,软脑膜的异常血管亦呈扭曲的低信号,如有静脉血栓形成会使血流缓慢,有时也可呈团簇状高信号表现。增强扫描可发现软脑膜血管畸形。

(二)CT 表现

(1)CT 平扫于患侧顶枕区沿大脑表面显示弧线状或脑回状钙化。钙化周围可见脑梗死灶,偶见脑出血。

(2)伴有患侧大脑发育不良或皮质萎缩、脑沟及蛛网膜下隙增宽。

(3)少数可有同侧颅腔缩小、颅板增厚等表现。

(4)增强扫描可见皮质表面软脑膜异常血管呈脑回状或扭曲状强化,并有向深部引流的扭曲静脉。

第三节　颅脑外伤

一、颅骨损伤

颅骨损伤包括骨折和颅缝分离。颅骨骨折的分类按部位可分为颅盖骨折及颅底骨折;根据骨折处是否与外界相通,分为闭合性骨折及开放性骨折;按骨折的形态不同又可以分为线形骨折、凹陷骨折、粉碎骨折等。颅缝分离是颅骨损伤的另一种形式,较为少见,常发生于儿童和青年,且常与线形骨折合并发生。

(一)诊断要点

(1)有明确外伤史。

(2)颅盖骨骨折主要有 3 种形态,即线形骨折、凹陷骨折和粉碎骨折,其发生率以顶、额骨为多,其次为枕骨和颞骨。

(3)颅底骨折常合并于颅盖骨骨折,多以线形骨折为主,可以仅限于某一颅窝,亦可横行穿过两侧颅底或纵行贯穿前、中、后颅窝,并常累及鼻窦或乳突气房,可引起以下临床表现。

前颅窝骨折:常可引起脑脊液鼻漏或气颅,眼眶周围呈紫色瘀斑(俗称熊猫眼),有的还可引起嗅觉障碍、眼球突出、不同程度视力障碍。

中颅窝骨折:往往可以造成脑脊液耳漏、听力障碍和面神经周围瘫痪、耳后迟发性瘀斑,若骨折伤及海绵窦可出现伴随脑神经损伤征象,有的可引起颈内动脉假性动脉瘤或海绵窦动静脉瘘。

后颅窝骨折:可以表现为颈部肌肉肿胀,乳突区皮下迟发性瘀斑及咽后壁黏膜淤血、水肿等征象。

(4)明确有无颅骨骨折主要依靠 X 线头颅摄片检查,X 线片还能显示枕骨骨折或者颅颈交界处脱位、骨折。

(5)CT 对于发现颅骨骨折的概率虽不如头颅平片,但对凹陷性骨折、粉碎性骨折的观察及发现并发的颅内外血肿,则优于平片。CT、MRI 检查对后颅窝骨折,尤其是颅颈交界处损伤有重要意义。

(二)CT 表现

1.直接征象

(1)CT 在骨窗像上能清晰显示较深的凹陷性骨折、粉碎性骨折及穿透性骨折,可以了解碎骨片部位、范围、数目、大小,测量出凹陷性骨折的深度。但是对于无分离的线形骨折或较轻的凹陷性骨折,CT 观察有时有一定的难度,要特别注意和血管沟、颅缝及神经血管孔等结构区别。

(2)可以发现并发的颅内外血肿。

(3)CT 检查易发现颅底骨折。

(4)观察颅缝分离往往需要双侧对比,一般标准为双侧颅缝相差 1mm 以上,单侧缝间距成人>15mm、儿童>2mm 即可诊断。颅缝分离可发生于各缝,以人字缝为多,常并发线形骨折。

2.间接征象

(1)外伤后颅内积气是骨折的一个间接征象,特别是颅底部位的骨折。

(2)外伤后鼻窦或者乳突气房内可见气-液平面或充满液体,这也是颅底骨折的一个间接征象,并常可根据积液部位推测骨折部位。额窦、筛窦积液常见于前颅窝骨折,蝶窦积液可能为中颅窝骨折,乳突气房积液则可能为后颅窝骨折。

二、硬膜外血肿

硬膜外血肿是指外伤后积聚在硬膜外腔的血肿。硬膜外血肿占全部颅脑损伤的 2%~

3%,占全部颅内血肿的30%,成人多见,小儿较少发生。绝大多数是由于颅骨骨折引起脑膜中动脉撕裂,形成急性硬膜外血肿;少数为静脉源性,血肿形成晚,可呈亚急性或慢性病程。硬膜外血肿大多位于颞部,其次是额、顶部。由于颅板与硬脑膜紧密相贴,故血肿范围较局限。

(一)诊断要点

(1)硬膜外血肿多发生于头颅直接损伤部位,常为加速性头颅外伤所致。

(2)硬膜外血肿可继发于各种类型的颅脑损伤,由于原发性脑损伤程度不一,血肿部位又有不同,意识变化也有不同表现。

1)伤后出现昏迷→中间意识清醒(好转)→继发再昏迷,为硬膜外血肿典型的意识表现。

2)伤后无昏迷,至颅内血肿形成后,逐渐出现颅内压增高及意识障碍。

3)伤后持续昏迷,且进行性加深。

(3)出现头痛、呕吐、躁动不安等颅内压增高表现,并可以出现血压升高、呼吸和心率减慢、体温上升四曲线的典型变化。

(4)单纯的硬膜外血肿,早期较少出现神经系统体征;当血肿增大压迫脑功能区时,可表现出相应的阳性体征;当血肿继续增大出现瞳孔散大、偏瘫等征象,往往提示有脑疝形成。

(5)X线平片:可见骨折线通过脑血管沟或静脉窦。

(6)MRI检查:硬膜外血肿于颅骨内板下呈梭形,边界锐利,血肿信号特点及变化与脑出血相似。在急性期 T_1WI 图像上血肿呈等信号,血肿内缘可见一个低信号的硬膜,T_2WI 血肿则呈低信号,在亚急性期和慢性期 T_1WI 和 T_2WI 图像上均呈高信号。

(二)CT表现

(1)急性硬膜外血肿典型CT表现为颅骨内板下梭形高密度区,边缘光滑锐利,密度多较均匀,CT值为50～90Hu。

(2)约85%的急性硬膜外血肿伴有颅骨骨折,有时可见硬膜外积气。

(3)血肿范围较局限,一般不超过颅缝。如骨折跨越颅缝,硬膜外血肿也可超越颅缝。

(4)中线结构移位较轻。

(5)局部脑组织受压比较明显,血肿压迫邻近血管可出现脑水肿或脑梗死,表现为脑实质局限性低密度区。

(6)亚急性期或慢性期硬膜外血肿,可呈稍高、相等或混杂密度,最后变为低密度。血肿包膜的钙化较常见。增强扫描可显示血肿内缘的包膜增强。

三、硬膜下血肿

硬膜下血肿是发生在硬脑膜与蛛网膜之间的血肿;是颅脑损伤常见的继发损害,占颅脑损伤的5%～6%,占全部颅内血肿的50%～60%;根据血肿形成时间和临床表现可分为急性、亚急性和慢性三型。①急性硬膜下血肿:指发生于3天以内者,最为常见。其中复合型常为脑挫裂伤直接造成皮质血管破裂引起出血,发展迅速,预后较差;单纯型常为脑低静脉窦破裂,而脑原发损伤不明显,此型虽然出血量较大,常为双侧,但手术治疗预后较好;②亚急性硬膜下血肿:形成于伤后4天至3周,原发脑损伤常较轻,常为皮质小血管撕裂,出血较缓慢;③慢性硬膜下血肿:形成于伤后3周以上者,多见于中老年人。常为桥静脉断裂出血,一般不伴有脑挫裂伤,出血量少而慢,缓慢扩散。硬膜下血肿好发于额颞部,由于蛛网膜几乎无张力,所以血肿范围较广。

(一)诊断要点

1.硬膜下血肿

一般无颅骨骨折或骨折仅位于暴力部位,常为减速性头颅损伤所致。

2.急性硬膜下血肿

病情大多较重,且发展迅速,常表现为持续性昏迷,并呈进行性恶化,较少出现中间清醒期,生命体征变化明显,常缺乏局部定位症状,较早出现颅内压增高、脑受压和脑疝症状。

3.亚急性硬膜下血肿

往往表现为头痛、呕吐加剧、躁动不安及意识进行性恶化。常有中间清醒期,至脑疝形成即转入昏迷。

4.慢性硬膜下血肿

患者年龄常较大,只有轻微的外伤史,主要表现为慢性颅内压增高、神经功能障碍及精神症状。

5.MRI检查

示血肿呈新月状凹面向颅腔,信号变化随时间而异,与硬膜外血肿相仿。

(二)CT表现

1.急性硬膜下血肿

(1)颅骨内板下方新月形高密度区,CT值为50～70Hu。少数患者可因蛛网膜破裂,脑脊液进入血肿而呈等密度或低密度。

(2)血肿范围常较广,可超越颅缝,甚至覆盖整个大脑半球。

(3)复合型急性硬膜下血肿常伴有脑挫裂伤,占位效应明显,中线结构移位。

(4)额底和颞底的硬膜下血肿冠状面扫描或冠状、矢状面重建有助于诊断。

2.亚急性硬膜下血肿

(1)CT上形态和密度均呈多样表现,形态可为新月形、半月形或过渡形(即血肿的内缘部分凹陷、部分平直或突出),血肿的密度可呈高密度、等密度、上部为低密度下部为高密度或等密度的混杂密度,少数为低密度。

(2)亚急性硬膜下血肿在伤后1～2周约70%的可变为等密度,由于等密度血肿的密度与脑组织相似,CT上不易显示,主要表现有以下占位征象。

患侧脑白质"推挤征"(脑白质的内移及被推挤)。

患侧脑沟、脑裂变窄,甚至消失,侧脑室变形。

中线结构向对侧移位。

脑灰白质界面远离颅骨内板。

增强扫描由于脑表面血管增强或血肿包膜强化,而使等密度血肿衬托得更为清楚。

双侧等密度血肿不仅与脑实质密度相似,且中线结构移位不明显,更需注意观察。

以下征象可以提示有双侧等密度血肿的存在:①两侧颅骨内板下方见无脑沟、脑回结构的新月形或半月形等密度区。②两侧脑沟、脑回受压向内移位。③两侧脑室前角内聚,夹角变小,呈"兔耳征"。④两侧脑室对称性变小,其体部呈长条状。⑤脑白质变窄塌陷。

3.慢性硬膜下血肿

(1)血肿形状多呈梭形,也可为新月形或"3"字形。

(2)血肿的密度可因时间变化而改变,由等密度、混杂密度逐渐到低密度,但也可因再次出血或脑脊液渗入而使密度发生变化。

四、硬膜下积液

硬膜下积液又称硬膜下水瘤,是外伤后硬膜下腔出现的脑脊液积聚,占颅脑外伤的0.5%~1%,常发生于一侧或两侧额颞部,以双侧额部为多见。硬膜下积液系颅脑外伤引起蛛网膜撕裂,形成单向活瓣,脑脊液只能进入硬膜下腔而不能回流,或液体进入硬膜下腔后,蛛网膜破裂处被血块或水肿阻塞,使脑脊液积聚在硬膜下腔。硬膜下积液可以分为急性和慢性,一般急性少见,在数小时内形成,慢性者可有包膜。

(一)诊断要点

(1)原发性脑损伤一般较轻。

(2)可以引起局部脑受压和进行性颅内压增高的表现。伤后有逐渐加重的头痛、呕吐和视神经盘水肿等表现。临床表现类似于硬膜下血肿。

(3)MRI检查:可以确诊,于颅骨内板下方见新月形长 T_1、长 T_2 信号。

(二)CT 表现

(1)颅骨内板下方新月形低密度区,发生于双侧额部多见,常深入到纵裂前部,近于脑脊液密度,密度均匀。

(2)无或只有轻微占位效应,周围无脑水肿。

(3)硬膜下积液有时可因并发出血而发展成为硬膜下血肿,复查时密度有所增高。

五、脑内损伤

(一)脑内血肿

外伤性脑内血肿是指脑实质内出血形成的血肿,多数为对冲性脑挫裂伤出血所致,也可为着力部位直接受到冲击伤所致。好发于额叶、颞叶,其次是顶叶、枕叶。血肿多较表浅,少数于脑深部、脑干及小脑等处。血肿位于深部或靠近脑室者可破入脑室,形成脑室内积血。外伤性脑内血肿大多属于急性,少数患者血肿形成较晚,在伤后24~72小时发生迟发性血肿。

1.诊断要点

(1)外伤性脑内血肿常为多发性,且大多并有脑挫裂伤、硬膜下血肿和蛛网膜下隙出血,伤后随即可出现进行性颅内压增高及血肿附近脑组织受压征象,严重的可引起脑疝形成。

(2)根据血肿部位、脑挫裂伤程度、出血量多少的不同可表现有不同程度的意识障碍和神经系统的定位体征。

(3)颅脑外伤患者CT检查阴性,如果病情进行性加重或突然变化,应密切随访,以尽早发现迟发血肿。

(4)MRI检查:能明确外伤性脑内单发或多发血肿,信号强度改变规律与高血压性脑出血基本一致,MRI显示血肿的吸收情况较CT为好。

2.CT 表现

(1)外伤性脑内血肿表现为圆形或不规则形均匀高密度区,一侧或双侧,常为多发,CT 值在 50～80Hu,周围可有低密度水肿带环绕,伴有占位效应,占位效应的轻重与血肿大小及血肿发生部位有关。

(2)血肿吸收一般自外周向中心逐渐变小,通常在伤后 2～4 周血肿变为等密度,4 周以上则变为低密度。血肿吸收的速度以小血肿较大血肿吸收为快;深部血肿较周边血肿吸收为快;小儿较成人吸收为快。

(3)CT 还可以显示伴发脑挫裂伤、蛛网膜下隙出血及硬膜下血肿等。

(4)外伤性脑内血肿如破入脑室,可见脑室内密度增高的血液平面,如出血充满脑室则可见脑室铸型。靠近脑表面的血肿亦可破入蛛网膜下隙,造成脑裂、脑池、脑沟的填塞或密度增高。

(5)有的外伤性脑内血肿可在 48 小时后延迟出现,注意 CT 随访复查。

(二)脑挫裂伤

脑挫裂伤为脑挫伤和脑裂伤的统称,是指颅脑外伤所致的脑组织器质性损伤。常发生于暴力打击的部位和对冲部位,尤其是后者。脑挫伤可引起脑组织静脉淤血、脑水肿、脑肿胀、液化、坏死及散在小出血灶;脑裂伤有脑组织、软脑膜和血管撕裂,造成散在多发小灶出血。两者常同时并发存在,脑挫裂伤如出血较多,可发展成脑内血肿。多见于额极、颞极和颞叶底部,常伴发不同程度蛛网膜下隙出血。是最常见的颅脑损伤之一。

1.诊断要点

(1)常有头痛、恶心、呕吐,产生颅内压增高征象,临床表现与致伤因素、受伤部位、损伤范围和程度有关。

(2)轻者可无原发性意识障碍,重者可昏迷。伤情不同,昏迷程度、时间长短各异。

(3)一般都有生命体征改变:早期都有呼吸、脉搏浅弱,节律紊乱,血压下降,常于伤后不久逐渐恢复。若持续低血压或已恢复正常随后又发生变化者要注意有无复合损伤、颅内血肿(包括脑内血肿和脑外血肿)等继发改变。

(4)脑皮质功能受损时,可出现相应的定位体征,如瘫痪、感觉障碍、局灶性癫痫等征象。

(5)如并发有蛛网膜下隙出血,常有脑膜刺激征象。

(6)MRI 检查:急性脑挫伤后引起脑水肿,T_1WI 呈等或稍低信号,T_2WI 呈高信号。脑挫裂伤的出血部分,CT 显示较 MRI 为佳,对于亚急性和慢性脑挫裂伤的显示,MRI 则优于 CT。

2.CT 表现

(1)急性脑挫裂伤的典型 CT 表现:低密度脑水肿区中呈现多发、散在点状高密度出血灶,有些可融合为较大血肿。低密度水肿区的范围可从数厘米至整个大脑半球或小脑半球,白质和灰质常都可累及,形态不一、边缘模糊,以白质区明显。

(2)占位效应:挫伤范围越大,占位效应越明显,病变部位脑池、脑沟变小、消失,如病变范围广泛,病侧脑室受压变小、闭塞,并向对侧移位。重者出现脑疝征象。

(3)病程变化:随着时间变化,轻度脑挫裂伤上述 CT 表现可逐渐消失。重者后期出现局限性和广泛性脑萎缩征象;病灶坏死液化形成囊肿时,边界光滑清楚,CT 值近似脑脊液密度。

(4)蛛网膜下隙出血:较重的脑挫裂伤常并发蛛网膜下隙出血,表现为纵裂及脑池、脑沟密度增高。

(5)并发其他征象:如脑内血肿、脑外血肿、颅骨骨折、颅内积气等。

(三)脑水肿、脑肿胀与白质损伤

脑水肿为细胞外水肿,脑肿胀为细胞内水肿。外伤后引起的脑水肿、脑肿胀是颅脑损伤时最常见的继发性脑损害,常可合并发生,两者在 CT 检查时无法区别。

弥漫性脑损伤包括弥漫性脑水肿、弥漫性脑肿胀和弥漫性脑白质损伤。弥漫性脑白质损伤是由于颅脑外伤时受到旋转力的作用,导致脑白质、脑灰白质交界处和中心结构等部位的撕裂,造成神经轴突的剪切伤。部分患者可并发小灶性出血。

1.诊断要点

(1)轻微脑水肿和脑肿胀多数只表现头痛、头晕、恶心、呕吐等症状,临床上可诊断为脑震荡。

(2)严重脑组织损伤造成的弥漫性脑水肿、脑肿胀可引起进行性颅高压征象,易导致脑疝形成。

(3)弥漫性脑白质损伤临床表现危重,伤后即刻意识丧失,部分患者立即死亡,有的患者可长期昏迷,甚至呈植物人状态。即使存活,也常有严重后遗症。

(4)弥漫性脑白质损伤 MRI 检查明显优于 CT,而 T_2WI 又优于 T_1WI。典型的 T_2WI 呈奎灰质与白质交界处和胼胝体散在、分布不对称的圆形或椭圆形异常高信号,以颞、额叶最为常见,在 T_1WI 图像上呈低信号或等信号。急性期小灶出血在 T_2WI 呈低信号,周围见高信号水肿,在 T_1WI 呈等信号,常无占位效应;亚急性期和慢性期,T_1WI 小灶出血呈高信号。

2.CT 表现

(1)脑实质密度变化:

脑水肿与脑肿胀 CT 表现相同,均显示为片状低密度区,CT 值可低于 20HU,可呈局限性或弥漫性,单侧或双侧。

双侧性弥漫性脑水肿,表现为大脑半球广泛密度减低,灰白质分界不清,测 CT 值可确定脑组织密度下降。

部分儿童弥漫性脑肿胀,脑实质密度反而可轻度增高。

(2)占位效应:

局限性脑水肿有局部占位效应,脑沟变小。

一侧性脑水肿,表现为一侧脑沟、脑池、脑室变小,中线结构移位。

两侧严重的弥漫性脑水肿可见两侧脑室普遍受压、变小,甚至脑沟、脑裂、脑池、脑室闭塞。

(3)弥漫性脑白质损伤:CT 表现甚少,在伤后 24 小时内患者病情与 CT 所见不成比例。CT 上常表现为弥漫性脑肿胀而使脑室、脑池受压变小,有时在脑灰白质交界处、胼胝体、大脑脚处见散在、多发、少量高密度小出血灶,无局部占位效应。

(四)创伤性脑梗死

创伤性脑梗死是颅脑损伤较为常见的并发症。外伤后由于脑血管本身遭受机械性损伤或血管受压、血管痉挛加上因脑外伤引起的血流动力学改变等因素,导致血栓形成、脑血管闭塞,从而使其供血部位的脑组织发生梗死。

1.诊断要点

(1)临床表现大都在伤后 10～24 小时出现,少数患者可延至数日或数周。

(2)轻型脑损伤,如果在伤后 1～2 天病情突然加重,临床表现与脑损伤不符,可疑及此症。

(3)重型脑损伤伴有梗死的患者若明确诊断有困难时,需要密切观察,及时采用影像学检查。

(4)MRI 检查:弥散成像和灌注成像在脑缺血后数小时就可发现信号变化,1 天后在 T_1WI 上呈低信号,T_2WI 上呈高信号;当缺血区囊变时,其信号则与脑脊液相似。

2.CT 表现

(1)24 小时后可见边界不清的低密度区,其部位和范围与闭塞的动脉分布一致,CT 表现与一般缺血性脑梗死相仿。

(2)1～2 周病灶密度更低,且有不同程度的水肿和占位效应。

(3)2～3 周病灶密度相对增高,边缘反而模糊。

(4)4～8 周病灶密度又进一步减低,与脑脊液相似。

(5)增强扫描在发病后的 3～7 天可出现强化,2～3 周可见明显线状、脑回状强化影。

(五)颅脑外伤后遗症

颅脑外伤常可以遗留各种后遗症,CT 可以显示一部分残留有器质性改变的后遗症,常见的有脑萎缩、脑软化、脑穿通畸形、脑积水等。

1.诊断要点

(1)脑萎缩。

严重的脑外伤后,约 30% 的发生脑萎缩。这是由于脑挫裂伤、轴突损伤、缺氧和坏死所造成。

脑萎缩分为局限性和弥漫性,以双侧额叶皮质萎缩最为明显,单纯脑髓质萎缩少见。

患者可有头痛、头晕、记忆力下降等症状,少数患者可有精神症状,幼儿期脑外伤可使脑发育停滞。

(2)脑软化:常见于脑内血肿、脑挫裂伤及创伤性脑梗死后如果吸收不良液化形成囊腔。可有局部神经功能受损、癫痫发作、偏瘫等症状。

(3)脑穿通畸形囊肿:由于脑内血肿、脑挫裂伤后,脑组织坏死液化吸收而形成软化灶,并与扩大的脑室或蛛网膜下隙相通,一般以与侧脑室相通为多。临床出现相应部位的症状和体征。

(4)脑积水:颅脑外伤后引起脑积水,有急性和慢性两种。

急性脑积水:发生于伤后 2 周内,多因血块阻塞脑脊液通路所致,为阻塞性脑积水,这种改变较多见,临床表现以颅内压增高为主,脑脊液蛋白含量增加。

慢性脑积水:发生于伤后 3 周至半年,常以脑脊液吸收障碍为主,为交通性脑积水。颅内压大多正常,患者逐渐出现痴呆、步态不稳、反应迟钝、行为异常,病情发展缓慢。

2.CT 表现

(1)脑萎缩。

弥漫性脑萎缩表现为两侧脑室扩大,脑沟和脑池增宽。

一侧性脑萎缩表现为病侧脑室扩大和脑沟增宽,中线结构向患侧移位。

局限性的脑萎缩可见相应部位脑室扩大和局部脑沟及蛛网膜下隙增宽。

(2)脑软化:脑实质内显示边缘较清楚的近似水样低密度区,CT值稍高于脑脊液,邻近脑室扩大、脑沟和蛛网膜下隙增宽。

(3)脑穿通畸形囊肿:脑内边界清楚,脑脊液样的低密度区与脑室相通,与其相连通的相应脑室常明显扩大,多无占位效应。

(4)脑积水:脑室对称性扩大,尤以侧脑室前角为著,侧脑室周围特别是前角部有明显的间质性水肿带,但不伴有脑沟增宽、加深。如是阻塞性脑积水则显示阻塞部位以上的脑室扩大,阻塞部位以下的脑室正常。

第八章　呼吸系统疾病 CT 诊断

第一节　肺　　炎

肺炎是肺部常见的感染性疾病,按病变的解剖分布分为大叶性肺炎、小叶性肺炎和间质性肺炎,比较特殊的还有球形肺炎和机化性肺炎。肺炎大多由肺炎链球菌引起,少数由双球菌、葡萄球菌、流感杆菌和病毒引起。

一、概述

(一)大叶性肺炎

青壮年多见,病理改变分为充血期、红色肝变期、灰色肝变期和消散期四期。起病急,常有高热、寒战、咳嗽、胸痛,开始无痰或少量黏痰,发展到红色肝变期时咳黏稠铁锈色痰。实验室检查白细胞总数及中性粒细胞明显升高。

(二)小叶性肺炎

又称支气管肺炎,多见于婴幼儿及年老体弱者,病理改变为小叶支气管壁水肿、间质炎性浸润、肺小叶渗出和实变,可引起阻塞性肺气肿或小叶肺不张。病情较重,常有发热、胸痛、呼吸困难,病初干咳,继之咳泡沫黏痰及脓痰。部分体弱、机体反应低下者,可不发热。实验室检查部分年老体弱者白细胞总数可不增加。

(三)间质性肺炎

多见于婴幼儿。病理改变为肺间质的浆液渗出及炎性细胞浸润。常见临床症状是气短、咳嗽和乏力,体重减轻,少数可见低热,听诊有爆裂音。白细胞总数变化不明显。

(四)金黄色葡萄球菌性肺炎

由溶血性金黄色葡萄球菌引起,好发于小儿和老年人。感染途径分支气管源性和血源性,病理变化是感染物阻塞细支气管,小血管炎性栓塞,致病菌繁殖引起肺组织化脓性炎症、坏死,形成肺脓肿,继而坏死组织液化破溃并经支气管部分排出,形成有液气平面的脓腔。支气管壁的水肿和反射性痉挛,易发生活瓣性阻塞而形成肺气肿或肺气囊。病程变化快,临床症状重。

(五)球形肺炎

球形肺炎是由细菌或病毒感染引起的急性肺部炎症,且以细菌感染为主,基本病理变化包括炎性渗出、增生和实变。

(六)机化性肺炎

本病多见于成人,病理改变为肺泡壁成纤维细胞增生,侵入肺泡腔和肺泡管内发展成纤维化,并发不同程度的间质和肺泡腔的慢性炎性细胞浸润。该病症状缺乏特异性,多为发热、气短、咳嗽、胸痛等,平均持续时间5周。

二、CT 表现

(一)大叶性肺炎

①充血期呈边缘模糊的磨玻璃样影,其内可见肺纹理。②实变期呈大叶或肺段分布的大片状密度增高影,边缘清楚,内可见支气管充气征。③消散期病灶密度减低且不均匀,呈散在的斑片状阴影。

(二)小叶性肺炎

常呈沿肺纹理分布的大小不等的斑片状影,可融合成大片,内可见支气管充气征,病变好发于两肺中下部内中带,可伴肺气肿、小叶肺不张、空洞及胸膜腔积液。

(三)间质性肺炎

支气管血管束增粗,双肺磨玻璃样阴影,严重者伴有斑片状密度增高阴影。肺门、纵隔淋巴结可增大。

(四)病毒性肺炎

常是上呼吸道感染向下蔓延的结果,患者多为婴幼儿、免疫功能缺陷患者和老年人。原发性呼吸道感染病毒有流感和副流感病毒、呼吸道合胞病毒、麻疹病毒、腺病毒等,机遇性呼吸道感染病毒有巨细胞病毒、水痘-带状疱疹病毒、EB 病毒等。一年四季均有发生,以冬春季多见。病毒侵入细支气管上皮可引起细支气管炎,感染播散及肺间质和肺泡而引起肺炎。病毒性肺炎多为间质性肺炎。病毒性肺炎 CT 表现:①细支气管炎的小叶中心结节、树芽征。②多灶性磨玻璃影或实变区,实变区可有边界模糊、斑片状或结节状,可快速融合。③病灶双侧分布不对称。④可有小叶间隔增厚、网状结构。⑤可见气体潴留。⑥胸腔积液少见。

(五)金黄色葡萄球菌性肺炎

①片状影:呈分布于多个肺段的散在片状影,边界模糊、大小不等。②团块状影:多见于血源性感染者,多肺段分布,病灶呈多发、大小不一、边界较清楚之团块影。③空洞影:多发、大小不一厚壁空洞,可有液气平面。④气囊影:常呈位于片状和团块状影间的多个类圆形薄壁空腔,有时可见液气平面。肺气囊变化快,一日内可变大或变小,一般随炎症的吸收而消散。⑤脓气胸:气囊或脓肿穿破胸膜,出现脓胸或脓气胸。⑥上述表现具有多样性,可一种为主或多种形态同存,短期内变化明显。

(六)球形肺炎

①呈孤立圆形或类圆形病灶,以双肺下叶背段和基底段、近胸膜面多见,且邻近胸膜的病变,病灶两侧缘垂直于胸膜,呈刀切样边缘,为特征性改变。②边缘毛糙、不规则,呈长毛刺状和锯齿状改变。③密度中等,均匀或不均匀,通常病变中央密度较高,周边密度较淡,呈晕圈样改变。④周围血管纹理增多、增粗、扭曲;局部胸膜反应显著、广泛增厚。⑤有感染病史,抗感染治疗 2～4 周病灶可缩小或吸收。

(七)机化性肺炎

①呈楔形或不规则形病灶,贴近胸膜面或沿支气管血管束分布,可见支气管充气征,支气管血管束进入病灶为其特征性改变。②病灶边缘不规则,呈粗长毛刺状或锯齿状,灶周常伴有斑片状影、索条状影、小支气管扩张及肺大泡形成。③邻近胸膜增厚粘连。

三、鉴别诊断

（1）大叶性肺炎消散期鉴别：①按叶段分布、不同病理阶段有不同表现、支气管充气征及支气管通畅、无肺门与纵隔淋巴结肿大、抗感染治疗有效等都有利于大叶性肺炎的诊断。②并发空洞、索条影、钙化、卫星灶、抗感染治疗无效等都有利于肺结核的诊断。③病变累及范围局限、支气管狭窄或闭塞伴管腔外壁肿块、肺门及纵隔淋巴结肿大、抗感染治疗效果不佳等都有利于肺癌的诊断。通常结合病史和实验室检查一般鉴别不难，鉴别困难时建议短期复查有利鉴别。

（2）小叶性肺炎、间质性肺炎均有较典型临床和影像学表现：金黄色葡萄球菌肺炎早期诊断有困难时建议短期复查，其影像学表现变化明显，且形态多变、发展迅速，发现空洞和肺气囊等有利确诊。

（3）金黄色葡萄球菌性肺炎有时需与肺脓肿、肺内淋巴瘤鉴别，CT表现的多样性、多发性、肺气囊及短期病灶形态明显变化为金黄色葡萄球菌性肺炎的诊断依据，结合临床表现及实验室检查不难诊断。

（4）球形肺炎应与结核球和周围型肺癌鉴别：①结核球呈球形，边缘清晰锐利，密度高，可有钙化，邻近肺野有卫星灶或纤维条影及肺纹理纠集等慢性纤维化改变。球形肺炎形态上虽大体呈球形，但多数为楔形，其中贴近胸膜的楔形病灶具有特征性。球形肺炎边缘较毛糙、模糊，可有长毛刺状和锯齿状改变，有时可见"晕圈征"，反映了病变的急性渗出性改变。②肺癌形态呈较规则球形，其毛刺细短，边缘多较清晰，不见"晕圈征"，代表肿瘤的浸润性生长。球形肺炎增强后病灶中央可见规则、界面清晰的无强化区，反映了炎性坏死的特点，此征少见于肺癌，较具特征性。③周围型肺癌有分叶、毛刺、"胸膜凹陷征"、"空泡征"等，可伴有肺门及纵隔淋巴结增大，球形肺炎没有上述表现。

（5）球形肺炎与肺内良性肿瘤和肺梗死鉴别：肺内良性肿瘤多形态规则、边缘光滑，邻近肺野及胸膜无异常改变，早期常无明显临床症状。肺梗死表现为在肺的外围呈以胸膜为基底的楔状致密影，内部常有小透亮区，于薄层CT扫描可见楔状影的顶端与一血管相连，此征对肺梗死的诊断很有价值。肺梗死的临床症状以气急、胸痛为主，咯血较少见，常伴有心肺疾患。

（6）机化性肺炎与周围型肺癌和肺结核鉴别：①机化性肺炎因病灶内和周围纤维增生可引起支气管血管束增粗、扭曲、紊乱、收缩聚拢，并直接进入病灶。周围型肺癌引起的支气管血管束异常表现为支气管血管束呈串珠状增粗，至病灶边缘呈截断现象，常伴有肺门及纵隔淋巴结增大，周围型肺癌还可以有其他肿瘤征象，如分叶、毛刺等。②机化性肺炎呈多边形或楔形，边缘呈锯齿状，可见粗长毛刺；周围型肺癌呈类圆形，边缘不规则，有分叶征及细小毛刺。③机化性肺炎发生在结核的好发部位并且与结核有类似征象时，鉴别诊断十分困难，需依赖病理诊断。

第二节　肺结核

肺结核是由结核杆菌引起的肺部感染性疾病,基本病理改变为渗出、增殖和干酪样坏死。肺结核好转的病理改变为病变吸收、纤维化、钙化,恶化进展的病理改变是液化、空洞形成、血行或支气管播散。同一患者病变可以是其中某一病理阶段,也可以一种为主、多种病理改变同存,或反复交叉出现。

目前分型为 5 型,即原发性肺结核(Ⅰ型)、血行播散型肺结核(Ⅱ型)、继发性肺结核(Ⅲ型)、结核性胸膜炎(Ⅳ型)、其他肺外结核(Ⅴ型)。

依不同病程可分为进展期、好转期和稳定期三期。

一、原发性肺结核

原发性肺结核为初次感染的结核,包括原发复合征和支气管淋巴结结核,前者由原发病灶、结核性淋巴管炎及结核性淋巴结炎三部分组成,后者分炎症型和结节型两类。

(一)临床表现

(1)常见于儿童和青少年,多无明显症状。

(2)可有低热、盗汗、消瘦和食欲减退。

(3)实验室检查。白细胞分类中单核和淋巴细胞增多,血沉加快,PPD(纯蛋白衍化物)强阳性具有诊断意义,痰中查到结核杆菌可明确诊断。

(二)CT 表现

1.原发复合征

典型表现为原发病灶、肺门淋巴结肿大和二者之间的条索状阴影(结核性淋巴管炎),三者组合呈"哑铃"形,通常在不同层面显示,必须结合上下层面和多平面重建观察。

(1)原发病灶呈斑片状、云絮状边缘模糊的阴影,也可为分布于一个或数个肺段的大片状实变。原发病灶可发生干酪样坏死而出现空洞,可通过支气管、淋巴或血行播散。

(2)结核性淋巴结炎表现为肺门及纵隔淋巴结肿大。

(3)结核性淋巴管炎表现为原发病灶与肺门之间的不规则条索状阴影,较难见到。

2.淋巴结结核

①原发病灶很小或已被吸收。②肺门、气管、支气管和隆突下淋巴结肿大,以右侧气管旁淋巴结肿大多见,一侧肺门增大较双侧增大多见。③炎症型肿大的淋巴结密度较高,边缘模糊,结节型肿大的淋巴结边缘清晰。多个淋巴结肿大时,边缘可呈波浪状。增强扫描融合团块影可见多环状强化。④肿大的淋巴结压迫支气管可引起肺不张,可发生钙化。⑤淋巴结结核可通过血行或支气管播散。

(三)鉴别要点

(1)原发病灶需与肺炎鉴别:后者有急性感染症状,无肺门淋巴结肿大,实验室检查和抗感染治疗有效有助于鉴别。

(2)淋巴结核应与淋巴瘤鉴别:后者呈双侧分布,可融合成团块状,前者 CT 增强增大的淋巴结呈周边环状强化。

二、血行播散型肺结核

血行播散型肺结核分为急性、亚急性、慢性血行播散型肺结核,前者为大量结核杆菌一次性进入血液循环所致的肺内播散,后者为结核杆菌少量、多次进入血液循环所引起。

(一)临床表现

(1)急性粟粒型肺结核:表现为寒战、高热、气急、盗汗,病情急,症状重。

(2)亚急性、慢性血行播散型肺结核:因患病年龄、体质及结核菌数量、播散速度而有不同表现,有的仅有呼吸道症状和乏力,有的有发热、咳嗽、盗汗、消瘦等表现。

(3)实验室检查:急性者血沉增快,白细胞总数可降低,结核菌素试验可为阴性。

(二)CT表现

(1)急性粟粒型肺结核:①特征性表现为两肺弥漫性分布的、大小一致的粟粒样影,直径1～3mm,密度均匀,无钙化,HRCT显示更为清晰。②病变发展到一定阶段,部分病灶可融合。

(2)亚急性、慢性血行播散型肺结核:①病灶结节分布不均,多见于中上肺野;结节大小不一,小者如粟粒,大者融合成块。②结节密度不均,上部病灶密度较高,边缘清楚,可有部分纤维化或钙化,其下部病灶可为增殖性病灶或斑片状渗出性病灶。③病变恶化时,结节融合扩大,溶解播散,形成空洞。④可见肺门及纵隔淋巴结肿大,淋巴结内呈低密度,增强扫描呈周边环状强化,部分患者并发肺外结核。

(三)鉴别要点

(1)急性粟粒型肺结核具有三均特点(结节分布均匀、大小均匀、密度均匀),结合临床一般诊断不难,主要须与肺血行转移瘤、结节病和肺血吸虫病鉴别:①肺血行转移瘤病灶分布不均匀,肺外周多见,且大小不一致,有原发恶性肿瘤病史,通常无肺间质改变及胸内淋巴结肿大。②结节病病灶分布于胸膜下及支气管血管束周围,大小不一,有肺间质改变及胸内淋巴结肿大。③肺血吸虫病病灶分布不均,以中、下肺中内带为主,病灶大小、形态各异,实验室检查血液嗜酸性粒细胞增多,结合流行病学资料可资鉴别。

(2)亚急性、慢性血行播散型肺结核应与硅肺和细支气管肺泡癌鉴别:①硅肺结节多分布于上肺、肺门旁及后肺部,伴支气管血管束模糊、增粗,矽结节可融合成团块,大于4cm的团块常有坏死和空洞形成,病灶外缘可见不规则肺气肿和肺大泡,结合临床和职业史鉴别不难。②细支气管肺泡癌癌组织沿肺泡管、肺泡弥漫性生长,呈大小不等多发性结节和斑片状阴影,边界清楚,密度较高,进行性发展和增大,且有进行性呼吸困难,根据临床、实验室等资料进行综合判断可以鉴别。

三、继发性肺结核

浸润性肺结核为外源性再感染结核菌或体内潜伏的病灶活动进展所致,多见于成人,好发于上叶尖、后段和下叶背段,其病理和CT表现多种多样,通常多种征象并存。早期渗出性病灶经系统治疗可完全吸收,未及时治疗或治疗不规范者可发生干酪坏死而形成干酪性肺炎,或经液化排出形成空洞,或经支气管播散形成新的病灶,或经纤维组织包裹和钙化而痊愈。

(一)临床表现

(1)免疫力较强时多无症状,部分患者于体检中发现。

(2)呼吸系统症状表现为咳嗽、咳痰、咯血,或伴有胸痛。

(3)全身症状主要有低热、盗汗、乏力、午后潮热、消瘦。

(4)实验室检查:痰检、痰培养找到结核杆菌可确诊,PPD(纯蛋白衍化物)试验、聚合酶链反应及血沉具有重要诊断价值,白细胞分类其单核和淋巴细胞增多具有参考意义。

(二)CT 表现

1.活动的浸润性肺结核常见征象

(1)斑片状实变:密度较淡、边缘模糊,病理改变为渗出。

(2)肺段或肺叶实变:边缘模糊,密度较高且不均匀,可见支气管充气征或/和虫蚀样空洞形成,常见于干酪性肺炎,病理改变为渗出与干酪样坏死。

(3)结核性空洞:浅小气液平面的空洞伴有灶周其他形态病灶以及支气管播散灶,被认为典型浸润性结核空洞。

(4)支气管播散灶:沿支气管分布的斑点状、小片状实变影,病变可融合。为干酪样物质经支气管引流时,沿支气管播散所致。

2.稳定的浸润性肺结核常见征象

(1)间质结节:呈分散的梅花瓣状,密度较高,边缘较清晰,其内可见钙化,是肺结核的典型表现,病理改变为增殖。

(2)结核球:边界清晰地类圆形结节,可有轻度分叶,大小不等,密度较高,CT 增强可见环形强化,内常有钙化、裂隙样或新月样空洞,周围可见卫星灶。病理改变为纤维组织包裹的局限性干酪性病灶。

若上述病灶在复查中出现形态、大小及密度变化,被认为具有活动性。

3.结核病灶愈合的常见征象

(1)钙化:大小不等,形态不规则。

(2)纤维化性病灶:表现为不同形态索条状密度增高影,可单独存在,或与其他形态病灶同时存在。

(三)鉴别要点

1.结核球与周围型肺癌鉴别

①肺癌边缘不规则,常可见到分叶、细短毛刺、空泡征、"脐凹征""兔耳征"、阳性支气管征和血管切迹征等征象,纵隔及肺门淋巴结肿大,随诊观察病灶增长较快,增强 CT 明显强化。②结核球多见于年轻患者,多无症状,多位于结核好发部位。病灶边缘整齐,形态相对规则,中心区密度较低,可见空洞与钙化,周围常有卫星灶,病灶与胸膜间可见黏连带,无纵隔及肺门淋巴结肿大,增强 CT 无强化或轻度环形强化,随诊观察病变无明显变化,可追踪到既往结核病史。

2.肺结核空洞与癌性空洞鉴别

①结核性空洞形态、大小不一,洞壁为未溶解的干酪性病灶及纤维组织,内壁可光整或不规则,外壁较清晰,周围有卫星灶、下叶可见支气管播散灶;纤维空洞性肺结核为纤维厚壁空洞

伴广泛纤维增生,鉴别不难。②癌性空洞壁较厚,偏心状,外壁常有分叶及毛刺,内壁不规则,可见壁结节;通常无液平及卫星灶;随着肿瘤的继续生长,空洞可被瘤细胞填满而缩小,甚至完全消失。

四、慢性纤维空洞性肺结核

慢性纤维空洞性肺结核属于继发性肺结核晚期类型,由于浸润性肺结核长期迁延不愈,肺结核病灶严重破坏肺组织,使肺组织严重受损,形成以空洞伴有广泛纤维增生为主的慢性肺结核。

(一)临床表现

(1)病程长,反复进展恶化。

(2)肺组织破坏严重,肺功能严重受损。可伴肺气肿和肺源性心脏病。

(3)结核分枝杆菌长期检查阳性、常耐药。

(二)CT 表现

(1)纤维空洞主要表现有:①多位于中上肺野的纤维厚壁空洞,空洞内壁较光整,一般无液平面。②空洞周围有广泛纤维索条状病灶和增殖性小结节病灶。③同侧或对侧肺野可见斑片状或小结节状播散性病灶。

(2)肺硬变,受累肺叶大部被纤维组织所取代,可见不同程度钙化,肺体积明显缩小、变形,密度增高。

(3)病变肺肺纹理紊乱,肺门上提,定位像示下肺纹理牵直呈垂柳状。

(4)患侧胸膜肥厚粘连,邻近胸廓塌陷,肋间隙变窄。健肺代偿性肺气肿,纵隔向患侧移位。

五、支气管结核

支气管结核又称支气管内膜结核(EBTB),是指发生在气管、支气管黏膜和黏膜下层的结核病,活动性肺结核中10%~40%的伴有EBTB,主支气管、两肺上叶、中叶及舌叶支气管为好发部位。在病理上可分为浸润型、溃疡型、增殖型和狭窄型等四种类型,由于支气管内膜水肿、黏膜溃疡和肉芽组织增生常导致阻塞性肺气肿、张力性空洞、肺内播散灶和肺不张等病变。

(一)临床表现

常见于中青年,女性多见,除慢性肺结核的常见表现外,尚有刺激性干咳、咯血、胸闷、呼吸困难、胸骨后不适和疼痛等表现,查体大多数患者有局限性双相喘鸣音。

(二)CT 表现

(1)支气管狭窄:①向心性狭窄管腔呈"鼠尾状"。②偏心性狭窄管壁不对称增厚,常伴有自管壁突向管腔的细小息肉样软组织影。③腔内狭窄可以广泛或局限,狭窄重者可导致支气管完全性阻塞,引起阻塞性炎症和不张,不张肺内可见支气管充气征、钙化及空洞。

(2)支气管壁不规则增厚,管壁上出现沙粒样、线条状钙化为其特征性表现。

(3)肺内常可见到其他结核病灶。

(4)肺门、纵隔淋巴结肿大,肿大淋巴结内有钙化,增强为环状强化,具有定性意义。

(三)鉴别要点

支气管结核需与中央型肺癌鉴别,两者都可出现支气管内壁不光滑,局限性狭窄或闭塞:

①支气管结核病变累及范围较大,管腔外壁轮廓较规则,无腔外肿块及淋巴结肿大;中央型肺癌病变累及范围局限,常有狭窄部管腔外、肺门区肿块或反 S 征表现,肺门及纵隔淋巴结肿大,抗感染治疗效果不佳。②早期中央型肺癌向腔内生长时,鉴别较为困难,应结合肺内表现及病灶区有无钙化等全面分析,鉴别困难时应行纤支镜活检或痰液细胞学检查。③支气管壁的钙化、支气管外的结核灶、肺门增大的淋巴结钙化和增强时的环状强化等提示结核性病变。

第三节　肺结节

一、肺结节定义

(一)肺实性结节

肺内圆形或类圆形边界清楚的软组织密度病灶,≤3cm 称结节(nodule),≥3cm 称肿块(mass)。

(二)肺亚(非)实性结节

所有含磨玻璃密度的肺结节都称为亚实性肺结节。如果病灶内不含实性成分称为纯磨玻璃结节(pGGN),含有实性成分则称为混杂性磨玻璃结节(mGGO)或部分实性结节。

(三)磨玻璃密度影(GGO)和磨玻璃结节(GGN)

磨玻璃密度影是在高分辨力 CT 上局部肺组织呈模糊的轻度密度增高,但是不影响其中的支气管血管束的显示。GGO 的病理基础为肺泡内气体减少,细胞数量增多,肺泡上皮细胞增生,肺泡间隔增厚和终末气囊内部分液体填充,且肺泡尚未完全塌陷。如果病变局限,称为局灶性磨玻璃影(fGGO);如果病灶边界清楚呈圆形或类圆形,表现结节状,则称为磨玻璃结节(GGN)。GGN 中无实性成分且 GGO 比例大于 95% 的称为 pGGN,其病理基础是病变组织沿肺泡壁伏壁生长,不伴肺泡结构的破坏,肺泡含气比较充分。GGN 可由多种病变引起:炎性病变、局限性纤维化、出血、腺癌或不典型腺瘤样增生等。

(四)周围型肺癌薄层 CT 分类

由于周围型肺小腺癌缺乏一般肺癌的影像学表现,褚志刚等参考国外一些研究 Yang 与 Suzuki 提出的方法,将肺癌的 CT 表现分为以下 6 种类型:Ⅰ型,纯磨玻璃密度结节;Ⅱ型,均匀的稍高密度结节;Ⅲ型,密度不均匀结节;Ⅳ型,晕状结节,表现为中心高密度而周围为磨玻璃密度;Ⅴ型,实性结节伴少量磨玻璃密度成分;Ⅵ型,密度均匀一致的软组织密度结节。

二、肺结节 CT 检查技术

由于肺内亚实性结节大多是在体检或筛查时发现的亚临床病灶,其特点是体积小、密度淡,使用的检查技术不恰当就会漏掉病灶或不能充分展现病变的影像学特征。刘士远等 2013 年提出 CT 层厚<1mm;使用靶扫描或靶重建,采用多种后处理方式显示病灶特征;随访过程中每次检查使用相同扫描参数、相同显示视野、相同重建方法,并尽量在同一家医院进行,使误差控制在尽可能小的范围。2014 年的肺部影像报告和数据系统(Lung.RADS 1.0)提出肺结节的大小应在肺窗上测量,直径的平均值以整数来报告。

三、肺结节基本征象

肺结节基本征象,主要用于肺癌的影像学鉴别诊断。

(一)圆形肿块征

肺癌结节类圆形椭圆形较多,也可以不规则形或多种形态混杂,与良性结节重叠很多,鉴别诊断价值有限。

(二)分叶征

结节表面凹凸不平非纯粹的圆或椭圆,绝大多数周围型肺癌有分叶(生长速度不同或受牵拉阻挡),有研究设定浅分叶、中分叶和深分叶。但结核球、良性肿瘤也可以分叶,因此需要结合其他征象综合分析。

(三)毛刺征

结节轮廓清楚,典型者在 CT 肺窗上表现为瘤周放射状排列的细短小刺。多数结节仅能在部分边缘上见到毛刺,最多见远离肺门侧的肺结节边缘毛刺。病理上瘤组织沿血管支气管向外浸润,伴炎症反应及结缔组织增生,毛刺是肿瘤收缩牵拉周围的小叶间隔,高度提示肺癌,但肺癌的边缘有时也可以边缘光滑或只是稍模糊。

(四)空泡征

病灶内<5mm 的(多为 1~2mm)的点状透亮影,单个或多个,边界清楚,位于结节中央或边缘,主要见于早期 3cm 以下的小肺癌。病理上为残存、扭曲的肺泡和细支气管,特异性较高。

(五)支气管充气征

上下层连续、长条或分支状,与支气管相关或与血管伴行的小透亮影。良性者逐渐分支管腔均匀;恶性则管腔狭窄、截断并可被黏稠分泌物阻塞导致扩张(亦多见于<3cm 小肺癌),远端粗于近端以及支气管黏液嵌塞征。

(六)空洞征

病灶内较大而无管状形态的透亮影。病理上病灶内坏死液化物经支气管排出所致。影像上大于相应支气管经 2 倍,且与上下层面支气管不连续,或大于 5mm 的圆形或类圆形空气样低密度影。3cm 以下肺癌坏死空洞少而炎性结节多。

(七)棘状突起

指自结节边缘向外围伸展比较粗长的尖角状突起,其基底部宽度在 3mm 以上,长度是宽基宽度的 2 倍以上,数目可多可少,肿瘤分叶基础上而来,或说肿瘤直接延续、肿瘤前端的浸润性生长,对肺癌的定性诊断价值较高。

(八)血管集束征

一般表现为多根细小血管向结节聚集,其本质是病灶内纤维增生,牵拉邻近肺结构包括血管,使血管分布改变。良恶性病变有重叠,由于肺动脉在肺外围过于细小而见到的大多数是肺静脉,当肺静脉被包绕中断时提示恶性病变。

(九)胸膜凹陷征

表现为规则线条影自结节牵拉胸膜,胸膜陷入形成喇叭口状,凹入处为液体(叶间胸膜凹陷空间被肺组织代偿性填充可无液体),横轴面显示率较低,三维显示效果好。

四、肺结节 CT 强化的意义

多数关于肺癌血供及肺癌 CT 支气管动脉与肺动脉造影分析研究认为:肺癌由支气管动脉供血(营养性血管),肺癌的生长依赖于体循环相关的瘤血管生长,但同时也对背景肺(肺的结构和功能血管肺动脉)造成影响,这种影响大多数是侵袭、破坏性的。多数学者认为原发性肺癌的血供主要来自支气管动脉等体循环分支,肺动脉一般不参与供血,而部分学者认为肺动脉、肺静脉均参与肺癌的供血,支气管动脉供血以中心为主,肺动脉供血以边缘为主。关于周围型肺癌的血供有些研究认为:主要是支气管动脉供血,当肿块生长较大时其周边存在肺动脉供血,甚至以肺动脉供血为主。

通过 CT 血管期成像可以直观的评价肺癌血供来源、肿瘤血管、进一步定性诊断分析。CT 增强研究肺癌瘤内血管同时,还可测定强化程度,间接反映肿瘤内的微血管密度。发生肺癌时,相关的供血动脉增粗、分支增多,也就是瘤前血管增粗、增多,但本身无特异性,只提示病变的血供增加,供血血管进入瘤体,形成瘤血管。血管由近及远的逐渐变细,而且粗细不等,远侧比近侧增粗,与正常血管相反,未见于良性肺病变,是肺癌高特异性的影像表现,有助于肺癌的定性诊断。

与瘤血管的扩张相反,肺动脉分支在肿块内部无扩张或增多,肺动脉受侵而供血减少,表现为残根征或截断征、侵蚀狭窄等,炎性病灶等良性病变中无此征象,具有很高的肺癌诊断特异性。亦有研究发现支气管动脉和肺动脉混合供血、肿瘤在肺动脉期出现强化;还有见肺动脉分布于肿瘤表面或进入肿瘤,并在主动脉期强化但未见明确支气管动脉供血。甚至见肿瘤周边由新生的肺动脉血管供血,而大部分肿瘤实质有多支支气管动脉供血。掌握肺癌血供特点,对诊断及治疗方式选择尤其是介入治疗有重要意义。

(一)从强化方式分析

炎性病变与周围型肺癌的影像学征象有重叠:炎性肿块多表现不均匀或环状强化,3cm 以下肺癌多为均匀强化;3cm 以上肺癌也可以不均匀强化。

(二)从强化值分析

肺癌的新生小血管多,代谢旺盛,所以都表现为:

(1)强化幅度大(20~60Hu)。

(2)时间—密度曲线上升速度快,峰值维持时间长。

(3)血流灌注高。

(4)85%的病灶最终为均质强化。多数研究认为小于 15Hu(实质期)的肺结节强烈提示良性而不管其形态学如何。但极少数少血供肺癌的 CT 增强值可<20Hu,多血供时 CT 增强值可高达 165.3Hu,故鉴别诊断确有困难时,应结合其他的检查手段。

(三)血管征象

血管征象以薄层块的最大密度投影(MIP)、容积显示(VR)及多平面重建(MPR)显示最好;这些后处理技术对病灶显示直观、立体感强,能补充横断面图像的不足,从不同方面显示病灶的特征,对病变的定位及定性有很大的帮助,在早期肺癌的检出及定性诊断中有重要的作用。

（四）肺结节CT增强的方法及要求

（1）双期增强血管造影分析的要求：双期比多期及灌注增强简单、真实而实用，直观表达，易于常规应用。要求体、肺两个循环的血管处于对比良好的情况下获得造影成像。这种称之为"血管期"的要求是此期对比剂主要在血管内可达到最好的血管显示效果。不同机型甚至相同机型CT血管期扫描时间差异区间较大，具体研究使用较重要；附加Ⅰ期70秒左右的实质期扫描，反映病变强化的峰值期，看对比剂进入血管外间隙的量和滞留情况。

（2）多期、动态增强扫描及灌注增强的时间分辨力较双期高，尤其是动态及灌注增强可获得感兴趣区的时间－密度曲线，较准确地反映结节血供特点；根据该曲线利用不同的数学模型算法计算出组织、器官的血流量（BF）、血容量（BV）、对比剂平均通过时间（MTT）、对比剂峰值时间（TTP）以及表面通透性（PS）等参数，用以评价局部组织的血流灌注量的改变，从而获得组织功能的变化信息。双源及320排CT容积覆盖范围大，扫描时间短，X线剂量大幅度减低，后处理功能更加方便快捷，其灌注增强更实用有效。

五、肺亚（非）实性结节CT征象上的特殊性

（一）与实性结节相比，非实性结节在征象上的特殊性

（1）结节大小<3cm者居多，以圆形和类圆形较多，≥3cm的病灶可形态不规则。

（2）边界：由于此类病灶即使是恶性，其侵袭性也很低，所以结节边缘可毛糙，但毛刺的发生率很低。分叶征仍是诊断恶性病灶的主要依据。

（3）密度：纯磨玻璃密度影（pGGO）的结节<1cm者恶性率较低，≥1cm者在随访过程中如结节变大、内部实性成分增多则恶性率很高，但即使是恶性也是原位癌较多。mGGO尤其是病灶内部实性成分≥5 mm者，只要是持续存在结节，恶性率达65％以上。因此，只要是mGGO 3个月随访没有消失的，都应考虑恶性可能，建议手术治疗。

（4）非实性结节内部空泡征、支气管征及结节征的发生率远高于实性结节，对诊断帮助很大，但对这三个征象的正确认识和判断非常重要。

（5）mGGO内部实性成分增强后与实性结节一样，恶性病灶大多有明显强化。

（6）瘤周改变：胸膜凹陷征仍是诊断肺癌的主要依据，在非实性结节中出现率与实性结节相仿。

（二）肺内亚（非）实性结节的临床处理

随着CT设备分辨力的提高和普通人群体检意识的增强，越来越多的肺内非实性结节能够被发现，但其临床检查和处理方法并不规范，一是认识不足，检查不到位，误诊漏诊较多，二是认识错位，造成过度检查、过度诊断以及过度治疗，由此会造成患者更多的经济负担，而且电离辐射是致癌的危险因素之一。

鉴于此，Fleischner学会继2005年推出肺内实性结节的诊断处理指南之后，在综合了大量文献及世界一流心胸方面影像及临床专家的意见后，又推出了肺内非实性结节的诊断和处理推荐意见，并发表于2013年1月的Radiology上，进一步补充Fleischner学会之前公布的关于偶然发现的肺实性结节的处理指南。非实性肺结节与实性结节的处理指南有一个区别在于该指南没有同以往那样将吸烟个体与已戒烟的患者或从不吸烟者相区分，部分原因在于腺癌在年轻人和无吸烟史人群中的发生率持续增高；非实性肺结节处理指南并提出了多发结节的处理。

Fleischner 学会肺内非实性结节的推荐处理指南,对于首次发现肺内非实性结节 3 个月随访的依据是:①有部分病变可在 3 个月后吸收消散,这样的病灶可中断随访,解除警报;②3 个月随访对于大多数表现为非实性结节的肺癌来说,由于其倍增时间很长,所以 3 个月的时间不会影响其预后,不存在耽误治疗的问题;③对于有些倍增时间短、生长速度较快的肿瘤,3 个月的时间也不算太长,可及时发现、及时处理,不至于影响其治疗及预后。多学科的推荐意见对肺非实性结节的随访时间是以循证医学为依据的。如对单发<5mm 的 pGGO 不需随访,对多发<5mm 的 pGGO 第 2 年及第 4 年随访;对≥5mm 单发或多发的 pGGO 每年随访 1 次。虽然国际上证实这些随访时间有效、合理,但我国患者不易接受,主要是我国医疗环境特殊,患者焦虑情绪也较严重。因此,在具体操作过程中可适当缩短随访周期,如果没有变化,再逐渐延长随访时间。对于多发性肺非实性结节,如果有病灶出现以下表现,则称为特别突出的病灶,应予积极外科处理:①部分实性结节,特别是那些实性成分>5mm 的 GGO;②>10mm 的 pGGO;③具有毛刺轮廓、空泡征或网格征的不典型部分实性结节;④pGGO 或内部实性成分<5mm 的部分实性结节,若随访过程中出现病灶大小或密度变化;⑤非实性结节出现其他任何浸润性病灶特征均要高度怀疑恶性。

六、美国国立综合癌症网络(NCCN)的 LDCT 筛查肺结节随诊方案

2013 年美国国立综合癌症网络(NCCN)提出的 LDCT 筛查肺结节随诊方案,与之前 Fleischner 学会关于肺结节随诊指南相比可能更简明实用一些。

七、国际多学科的肺腺癌新分类

临床发现,越来越多的肺非实性结节经病理证实为周围型腺癌。国际肺癌研究学会(IASLC)联合美国胸科学会(ATS)和欧洲呼吸病学会(ERS),基于病理相关的影像学和临床行为的观察,以及肿瘤科医师应用和研究肿瘤治疗新方案(包括分子靶向治疗)的需要,综合临床、影像学、分子生物学、外科学以及病理学特点,提出了国际多学科的肺腺癌新分类,这一分类被称为:2011 年 IASLC/ATS/ERS 多学科肺腺癌分类。

Ⅰ.浸润前病变

· 不典型腺瘤样增生(AAH)

· 原位腺癌(AIS)(即≤3cm 先前的细支气管肺泡癌)

· 非黏液型

· 黏液型

· 黏液/非黏液混合型

Ⅱ.微浸润性腺癌(MIA)贴壁鳞屑样生长为主型肿瘤

· 直径≤3cm,且浸润灶≤5mm

· 非黏液型

· 黏液型

· 黏液/非黏液混合型

Ⅲ.浸润性腺癌(Ⅰ-ADC)(即先前的非黏液性细支气管肺泡癌的生长模式,且浸润灶>5mm)

· 腺泡为主型

- 乳头为主型

- 微乳头为主型

- 实性为主型伴黏液产生

Ⅳ.浸润性腺癌变异(亚)型

- 黏液腺癌(即先前的黏液型细支气管肺泡癌)

- 胶样型

- 胎儿型(低级别和高级别)

- 肠型

肺腺癌 2011 年国际新分类对基于 CT 表现的处理指南的形成具有直接指导意义,新分类取消了细支气管肺泡癌和混合型肺腺癌;并体现了从 AAH→AIS→MIA→ADC 的肺腺癌直线发展方式,对肺腺癌的正确认识、分层处理、改善预后有非常重要的意义。

八、肺纯磨玻璃结节的 CT 研究进展

按照国际多学科的肺腺癌新分类,纯磨玻璃结节(pGGN)的病理类型包括:非典型腺瘤样增生(AAH)、原位癌(AIS)、微浸润腺癌(MIA)及浸润性腺癌(Ⅰ-ADC)。pGGN 的清晰显示对扫描及后处理技术具有较高的要求,GGN 的定义已经明确说明 HRCT 更有利于该病灶的显示,尽管普通 CT 扫描已具有良好的分辨力,但大部分 pGGN 在 5mm 层厚 CT 影像上往往显示欠清,甚至不显示,fleischner 指南中提到,在厚层 CT 影像上,由于容积效应等因素的影响,容易把较小的实性结节误认为 GGN,而在 1mm 的薄层影像上被证实为实性结节。pGGN 的 CT 征象:相比实性结节,磨玻璃结节虽然生长缓慢,但它的恶性率却高于实性肺结节,诊断难度大,尤其是持续存在的纯磨玻璃结节,由于缺乏特异征象,其诊断难度更高,且与早期肺癌相关性较大,故对纯磨玻璃结节的 CT 研究具有重要的临床价值。多项研究认为 pGGN 的大小与其是否为侵袭性存在一定的关系,若 pGGN 直径>10mm 时,应当考虑其具有侵袭性可能。随访过程中如结节变大、内部实性成分增多则恶性率很高,但即使是恶性也是原位癌较多。Fleischner 学会非实性肺结节处理指南给出的 pGGN 建议为直径<5mm 不需要随访。

九、肺癌的低剂量 CT 筛查

肺癌是世界范围内患病率和病死率最高的恶性肿瘤。尽管近年来在治疗方面取得了一定进展,但是目前肺癌 5 年生存率仅为 15%～16%,预后仍无明显改观。目前,我国在低剂量 CT 筛查肺癌方面的研究还较少,筛查中检出肺癌的影像学资料相对缺乏。自 20 世纪 90 年代起,随着胸部低剂量 CT(LDCT)技术的发展,肺癌筛查研究进入 LDCT 时代。1990 年 Naidich 等首次提出了肺部低剂量这一概念,认为在低电流(20mAs)的情况下尽管影像噪声及纵隔伪影增加,但仍可以显示正常肺部解剖结构及病变特点。

多年来国内外很多医疗机构致力于通过筛查来实现肺癌的早期诊断早期治疗,并最终降低病死率。全球较著名的肺癌筛查研究项目有多项,2011 年,里程碑意义的美国国家肺癌筛查实验(NLST)随机对照研究结果显示,与 X 线胸片相比,高危人群采用低剂量 CT(LDCT)筛查可使肺癌病死率下降 20%。

CT 扫描对肺部疾病的检出具有明显的优势,然而与 X 线相比,CT 属于高辐射检查,对人

体的健康构成威胁,如何在低辐射剂量的情况下保证满意的检出结果已经成为目前急需解决的问题。降低辐射剂量的方法包括:

(1)增加螺距:螺距加大实际上是减少了扫描时间,然而螺距加大后易遗漏磨玻璃密度的小病灶。

(2)降低管电压:X线的质由管电压决定,降低管电压可以影响辐射剂量,降低管电压使辐射剂量下降的同时也使X线质量降低,其后果是射线的穿透力降低,吸收的辐射比例增加,导致患者接受辐射和影像质量之间的关系破坏。

(3)降低管电流。

近年来,得益于计算机技术的飞速进步,重建算法的改进成为CT低剂量研究的一个重要方向。常用的CT图像重建算法主要有两类:解析算法(AR)和迭代算法(IR)。作为解析算法的代表,传统滤波反投影算法FBP,一直都被作为CT图像重建方法的基础和"金标准",该算法运算速度快,但对成像过程做了很多简化模拟,易受统计波动的影响,图像噪声较大,对CT的辐射剂量也要求较高。迭代算法可以弥补FBP算法所固有的问题。有临床研究证实第一代统计迭代重建技术在保证同样图像质量和相似重建速度的前提下,剂量可以降低30%～65%,迭代重建技术与传统滤波反投影FBP比较,可以明显降低噪声,提高影像质量,满足诊断要求,相对于FBP具有明显的优势,但目前它应用与临床实践时间还不是很长,有待进一步的临床验证,另外,迭代重建的图像的性质也还需要临床医生习惯和进一步探索。

十、LDCT肺癌筛查的价值和争议

(一)价值

(1)检出更多更早的肺癌,降低肺癌病死率。

(2)可同时检出其他疾病,如COPD的早期诊断和早期干预、冠状动脉钙化可作为一个独立因素预测全因病死率及心血管疾病、筛查中还可发现其他异常如肺间质性病变、甲状腺病变、乳腺结节等,都会给被检者带来益处,这也直接增加LDCT筛查的应用价值。

(二)主要争议

(1)较高的假阳性率:有效而准确定义阳性结节的阈值可降低假阳性率。对LDCT发现的结节采用恰当的随诊策略也是目前影像筛查降低其假阳性率的重要手段,并且是目前及将来仍需研究的重要内容。

(2)过度诊断也是目前LDCT肺癌筛查的争议之一。

(3)辐射剂量:LDCT平均辐射剂量为0.61～1.50mSv,美国医学物理师协会认为如果影像学检查的单次剂量在50mSv以下、短期内多次累积剂量在100mSv以下时被认为可能是安全的。

(4)成本效益:我们建议具备综合实力的国内医疗机构积极地开展LDCT肺癌筛查以推动中国肺癌筛查研究的不断前行以及筛查方案的不断完善。

第九章 泌尿系统疾病 CT 诊断

第一节 泌尿系统结石、积水

一、概述

泌尿系结石的病因和形成条件及分类如下。

（一）病因

①肾脏病变：如感染、细胞脱落、出血等。②尿路梗阻：导致无机盐沉淀。③代谢紊乱：如血钙降低、尿钙升高。④营养不良。⑤长期卧床。

（二）条件

①中心核形成。②一定的黏着物质，是一种蛋白质。③结晶物质的沉积。

（三）分类

（根据结石的化学成分）①磷酸钙结石。②草酸钙结石。③磷酸镁胺结石。④胱氨酸结石。⑤尿酸结石。⑥尿酸盐结石。⑦碳酸钙结石。大部分为草酸钙和磷酸钙结石，其中草酸钙结石占全部结石的 70%～80%。

二、肾结石

肾结石在泌尿系结石中居首位，单侧多见，10%为双侧性，80%位于肾盂内。

（一）概述

结石可单发或多发。肾结石引起的病理改变主要是梗阻、积水、感染和黏膜损伤，导致上皮脱落、溃疡，最后纤维瘢痕形成。结石可与肾盂癌及感染同时发生。

（二）临床表现

多见于 20～50 岁男性，腰痛和血尿是主要症状。其疼痛可为钝痛或绞痛。常向下部或会阴部放射。合并感染则出现尿频、尿急、尿痛和脓尿。

（三）CT 表现

国内文献认为无论何种肾结石在 CT 上均表现为高密度，且远远超过软组织密度，CT 值为 300～1300Hu 不等。结石可呈层状、鹿角状、桑葚状、星状，亦可边缘光整。CT 还可明确显示结石梗阻产生的积水、皮质萎缩和肾功能减退。

（四）鉴别诊断

应注意与肾钙化鉴别。广泛的肾实质钙化或钙质沉着症可见于高血钙、高尿钙、甲旁亢、髓样海绵肾、肾小管酸中毒、肾皮质坏死、肾乳头坏死、肾结核和高草酸盐尿。这些钙化分散且无肿块，与肿瘤不难鉴别，有时可与结石混淆。但钙化一般完全或大部分被肾实质包绕，而结石位居肾盂或肾盏区，多可鉴别。但收集小管（或称集合管）内结石与肾实质钙化难以鉴别，增强扫描借助扩张的收集管对鉴别有一定帮助。此外，结石和（或）钙化偶可位居肾轮廓外，其原因尚难以解释。肾内良、恶性肿瘤所致的局限性钙化常伴明显的软组织肿块,不难鉴别。

三、肾钙乳

肾引流系统内(多见于肾盏憩室、囊肿或肾盂积水内)有含钙质的混悬液存留者称为肾钙乳。

(一)概述

本病病因尚不十分清楚,与肾内尿液的引流受障有关。国内报道肾结石与肾钙乳的关系密切,是由于肾结石引起梗阻和积水,给钙乳的形成创造了条件。从化学分析看,这种颗粒很小的钙乳其化学成分与肾结石基本一致,但为何不凝结成大的结石尚不明确,可能与某些物理因素有关。

(二)临床表现

多无症状,一般以尿路感染、结石或肾积水等症状、体征而就诊。

(三)影像学表现

肾钙乳的密度低于肾结石,CT值常在100Hu以上。因钙乳与积水相混合,故边缘不锐利,但个别囊肿型肾钙乳例外。钙乳呈团块或麻饼状,"麻点"密度较高,是由肾钙乳重叠所致。随体位变化形态和密度可变,显示钙乳液平有助于确诊。积水型钙乳,解除梗阻后钙乳量减少。

四、输尿管结石

输尿管结石一般由上尿路而来,原发者甚少见。

(一)概述

输尿管结石引起的病理改变主要与阻塞有关。如阻塞时间较长则管壁变薄并有输尿管的伸长迂曲。有些梗阻以上的管壁肌层可以肥厚,还可发生结石周围的输尿管炎和输尿管周围炎。

(二)临床表现

多见于20～50岁男性。主要表现为腰痛和血尿,多为绞痛和放射痛(向会阴部放射)。下端者可有尿频、尿急等症状,合并感染有膀胱刺激征。

(三)CT表现

由于CT密度分辨力高,输尿管结石均可在CT上显示。

1.高密度的结石影

即在输尿管走行线路上呈现"钙化点"样高密度影。由于结石的阻塞,可见近端的输尿管和肾有积水扩张。有时可见肾周间隙、肾旁间隙及腹腔内少量至大量漏出之尿液及随之产生的炎性渗出液。

2.轮缘征

又称组织环征,即结石周围的环状软组织密度影。其病理基础是结石嵌顿在输尿管内引起输尿管壁的水肿而形成。结石愈小轮缘征出现率愈高。较大的结石不出现轮缘征,是由于结石对输尿管壁过度扩张之故。但该征偶可见于静脉石和其他性质的钙化。有时输尿管结石已走入膀胱,甚至排出,但仍可有肾盂、输尿管积水表现,应予注意。

（四）鉴别诊断

盆内段输尿管结石应与盆腔静脉石相鉴别。其主要不同点如下：①国外有资料统计静脉石平均衰减值为160Hu（80～278Hu）；而结石为305Hu（221～530Hu）。②静脉石常见中心透明和（或）一端对裂；而结石则无。③少数静脉石可出现彗星征（是由于血管搏动所致的放射状伪影）；而结石则无。④静脉石所形成轮缘征是由于静脉壁不钙化所致，但出现率甚低。总之，平扫如无输尿管扩张，也无轮缘征显示，结石可能性不大。增强扫描更有助于鉴别。

五、膀胱结石

膀胱结石可由上尿路下降而来，或原发于膀胱内。

（一）概述

膀胱结石大多来自肾和输尿管。原发结石的形成与尿滞留关系密切，炎性渗出物及膀胱内异物可组成结石的核心，经过尿盐的沉积形成结石。一般为单个，也可多发。此外，膀胱憩室内也可发生结石。

（二）临床表现

主要见于男性，多为10岁以下儿童和老年人。主要症状是排尿困难、尿流中断、尿痛、尿频、尿急和血尿等。若结石位于膀胱憩室内，主要为继发膀胱感染的相应症状。

（三）CT表现

膀胱内可见密度均匀或不均匀的圆形、椭圆形、同心圆形或桑葚形的致密影。多为单发，可小如绿豆，大如胎头，憩室结石可呈哑铃状。此外亦有报道，长期卧位者可出现膀胱钙乳。

六、肾和输尿管积水

（一）概述

可分为梗阻性和非梗阻性两大类。①发生于肾盂输尿管交界处附近的梗阻：可见于先天性狭窄、异常血管压迫、结核、结石等。②发生于输尿管中部的梗阻：可见于结石、结核、下腔静脉后输尿管、肿瘤、游走肾。③发生于输尿管下端的梗阻：可见于结石、结核、输尿管囊肿、肿瘤及手术后等。④非梗阻性积水：见于尿路感染、反流性肾炎、糖尿病等。

（二）临床表现

病因不同而症状各异。腰痛最为常见，有时出现血尿。继发感染可有相应症状。

（三）CT表现

1.轻度肾积水

CT无阳性表现。

2.中度肾积水

显示肾盂、肾盏和（或）输尿管扩张；与对侧肾比较，造影剂排泄延缓，肾实质密度下降。

3.重度和长期肾积水

肾影增大；增强扫描显示肾盂、肾盏明显扩张呈囊状或分叶状，肾皮质萎缩呈羊皮纸状；应注意与多囊肾相鉴别。输尿管积水可见输尿管扩张，管壁可水肿增厚，也可管壁变薄、输尿管伸长迂曲。

七、动力性尿路积水

该病即非梗阻性尿路积水，是由于尿液积聚较多而排空相对较少所致，无尿路器质性阻塞,而仅有张力性减低或消失。

(一)概述

病因有多种,如神经肌肉源性、先天性巨输尿管、中毒或炎症。此外,脊髓病变、肿瘤或外伤等引起的中枢神经异常改变亦为重要的病因。病理上以输尿管的改变最为明显,缺乏正常蠕动,若管径扩大明显时,则输尿管发生延长并扭曲,同时伴肾盂、肾盏积水。无输尿管器质性病变,亦无明显狭窄。长期积水易继发感染。

(二)临床表现

主要因继发感染而出现尿频、尿急、尿痛和脓尿。也可出现肾功能损害的症状和检验指标异常。

(三)影像学表现

可见肾分泌功能减退,肾盂、肾盏积水。两侧输尿管粗长迂曲,可甚似肠管,但在输尿管膀胱交界处无扩张。造影常可出现膀胱输尿管反流表现。

八、神经性膀胱功能障碍

本病又称为神经源性膀胱。膀胱的正常活动功能靠神经支配来完成。调节膀胱功能的中枢神经或周围神经受到损伤,致使膀胱的正常排尿反射阻断,而引起排尿功能紊乱,称为神经性膀胱机能障碍。

(一)概述

常见于脑出血、脑肿瘤、脑损伤、脊髓病变、隐性脊柱裂等。膀胱过度扩张或膀胱肌力长期增加均可形成憩室样改变。膀胱颈痉挛或松弛等可引起膀胱输尿管反流、输尿管及肾积水等改变,常并发感染及结石。

(二)临床表现

常有不同程度的尿失禁、尿潴留和排尿困难。患者可因不同病因而出现不同症状,常有炎症和结石。

(三)影像学表现

有不同程度的膀胱扩大,容量可达 1000mL 以上;膀胱壁边缘不规则,有很多内凹小梁,其间有多处向外凸出,形成大小不等的憩室;有时膀胱壁光滑。还可见膀胱颈松弛、痉挛,膀胱输尿管反流、输尿管及肾积水等表现。但上述膀胱形态的改变亦可见于膀胱颈或颈以下的梗阻性疾病,需注意综合分析。

九、输尿管夹层

(一)概述

直接原因是输尿管黏膜损伤和各种病理情况下导致的尿路梗阻。最常见的原因是结石的梗阻、肿瘤的梗阻或压迫、不同原因引起的慢性下尿路梗阻等。尿路梗阻后一方面导致肾血流明显减低,尿液生成减少,肾盂积水减慢,伴严重的肾功能损害。另一方面出现尿液的各种逆流和渗漏,其中以肾盂肾窦逆流最常见,且渗漏至肾外形成尿瘤。有学者认为,发生在输尿管中上段的渗漏则形成"输尿管夹层",根据输尿管壁的解剖结构酷似主动脉夹层。总之,其形成的要素有:①肾盂输尿管黏膜损伤。②慢性输尿管梗阻。③肾功能良好。

（二）临床表现

表现为腰痛和血尿等尿路梗阻的原发病症状，腰痛可向下部或会阴部放射。

（三）CT表现

平扫可见输尿管呈"双环"及"双腔"改变，即"腔内腔"，真腔在内、假腔靠外，其内充满尿液。增强扫描早期假腔密度高于真腔，延迟扫描后则真腔密度高于假腔。真假腔的壁明显强化，夹层的上下端真假腔之间可见线条状粘连带。

第二节　泌尿系统肿瘤

一、概述

（一）肾实质肿瘤

1.良性肿瘤

约占10％。主要有血管平滑肌脂肪瘤（错构瘤）、腺瘤、嗜酸细胞瘤、纤维瘤、血管瘤、肾小球球旁细胞瘤（肾素瘤）、淋巴管瘤、脂肪瘤等。所谓替代脂肪瘤病，多为单侧，为炎性坏死后，脂肪组织代替而形成，不要与脂肪瘤相混淆。

2.恶性肿瘤

主要有肾细胞癌、肾盂癌、肾母细胞瘤、肾转移瘤、肾肉瘤（如纤维肉瘤、平滑肌肉瘤、横纹肌肉瘤、脂肪肉瘤等）、恶性纤维组织细胞瘤。此外，白血病和淋巴瘤亦可有肾脏浸润。

（二）输尿管肿瘤

输尿管原发肿瘤很少见，75％～80％的属恶性。良性肿瘤有乳头状瘤和血管性息肉等。恶性肿瘤较良性肿瘤多见，其中85％的为移行细胞癌，15％的为鳞癌。因管壁较薄，又有丰富的淋巴管网和毛细血管网，故癌肿易突破管壁形成局部转移，亦可远处转移。

（三）膀胱肿瘤

膀胱肿瘤以恶性多见。绝大多数膀胱肿瘤来自膀胱黏膜即移行上皮，如良性的乳头状瘤和恶性的移行上皮癌。还有少数的鳞癌和腺癌。乳头状瘤潜在恶变，术后极易复发，应视为低度恶性肿瘤。以上肿瘤占膀胱肿瘤的95％以上。

少见的有来自中胚层的肿瘤，如良性的平滑肌瘤、纤维瘤、神经纤维瘤、血管瘤、嗜铬细胞瘤、肾源性腺瘤；恶性的如平滑肌肉瘤、淋巴瘤等成人多见，儿童可见横纹肌肉瘤、畸胎瘤、皮样囊肿、错构瘤等。膀胱肿瘤可为上泌尿道的肿瘤种植。

二、肾血管平滑肌脂肪瘤

本病又称为错构瘤、良性间叶瘤，是最常见的肾良性肿瘤。

（一）概述

一般起源于肾实质，也可起源于肾窦、肾包膜或肾周连接组织。肿瘤大小不等，可达10cm以上。肿瘤界限清楚，但无包膜。其组织成分主要包括成熟的血管、平滑肌和脂肪组织。肿瘤血管丰富，可有出血、坏死、囊变和钙化。

(二)临床表现

本病可多年无症状,典型表现为腰痛、血尿和腹部包块。其中腰痛最多见,血尿少见,腹部包块罕见。结节性硬化者则出现相应临床表现。

该病可分为两种类型。①单纯的肾错构瘤、不合并结节性硬化症:单侧单发为主,两侧同时发生 5%~10%。好发于 40~70 岁,女性多见。②伴结节性硬化症:常为多发,两侧性。大约 20% 肾错构瘤伴有结节性硬化症,而结节性硬化症的病例 50%~80% 伴有肾错构瘤。多发生于中青年。

(三)CT 表现

本病含有脂肪是其特征性的病理表现,准确地显示脂肪成分是其诊断的关键,即使少量也具有诊断意义,故必要时应薄层扫描。CT 表现为肾实质内境界清楚的占位性病变,密度不均匀;亦可位于肾周或包绕肾脏。增强扫描部分瘤组织强化,尤其是血管组织,但脂肪组织和坏死区不强化。极少数以平滑肌为主者呈软组织密度,难与肾癌鉴别。本病有出血倾向(尤其较大者),出血可掩盖脂肪成分;也可伴肾包膜下、肾周和(或)腹膜后出血,产生大量纤维化。巨大的错构瘤可恶变,但少见。

(四)鉴别诊断

1.脂肪瘤和脂肪肉瘤

脂肪瘤和分化良好的脂肪肉瘤 CT 表现为有间隔、境界清晰的脂肪密度肿块,且脂肪瘤无强化,多可与错构瘤相鉴别。分化不良的脂肪肉瘤表现类似恶性肿瘤,有侵蚀性,密度与软组织类似,不难鉴别。

2.肾癌

肾癌内脂肪成分罕见,多为肾癌侵犯、包绕或吞噬脂肪所致,注意分析多可鉴别。两病可同时存在,应予注意。此外,肾畸胎瘤罕见,容易诊断。

三、肾腺瘤

肾腺瘤为良性肾肿瘤,但一般认为是一种潜在恶性的肿瘤或癌前病变。无论病理还是影像学与肾癌均难以区别。

(一)概述

肿瘤多小于 3cm,生长缓慢,常为尸检时偶然发现。腺瘤多位于靠近包膜的肾皮质处,生长甚慢,界限清楚。组织学上分 3 类:乳头状型、管状型和腺泡型。6% 的肾癌起源于肾腺瘤。

(二)临床表现

多无症状,而偶尔发现。因少数肾癌起源于腺瘤,故临床应作为早期癌瘤对待。

(三)CT 表现

肾实质内圆形等密度或稍高密度结节,多小于 3cm,边缘清楚,可有钙化。增强扫描轻度强化,有细分隔或呈网格状。有时增强曲线酷似肾癌。总之,本病与小肾癌及其他良性肿瘤均难以鉴别。

四、肾嗜酸细胞瘤

本病又称为肾嗜酸细胞腺瘤,是一种少见的有别于肾腺瘤的良性肿瘤。嗜酸细胞瘤属于上皮来源,可起源于肾、唾液腺、甲状腺、胸腺等,也有肾上腺的报道。

（一）概述

多为单发，偶为多发、两肾发病。肿瘤大小 0.6～15cm 不等，平均 4.4cm。肿瘤质地较均匀，中心有瘢痕（54％可见），通常认为瘢痕是由于肿瘤缓慢生长、长期缺血所致，故肿瘤越大其发生率亦越高。但无出血、坏死。光镜下肿瘤细胞呈单一性，胞浆嗜酸颗粒丰富，偶尔可见核的多形性，核仁明显；电镜下胞浆内充满紧密排列的肿胀线粒体。此病的生物学行为，文献争论较多。一方面虽为良性，但有潜在恶性行为。另一方面又有人将其分为 3 级：Ⅰ级为良性；Ⅱ级有潜在恶性倾向；Ⅲ级为恶性。但亦有人认为不存在恶性可能。

（二）临床表现

通常无症状，少数有腰痛、血尿或腹部包块。

（三）CT 表现

（1）平扫呈等密度或稍高密度肿块，界限清楚。

（2）增强扫描呈中度强化，而表现为相对低密度（低于肾强化幅度），无坏死囊变、出血。

（3）中心星状瘢痕。是本病的特征性表现，呈长条状或星状低密度。

（4）肿瘤内的钙化。少见。

（5）肿瘤包膜。平扫呈等密度常不易显示；增强扫描有助于显示，可呈稍高密度。

（四）鉴别诊断

1.肾癌

肿瘤密度不均，常有坏死出血，甚至呈囊性肿块，边缘多欠清晰，包膜不完整。而嗜酸细胞瘤密度多较均匀，中心可有条状或星状低密度瘢痕，无坏死囊变、出血。

2.肾腺瘤

通常＜3cm，其密度多均匀，边缘清晰。两者多难以鉴别，但肾腺瘤无中心瘢痕。

3.肾血管平滑肌脂肪瘤

含有脂肪者不难鉴别，但小者且缺乏脂肪时则难以区分。

五、肾球旁细胞瘤

本病又称为肾素瘤，是一种良性肾素分泌性肿瘤。由肾小球入球小动脉的平滑肌细胞分化而来，罕见。

（一）概述

肿瘤位于肾皮质内，界限清楚，瘤内常有出血灶。组织学上为单一细胞组成，排列成巢索状或管状结构，其间有许多血管间隙。肿瘤细胞可有许多分泌颗粒，与正常肾小球球旁细胞特点一致。

（二）临床表现

多发生于 15～20 岁，女性多见。有严重的持续性高血压、头痛、烦渴、多尿、夜尿增多以及低血钾症状。实验室检查以血醛固酮水平增高、肾素升高、低血钾为特征。常合并多次脑出血症状及征象。也可无症状。

（三）CT 表现

肿瘤一般单发、较小，2～5cm。肿瘤位于肾皮质处，偶尔位于肾皮质下或肾周间隙。病灶呈等、低密度，边缘光整。因相对乏血增强扫描呈轻度强化，而仍低于肾实质。此外患者可有反复脑出血表现。

总之,结合其典型的临床表现及 CT 特点,该病的诊断准确性高。但需注意与分泌肾素的肾细胞癌、肾腺瘤鉴别。

六、肾血管瘤

本病罕见,是累及血管的先天性肿瘤样病变。

(一)概述

多为单侧,可累及肾皮质、髓质或肾盂的上皮下区,大多位于髓质。病变一般较小,有的可达 10cm 以上。与其他部位的血管瘤相似,可为毛细血管型或海绵状型,多为海绵状。由充满血液和血栓的海绵状薄壁血管构成,可有退化、坏死后充满血液的大囊腔。

(二)临床表现

大多无症状。部分患者可有血尿,可为持续性,大多为间歇性;伴疼痛及血块。重者大出血伴腰痛。

(三)CT 表现

平扫血管瘤呈等密度(因肝、脾密度高于肾脏,故肾血管瘤呈等密度)。增强扫描病变呈多发结节状、团块状强化,且持续时间较长为其典型表现。有时可见迂曲成团的血管。

(四)鉴别诊断

主要与肾癌鉴别。肾癌呈低密度,常有出血、坏死、囊变,而无结节状、团块状强化,可资鉴别。

七、肾囊性淋巴管瘤

本病为罕见的肾脏良性肿瘤,术前诊断困难。

(一)概述

其发生与淋巴组织发育不良导致继发的淋巴管扩张有关。病灶大小与淋巴管梗阻的位置有关。如果经过肾蒂的淋巴管阻塞,可引起双肾弥漫性淋巴囊肿;如肾内小的淋巴管阻塞,则可引起局限性肿块或淋巴囊肿。

(二)临床表现

可发病于所有年龄,多在 30 岁以后。血尿、腰部钝痛、肾绞痛及肾部肿块为最常见的表现。

(三)CT 表现

常表现为被膜下或肾内低密度肿块,肾大小多无改变。平扫为圆形或类圆形低密度灶,边界清楚,密度均匀,可单发或多发;或弥漫分布于肾周呈环形均匀密度,边界清楚。因阻塞淋巴管进行性扩张,故显示多腔病变、分隔厚薄不均。偶于肿瘤边缘见有钙化。增强扫描多无强化,部分有轻度强化。亦可由于肾小管及血管的强化,其内见散在扩张的淋巴管。

八、其他少见肾良性肿瘤

(一)肾平滑肌瘤

常位于包膜下的肾皮质内,一般仅数毫米大小。CT 表现无特异性,呈低密度结节;增强扫描有强化。

(二)肾纤维瘤

肿瘤一般甚小,多位于髓质,少数位于皮质,具有完整包膜。单发多见,偶为多发且可累及双肾。多无症状。

CT表现无特异性。平扫呈高密度,密度均匀,多无坏死囊变,可有钙化骨化表现;增强扫描为乏血性肿块,但可延迟强化。

(三)弥漫性肾胚细胞瘤病

本病少见。本病累及肾皮质全层,肾脏增大,胚胎小叶显著。常见于肾母细胞瘤患者,尤其是两肾肾母细胞瘤者,因此认为是肾母细胞瘤的前期病变。

CT表现无特异性。表现为肾显著增大,肾盂、肾盏伸展、扭曲;一侧肾或双肾多发不强化的低密度灶,有假包膜。对<2~3mm者不易检出。

九、肾细胞癌

肾癌又称肾细胞癌,起源于肾小管或集合管的上皮细胞,为泌尿系最常见的恶性肿瘤,占肾恶性肿瘤的85%。

(一)概述

肿瘤94%以上呈膨胀性生长,没有包膜,但可以有假包膜(由肾组织受压变性、纤维化而形成)。瘤内常发生出血、坏死、囊变、钙化甚至纤维化。1997年国际抗癌联盟和美国癌症联合会推荐使用新分型法分为5种亚型:透明细胞癌(占70%)、乳头状癌(又称嗜色细胞癌,占10%~18.5%)、嫌色细胞癌(占4%~5.9%)、集合管癌(占0.4%~3%)及未归类肾癌。透明细胞癌起源于肾近曲小管,肿瘤血管丰富,常同时含有实性和囊性结构,极少数以囊性为主。乳头状癌起源于肾近曲小管或远曲小管,肿瘤常有出血、坏死、囊变及明显纤维包膜。嫌色细胞癌起源于肾集合管的暗细胞,肿瘤一般呈实性结构,很少出血坏死。

本病5%的为多灶性,1%~2%的为两侧性。其转移途径为局部浸润、淋巴转移和血行转移。小肾细胞癌是指肿瘤直径≤3.0cm的肾癌,这种癌肿常认为是早期病变。

囊性肾细胞癌占肾细胞癌总数的10%~15%。其形成机制尚不清楚,可能与下列因素有关。①肿瘤呈囊性生长,形成大小不等、互不相通的多房囊性肿物,常有假包膜。②肾癌中心供血不足,出血和坏死囊变。其壁厚且不规则,常为单房。③肾癌起源于囊肿壁上的上皮细胞,结节常位于囊肿的基底部。④肾癌引起肾小管或肾小动脉阻塞导致囊肿形成,当肿瘤增大时,嵌入囊肿内,此型少见。

(二)临床表现

好发于40~70岁,男女之比约为2:1,罕见于青年或儿童。早期多无症状,随病情发展可出现3大症状。①40%~80%出现无痛性血尿。②30%~60%出现腰痛,多为钝痛,血块通过输尿管出现绞痛。③20%~40%触及腹部包块。此外,小肾癌临床无症状,及时切除预后甚佳。

(三)CT表现

1.常见表现

其常见表现为:①平扫呈形态不规则的软组织肿块,常使肾外形扩大或局部隆起。有短毛刺并与肾周筋膜相连是其主要指征之一。多边界清楚。有时平扫显示不清,只有增强扫描才能发现。病灶内常有囊变、出血、坏死、钙化等,少数可合并感染。瘤内出血表现为高密度灶;

钙化呈中心性或偏心性,钙化外有软组织成分(而良性钙化多为.边缘性)。②增强扫描:大部分肾癌为多血供型,在增强早期(皮髓交界期)病灶明显强化,CT 值升高多＞20Hu,随后快速下降,即强化曲线呈速升速降的特点。在 30～40 秒以后开始转为低密度。少血供者强化不著。增强扫描还可观察肾静脉内或下腔静脉内有无癌栓存在,主要表现为在增强血管腔内的低密度占位表现,并可见因血管受侵而局限扩张。③大多数肾癌向内可压迫、侵犯甚至填塞肾盂、肾盏,部分可有肾积水征象。向外可突破肾包膜侵入肾周脂肪和肾筋膜,表现为肾周脂肪层模糊、消失,肾筋膜增厚,但上述并非肿瘤侵犯的特异征象,如出现包膜外壁结节或肾周间隙内肿块,则可肯定包膜或肾周间隙受侵。④淋巴结转移:淋巴结≥1.5cm 应考虑转移,而＜1.0cm 则为正常范围,1.0～1.5cm 者不易定性。⑤远处血行转移:最常见于肺、骨、肝。

国外有学者认为,皮髓交界期明显强化只出现在透明细胞癌(75%),而不出现在其他类型细胞癌;并且还有学者认为,皮髓交界期 CT 值＞83.5Hu,排泄期 CT 值＞63.5Hu,很可能是透明细胞癌。国内有学者发现,在皮髓交界、实质和排泄期透明细胞癌比乳头状癌和嫌色细胞癌强化明显。

2.肾细胞癌边缘部 CT 征象与病理表现的关系

肿瘤边缘的 3 类 CT 形态恰与病理上肿瘤边缘的 3 种类型相对应。①CT 肿瘤边缘清楚无分叶者,病理上大多包膜完整。②边缘清楚伴分叶者,病理上大多包膜不完整或锯齿状。③边缘不清者,病理上大多无包膜。平扫肿瘤边缘不清者,增强后肿瘤大多"缩小"或边缘变清。边缘不清是肿瘤周围正常肾实质内散在浸润的癌细胞所致。平扫肿瘤边缘清楚,无论有无分叶,癌细胞分化程度较高;而边缘不清者,癌细胞分化程度较低,呈浸润性生长。

3.小肾细胞癌

小肾癌是指肿瘤直径≤3.0cm 的肾细胞癌。大多呈圆形或椭圆形,密度均匀,平扫时低于或等于肾实质,为 30～40Hu;少数因出血而密度较高,边缘多较清楚;少数密度不均,界限也欠清。可突出肾轮廓外。肿瘤内可有出血、坏死、囊性变,但钙化少见。增强扫描因大多数血供丰富,而在皮质期明显强化,CT 值增加 40Hu 以上,实质期强化迅速减退,呈"速升速降"表现。增强后密度不均是由于瘤内多有出血、坏死、囊性变所致。小囊性肾癌的囊壁、壁结节、囊内分隔也于皮质期明显强化,且呈"速升速降"表现。假包膜发生率很高,但 CT 只能发现少部分。

总之,小肾癌可无轮廓异常,多有假包膜形成而边缘清楚、密度可不均、速升速降型强化曲线是其较为特征性的表现。少血供型难以定性,需注意与良性肿瘤甚至出血性肾囊肿鉴别。

4.囊性肾细胞癌

CT 表现如下。①囊壁改变:囊壁较厚,且不均匀、不规则。增强扫描可见囊壁、分隔及结节的早期厚环状不规则强化和"快进快退"的特点。②钙化:囊壁及分隔钙化明显,呈斑点状、线条状及壳状,且广泛粗大,有别于线形、量少、薄而细的良性钙化。③分隔:常见,且粗细不均,通常＞1mm,与囊壁交界处呈结节状增厚。④囊液:密度不均,可出现碎屑、凝血块等。⑤病变与正常肾实质的分界:多不清,与缺乏包膜及浸润性生长有关。⑥病变的大小:常较大。当较小时,恶性征象少或不明显,则诊断困难。⑦鉴别诊断:应注意与肾囊肿并感染、肾畸胎瘤、肾结核、多囊肾等囊性病变相鉴别。此外,肾盂癌、肾母细胞瘤亦可呈囊样生长。

总之,肾癌应注意结合病史与弥漫性黄色肉芽肿性肾盂肾炎、肾脓肿及肾周脓肿,以及淋巴瘤、脂肪肉瘤等相鉴别。

十、肾脏集合管癌

本病又称 Bellini 导管癌,是恶性程度较高的上皮细胞性肿瘤,因起源于集合管上皮细胞而得名,约占肾癌的 0.4%～3%。

(一)概述

虽然肾皮质和髓质中均可见到集合管,但肉眼观察集合管癌位于髓质。也有学者根据肿瘤浸润的部位不同分为单纯髓质型、皮质髓质型和皮质－髓质－肾盂型。该肿瘤有向肾内、外浸润及淋巴结转移和远处血行转移的特点。组织学特点是瘤细胞呈腺管状或腺管乳头状排列,内有明显间质反应及淋巴细胞、浆细胞、其他炎性细胞浸润;免疫组织化学检查肿瘤细胞表达 34BE12 和(或)PNA 等。

(二)临床表现

多见于青壮年,发病年龄为 20～80 岁,男性略多。血尿、腰腹痛为最常见的症状。还可有腹胀、腹块以及远处转移的症状。

(三)CT 表现

肿瘤较小时,表现为髓质区界限不清的低密度灶,肾轮廓无改变;中度均匀强化。肿瘤较大时,累及肾皮质并侵犯肾被膜及周围结构时,表现为界限不清的混杂密度灶,可有囊变、坏死及钙化;增强扫描强化不均,肾盂及肾盏受压移位;肿瘤突破肾被膜则可肾周脂肪囊密度增高、条索状影及肾筋膜增厚;同时,还可见肾盂软组织块、肾窦脂肪密度消失,以及肾动、静脉受累。

(四)鉴别诊断

主要应与肾透明细胞癌鉴别,后者肿瘤界限多清楚,肾被膜、肾周脂肪囊、肾筋膜的受累相对少见。尤其增强扫描无论在皮质期、实质期,还是肾盂期,其肿瘤实性部分的强化程度总是高于肾集合管癌,有助于鉴别。此外,结合肾盂癌的生长部位和生长特点,两者也可鉴别。但肾集合管癌的确诊及鉴别仍靠病理组织学。

十一、肾盂癌

肾盂癌占肾恶性肿瘤的 8%～12%。肾盂癌较单纯输尿管癌多 2～3 倍,而膀胱癌 50 倍于肾盂原发癌。

(一)概述

肾盂癌 85%～95% 为移行细胞癌,此外,还有 10% 为鳞状细胞癌,腺癌不到 1%。移行细胞癌最常发生于肾盂(82%～90%),且常为多发(20%～44%);同时发生在膀胱 10%,同侧输尿管 17%,或同时发生在膀胱和输尿管(15%)。85% 的移行细胞癌是乳头型,属低度恶性,浸润慢、转移晚。非乳头型移行细胞癌为浸润性恶性病变,恶性程度高,早期可直接扩散和转移,5 年生存率小于 10%。

此外,所谓的良性乳头状瘤,易恶变,亦有学者认为属低度恶性,影像学难以鉴别。肾盂癌的转移途径:①局部浸润肾实质、肾盂和肾门周围组织。②淋巴转移:主动脉旁、纵隔和锁骨上淋巴结转移。③血行转移:肺、肝和骨多见,其次为肾上腺、对侧肾和胰、脾。

(二)临床表现

好发于 40 岁以后,以 50~70 岁多见,男女之比 2∶1~3∶1,典型症状为无痛性、间歇性全程血尿。腰痛以钝痛为主,血块进入输尿管可出现绞痛。

(三)CT 表现

表现为肾盂内软组织肿块,CT 值为 8~30Hu,密度高于尿,低于肾实质。典型的肾盂移行细胞癌常居肾盂的中央,且常呈离心性膨胀性生长,可侵犯肾窦及肾实质,但肾外形多不发生变化,为其特点之一。若肿瘤侵犯大部肾脏或蔓延至肾外时,其表现可类似肾细胞癌。肾盂癌血供少于肾细胞癌,增强扫描可轻、中度强化,肾功能常减退。但我们遇见 1 例于实质灶,增强扫描轻度强化;右肾盂肾盏有积水表现期呈显著强化,CT 值升高近 80Hu。

晚期患者,延迟扫描有时可见未累及的散在肾实质呈条带状轻度或明显强化。少数可有钙化(约占 1%),呈散在或集中的不规则高密度钙化灶。还可有肾小盏或肾盂变形、受压、移位、梗阻,甚至发生肾盂肾盏积水。非乳头状移行细胞癌及鳞癌很少或不产生肾盂内低密度光滑的或分叶状软组织肿块,但可有管壁增厚、浸润性肾肿块表现。

(四)鉴别诊断

1.肾细胞癌

当肾癌和肾盂癌长到一定大小时,均可向肾盂和肾实质方向相互侵犯,而鉴别困难,下列特点有助于鉴别。①肾癌血供丰富,增强比肾盂癌明显。②肾盂癌常居于肾盂中央,且常呈离心性生长增大和(或)浸润肾实质;肾癌则起源于外周肾实质,甚至起源于中央者,也偏心侵犯肾窦。但晚期这种关系不复存在,而鉴别困难。③即使很大的肾盂癌,仍可保持肾外形轮廓不变,这种情况在肾癌中少见。④晚期肾盂癌倾向于造成收集系统阻塞,使肾功能部分或几乎完全丧失;延迟扫描未累及的小部分散在肾实质呈条状强化,提示肿瘤中心性起源、离心性扩张或侵犯。⑤即使晚期肾盂癌也很少侵犯肾静脉和下腔静脉。

2.结石、凝血块、肾盂旁囊肿

平扫 CT 值肾囊肿为 -10~10Hu,结石为 100~250Hu,凝血块一般为 50~65Hu,而肾盂癌多为 8~30Hu;且前三者增强扫描均无强化。借此多可鉴别。

十二、肾母细胞瘤

本病又称为肾胚胎瘤或 Wilms 瘤,系恶性胚胎性混合瘤。约占肾恶性肿瘤的 6%,是儿童期最常见的恶性肿瘤之一。可发生于肾的任何部位,但始自肾盂者少见。

(一)概述

本病起源于间胚叶组织,由胚芽、上皮、间叶三种成分构成,后者可化生为肌肉、脂肪、血管、软骨和骨组织等。肿瘤多单发,也可多中心起源,4%~10% 为双侧性。肿瘤大多位于肾包膜下肾皮质,外生型主要向肾外生长。而所谓肾外型罕见,主要起源于肾异位的胚细胞,多位于肾脏附近腰椎旁,亦可位于腹股沟、盆腔、后纵隔等。肿瘤内可有坏死、囊变、出血和钙化。肿瘤增大可直接侵犯或挤压肾组织,引起肾盂、肾盏的变形,并突破肾包膜侵入肾外组织。少数侵及肾盂输尿管,可种植到远处泌尿器官。30%~40% 侵及肾静脉及下腔静脉。常转移到肺、肝,腹膜后次之,骨、脑转移等少见。

（二）临床表现

多见于 1～3 岁小儿,75％见于 5 岁以下,90％在 7 岁以前,新生儿极为罕见,男女发病相近。临床表现为腹胀或无痛性包块,少数有轻度腹痛、血尿(30％)、高血压、贫血、发热等。15％伴先天性畸形如先天性无虹膜、半身肥大、马蹄肾和内脏巨大症。

少数发生于成人的肾母细胞瘤,可发生于 15～84 岁,多见于 20～30 岁,女性稍多于男性。主要症状为迅速生长的腹部肿块,腹痛多位于腰、背部。就诊时间短,约一半以上有血尿,就诊时约 1/3 已有转移。

（三）CT 表现

肿瘤起自肾皮质,多位于一侧肾的上极(多于下极)。在肾内膨胀性或弥漫性生长,也可大部分向肾外膨隆而类似肾外肿瘤。平扫呈实性或囊实性肿块,少数以囊性病变为主。肿块密度不均,可有出血、坏死、囊变,较少有钙化(5％～15％,也有报道达 27％)或低密度脂肪组织(7％)。瘤体一般较大,巨大者向前可抵腹壁、向内超越中线、向上下可压迫邻近脏器。残余的肾脏见于瘤体的周围或上下极内,平扫时与肿瘤分界不清。部分病例肿瘤内含有扩大的肾盂(盏),少数肿瘤早期经肾盏突入肾盂呈息肉状生长。增强扫描呈不均匀强化的实质性肿块,但仍低于明显强化的肾脏;肿瘤包膜可强化;肿瘤内出血、坏死、囊变区无强化而显示更清楚。在肾盂显影期可见肾盂、肾盏的受压、移位、变形和扩张等。国内有学者认为肿瘤压迫、侵蚀肾脏,使残存肾实质呈"新月形"强化,为肾母细胞瘤的典型 CT 表现,且此征象有助于与腹膜后其他恶性肿瘤侵及肾脏造成的破坏相鉴别。还可见肿瘤外侵、血管受侵、淋巴和远处血行转移表现。

成人肾母细胞瘤多位于肾包膜下的皮质部,因而常表现为自肾内向外延伸的肾外肿块。瘤内常有出血、坏死,并可有钙化,约 75％有假包膜。增强扫描因少血管而轻度强化,肾静脉及下腔静脉内常有癌栓。

（四）鉴别诊断

1.神经母细胞瘤

肿块小时易于鉴别,但肿块大时无论平扫或增强可难以鉴别。①后者主要起源于肾上腺,肾形态较完整,但移位明显;而肾母细胞瘤致肾变形,但移位不常见。②肾外性肿块肾有外来压迹;而肾源性肿块肾有不规则缺损、破坏,残存的肾实质呈"新月形"强化为肾母细胞瘤的典型表现。③腹膜后神经母细胞瘤的分叶征、钙化、腹膜后淋巴结增大和腹主动脉及其分支的包埋等征象有助于与肾母细胞瘤相鉴别。

2.儿童患者鉴别诊断

还应注意与肾透明细胞肉瘤、肾细胞癌、肾恶性横纹肌样瘤、肾胚胎性横纹肌肉瘤、先天性中胚肾瘤,以及小儿腹膜后其他肿瘤相鉴别,但鉴别点特异性不高。肾透明细胞肉瘤为不伴钙化的实质性肿块,易发生骨骼转移;肾恶性横纹肌样瘤可伴中枢神经系统的原发肿瘤(后颅凹中线处,与髓母细胞瘤相似),并易早期转移至脑;先天性中胚肾瘤病变相对良性,发病年龄多在 3～4 个月内,为较大的实质性肿块,其周围浸润及远处转移少,预后好。

3.肾细胞癌

成人肾母细胞瘤主要与肾细胞癌鉴别。①后者好发于中、老年男性;而成人肾母细胞瘤多见于20～30岁女性。②后者生长缓慢,体积稍小于前者;而肾母细胞瘤生长快、体积较大。③后者CT表现常在肾内发展;而成人肾母细胞瘤常向肾外生长。④后者为多血管肿瘤,增强扫描呈速升速降强化曲线;而成人肾母细胞瘤为少血管肿瘤。

十三、肾脏肉瘤

肾脏肉瘤为恶性肿瘤,其种类颇多,但均较少见。

(一)概述

来源于肾脏间质组织或包膜。可有脂肪肉瘤、平滑肌肉瘤、纤维肉瘤、血管肉瘤、横纹肌肉瘤和间叶肉瘤、血管外皮瘤等。瘤体可位于肾内,也可向肾周围生长。

肾及肾周脂肪肉瘤大多数起源于肾周围的脂肪层,常较大,可有囊变、坏死、出血区。镜下与其他部位的脂肪肉瘤相似。

平滑肌肉瘤占肾恶性肿瘤的2%～3%。多起源于肾包膜,也可发生于肾盂和肾乳头部的平滑肌组织。常转移至肺、肝等部位。也可有囊变、坏死、出血区,有时可有钙化。镜下与其他部位的肉瘤平滑肌相似。

有文献认为血管外皮细胞瘤约占肾脏肉瘤的20%,而血管肉瘤却罕见。纤维肉瘤和横纹肌肉瘤都罕见。前者多起源于肾包膜,后者可能来自未分化的间叶细胞。

(二)临床表现

肾脏肉瘤可发生于各年龄组,以40岁以上多见。临床上可出现肾癌常见的3大症状,即腰痛、腹部肿块和血尿。

(三)CT表现

肾内或肾周出现大小不等的类圆形软组织肿块,常发生坏死、囊变、出血、钙化等改变。增强扫描多有轻度不均匀强化。病灶边缘不规整,侵犯或包围肾脏;侵及肾脏时则肾界限不清楚,并有推压移位等征象;肾周筋膜、腰肌等组织可受侵、增厚、破坏等,甚至可侵除脂肪肉瘤含脂肪密度外,其他肉瘤无组织特异征象,与肾癌较难鉴别。但肾癌速升速降的强化曲线有助于鉴别。

十四、肾淋巴瘤

除了造血系统和网状内皮系统外,肾脏是结外淋巴瘤的最好发部位之一。

(一)概述

肾淋巴瘤多为继发性,可由血行播散累及肾脏,亦可由腹膜后病灶侵犯所致。因肾内缺乏淋巴组织,故原发者非常少见。国外文献报道尸检淋巴瘤患者,累及肾脏的病例高达30%～60%,但CT发现率仅为3%～8%。肾淋巴瘤多为非霍奇金淋巴瘤,且多为B细胞型。

(二)临床表现

一般无明显的泌尿系症状。可因发热、浅表淋巴结肿大或查体发现肝、肾异常而就诊。

(三)CT表现

可有多种表现,缺乏特异性。常见的有下列5种类型。①多发肿物型:占50%～60%。通常为双侧,也可为单侧;病灶呈软组织密度,可有轻度强化;大小为1～3cm,肾外形多无变化或变化轻微;半数合并腹膜后淋巴结增大。结合病史可与转移瘤鉴别。②单发肿物型:占5%～15%。此型可能是多发肿物型的特殊表现。平扫呈均匀软组织密度,有轻微强化,常有肾外形变化。肾癌强化明显,且呈"快进快退"型强化曲线有助于两者鉴别。③肾弥漫增大型:占 20%。常为双侧性;由于肾间质淋巴组织增生,可仅表现为肾脏增大,肾外形正常;增强后可见多发边界模糊之浸润灶,可有肾功能减退。应注意与炎性病变相区别。④邻近病灶侵犯型:占 25%。肿大融合的腹膜后淋巴结包绕肾血管、侵及肾门。常合并腹部其他部位软组织肿块。⑤肾周肿物型:约占 10%。表现为腹膜后肿物直接侵犯或包绕肾脏,可有肾筋膜增厚及肾窦侵犯。应注意与肾周转移癌、腹膜后纤维化、胰腺炎、尿瘤等鉴别。

十五、肾转移瘤

肾转移瘤并不少见,仅次于肝、肺、骨骼转移瘤。

(一)概述

肾转移瘤的原发恶性肿瘤依次来源于肝、乳腺、肺、胃、子宫颈、结肠、胰腺等,亦有文献报道最常见于肺,并经尸检认为约 19% 的肺癌有肾转移,且多为双肾。

转移途径:①邻近结构恶性肿瘤的直接蔓延侵犯。②淋巴道转移。③血行转移。④对侧肾转移,常为癌栓经肾静脉侵入肾脏。⑤全身恶性肿瘤波及肾脏,如白血病、淋巴瘤等。

肾转移瘤常为多发和双侧性,少数为单侧,甚至为只有一个病灶。病灶多位于皮质,常在肾包膜下,但髓质也可有转移。瘤体呈球形、椭圆形或不规则形。大小多为 1～2cm,但也有较大者。

(二)临床表现

肾转移瘤多数体积较小,故很少因转移瘤发生肾功能的变化。肾脏受累症状常被其他脏器受累症状所掩盖。除原发癌的表现外,部分可有血尿、疼痛和肿块等。

(三)CT 表现

平扫多呈等或低密度灶,增强扫描因少血供轻度强化,仍呈低密度。病灶多数密度均匀、边缘光整。两肾多发小病灶,常见于肺、乳腺等肿瘤转移;单侧孤立性病灶,类似原发癌,多见于结肠癌转移;肾及肾周同时侵犯,多见于黑色素瘤转移。

十六、输尿管癌

本病占泌尿系肿瘤的 1%～2%。

(一)概述

多来自输尿管上皮组织。好发于输尿管中下段,多为单侧发病,偶为双侧。可以单发或多发。可孤立存在,或由肾盂肿瘤蔓延或种植形成,也可由膀胱肿瘤向上蔓延而来。绝大多数为移行上皮癌,鳞癌、腺癌和未分化癌均甚少见。肿瘤可呈广基浸润生长或呈菜花状生长,致不同程度的输尿管梗阻。早期局部淋巴结转移和血行转移到肺、肝和骨骼等并不少见。

(二)临床表现

多发生于 50 岁以上,男性约为女性的 2 倍。主要症状为无痛性肉眼血尿,部分有腰痛,亦可出现腹部包块。晚期出现恶病质。

(三)CT 表现

平扫和增强可见病变部位输尿管管壁增厚、腔内软组织肿块、管腔狭窄和闭塞,以及肾盂肾盏积水表现。肿块小者多呈圆形,边缘较光整或有小棘状突起;肿块较大者(>5cm)则多不规则,中央可有坏死液化,周围有粘连浸润。增强扫描呈轻度不均匀强化,与管壁强化程度相仿;肾盂期可见输尿管内不规则充盈缺损。增强扫描还可明确邻近脏器的侵犯程度及有无淋巴结转移。

(四)鉴别诊断

1.结石

即使阴性结石其 CT 值亦明显高于肿瘤,但应注意输尿管肿瘤合并钙化或结石的比率较高。

2.血块

密度与形成时间长短有关,无强化表现。短期随访可有明显的退缩。

3.息肉

发病年龄小。好发于输尿管上 1/3 段。呈条状充缺,管壁光滑,无破坏。但严格说良、恶性肿瘤形态学无明显特异性,有赖于细胞学和病理组织学。

4.结核

及其他炎性狭窄一般病变范围较长,管壁呈均匀性增厚。结核则呈不规则串.珠状的狭窄及扩张,均伴肾脏及膀胱的相应改变。此外,还应与腹膜后纤维化及其他腹膜后占位性病变相鉴别。

十七、膀胱癌

本病为泌尿系最常见的恶性肿瘤,占所有恶性肿瘤的 4%。

(一)概述

最常见于膀胱三角区、侧壁和后壁,常为多中心。90% 的为移行细胞癌,腺癌约占 2%,鳞癌占 5%~10%,鳞癌多发生于有慢性炎症的患者。此外,相当部分组织学上的良性乳头状瘤,性质上却是恶性的,因此乳头状瘤为潜在恶性肿瘤,甚至有人称为乳头状癌 I 级。肿瘤为带蒂的乳头状肿块,或呈广基生长,也有溃疡和浸润型的。多向邻近组织直接蔓延,少数局部淋巴结转移和血行转移到肺、肝和骨骼等。

(二)临床表现

好发于成年男性,40 岁以上者占 93%。主要为无痛性肉眼血尿,多为间歇出现的全程血尿。可有尿频、尿急和排尿困难。

(三)CT 表现

1.腔内肿瘤

可以是单个或多个突入腔内。肿瘤密度欠均匀,边缘清晰,内可有斑点状钙化。增强扫描强化不显著。当累及黏膜下层或肌层时,表现膀胱壁增厚,但 CT 不能区别限于黏膜内或已侵入黏膜下层及肌层。晚期肿瘤可充满整个膀胱,如肿瘤位置接近输尿管的开口,可导致输尿管梗阻。

2.累及膀胱周围组织

累及浆膜层后,可见膀胱壁外缘不光滑、与周围的脂肪层分界模糊,甚至伴纤维条索状粘连。

3.累及邻近器官

可见膀胱精囊三角消失,前列腺、精囊增大变形等。

4.肿瘤蔓延达盆壁或有淋巴结转移

可累及前腹壁、盆壁及闭孔内肌等。盆腔淋巴结>15mm者为阳性。

CT分型：国内有学者根据其病理分型，将CT表现分为4型：①乳头状有蒂型。②非乳头状有蒂型。③乳头状宽基底型。④非乳头状宽基底型。

(四)鉴别诊断

1.其他类型膀胱肿瘤

如良性的乳头状瘤、炎性假瘤，恶性的肉瘤、淋巴瘤均表现为膀胱腔内的占位，CT难以鉴别。

2.膀胱结石

无论阳性或阴性其密度均明显高于膀胱癌等一般肿块，且位置有活动性。

3.血块

膀胱壁完整，无受侵；变换体位有活动性。

4.膀胱结核

膀胱多明显缩小，轮廓毛糙，即所谓"挛缩膀胱"；均伴肾脏、输尿管的相应改变。与肿瘤不难鉴别。

5.神经源性膀胱膀

胱多呈宝塔状，体积增大，小梁甚粗，膀胱壁普遍增厚。IVP多伴输尿管反流。

6.脐尿管肿瘤

膀胱前上方、壁外的软组织肿块，并侵犯膀胱顶部前方黏膜；而膀胱癌以腔内肿块及膀胱壁改变为主，壁外改变较少，且顶部前壁非好发部位。

7.前列腺增生和前列腺癌

突入膀胱内块影的上下径远小于横径，仅1～2个层面可显示。另外膀胱底部和侧壁正常，与块影可分开或紧贴。当然整个膀胱壁可因排尿障碍而广泛增厚，但无局部改变。

十八、脐尿管癌

脐尿管源于尿囊上部，在胚胎第七周，膀胱处于脐部，随后沿前腹壁向下沉降，上部渐缩小、闭锁为脐尿管索，此处组织结构与膀胱相同。

(一)概述

脐尿管癌少见，占膀胱肿瘤的0.17％～0.34％。发生于膀胱内或近膀胱的脐尿管端。其中黏液腺癌占95％。脐尿管上皮为移行上皮，而脐尿管肿瘤多为腺癌，对此有两种解释：一是移行上皮向柱状上皮的化生，进而恶变；二是腺癌起源于脐尿管内残余的岛状含黏液的后肠上皮。

(二)临床表现

多见于40～70岁。早期多无症状，肿块较大或浸润膀胱壁时才出现临床症状。主要表现为腹痛和中下腹中轴线上腹内包块，当侵及膀胱时出现膀胱刺激征和血尿。

(三)CT表现

位于膀胱顶部中轴线上软组织肿块或含钙化的囊性肿块；肿块主要位于膀胱外，推压膀胱，与膀胱壁界限不清，局部膀胱壁增厚。肿块内可有斑点状钙化，位于肿块中央或周围。

增强扫描肿块强化程度不一,多强化明显。肿块前缘可侵及腹壁,还可直接侵犯或沿淋巴道转移至大网膜、腹膜、盆腔淋巴结及器官。

(四)鉴别诊断

脐尿管囊肿有时可呈实性密度或因感染而壁厚,但囊肿壁相对均匀规则,其钙化粗大,沿壁呈环状;而癌变壁厚而不规则,钙化呈细小斑点状。

第十章 消化系统疾病CT诊断

第一节 原发性肝细胞癌

一、概述

肝肿瘤以恶性多见,约占90%以上,其中肝细胞癌占原发性恶性肿瘤的75%～85%。原发性肝肿瘤可发生于肝细胞、胆管上皮细胞以及血管、其他间质、中胚层组织等。

原发性肝癌的细胞学类型有肝细胞癌、胆管细胞癌与混合型。近些年报道的纤维板层样肝细胞癌为肝细胞癌的一种特殊类型。

肝细胞癌的病因主要有两个方面。①乙型肝炎病毒(HBV):国内病例中,90%以上感染过HBV,即HBsAg阳性。②黄曲霉素(AFT):长期低剂量或短期大剂量摄入可诱发。此外,与饮水污染、丙型肝炎、戊型肝炎、饮酒和吸烟等也有一定关系。

(一)肝细胞癌的分级

可分为4级:Ⅰ级高度分化;Ⅱ～Ⅲ级中度分化;Ⅳ级为低度分化。中度分化最多,其AFP多为阳性,而高度与低度分化者AFP阴性者为多。

(二)大体病理

肝细胞癌(HCC)的大体病理分型较为繁杂。

(1)Eggel于1901年提出的经典分类曾被广泛应用至今。此分类将HCC分为3型。①结节型:直径<5cm的属结节,单个或多个分布。②巨块型:直径≥5cm,常为单个巨块,也有密集结节融合而成的巨块,以及2个以上巨块的。③弥漫型:少见,该型结节很小,直径为5～10mm,弥漫分布且较均匀,全部合并肝硬化;易与肝硬化结节混淆。上述分类属中、晚期肝癌的类型。

(2)20世纪70年代以后国内将HCC分为4型:①块状型:单块状、融合块状或多块状。②结节型:单结节、融合结节、多结节。③弥漫型。④小癌型。小癌型(即小肝癌)的提出标志着肝癌诊断水平的提高。

(3)20世纪80年代以来日本学者的分类为。①膨胀型:肿瘤分界清楚,有纤维包膜(假包膜),常伴肝硬化;其亚型有单结节型和多结节型。②浸润型:肿瘤边界不清,多不伴肝硬化。③混合型(浸润、膨胀):分单结节和多结节两个亚型。④弥漫型。⑤特殊型:如带蒂外生型、肝内门静脉癌栓形成而见不到实质癌块、硬化型肝细胞癌等。日本和中国以膨胀型为多,北美以浸润型为多,而南非地区多不伴肝硬化。国内80%～90%伴肝硬化,而出现相应影像学表现。

(4)小肝癌的病理诊断标准。目前国际上尚无统一标准。中国肝癌病理协作组的标准是:单个癌结节最大直径≤3cm;多个癌结节,数目不超过2个,其最大直径总和≤3cm。

(三)转移途径

(1)血行转移。最常见。HCC易侵犯血窦,在门静脉和肝静脉内形成癌栓,并向肝内、外转移。肺为肝外转移的主要部位,其他有肾上腺、骨、肾、脾和脑等。

(2)淋巴转移。以肝门淋巴结最常见;其次为胰头周围、腹膜后(主动脉旁)和脾门等区域。

(3)种植性转移。最少见。此外,除晚期少数患者产生癌性腹膜炎外,极少发生腹膜转移。

(四)HCC的单中心与多中心起源

多结节型HCC或巨块结节型HCC,究竟是HCC肝内播散的结果(即单中心起源)还是多中心起源,尚有争论。Esumi通过HBV-DNA整合这一分子生物学方法证实两种可能性同时存在。

二、临床表现

国内将其临床分为3期:Ⅰ期(亚临床期,无临床症状和体征)、Ⅱ期(中期)、Ⅲ期。

(一)症状

以肝区痛、腹胀、上腹部肿块、食欲缺乏、消瘦、乏力等最为常见,其次可有发热、腹泻、黄疸、腹水和出血等表现,低血糖与红细胞增多症为少见表现。

(二)并发症

①肝癌结节破裂出血。②消化道出血,由肝硬化门脉高压和凝血功能障碍所致。③性脑病。

(三)实验室检查

①AFP(甲胎蛋白)定量:放免法测定>500μg/L,持续1个月。②AFP200～500μg/L,持续2个月,并排除其他AFP升高的因素,如活动性肝病、妊娠和胚胎性肿瘤等。小肝癌病例AFP常轻度或中度升高,如持续时间长(低浓度持续阳性)亦应警惕;但有10%～30%的肝癌AFP阴性。其他如γ-GT和各种血清酶测定亦有一定意义。

三、CT表现

(一)平扫表现

平扫很少能显示出<1cm的病灶。肿瘤一般呈低密度改变;少数与周围肝组织呈等密度(分化好的),如无边缘轮廓的局限突出,则很难发现病变;极少数呈高密度。

当合并脂肪肝时,与肝实质呈等密度及高密度者为肝细胞癌的特征性所见。肿瘤内产生钙化的约占5%以下,还偶见出血及脂肪成分。合并肝硬化者可出现相应表现。

1.结节型

①为单结节或多结节,多呈类圆形。②界限清楚,部分可见完整或不完整的更低密度环状带即假包膜。③肿瘤内常形成间壁而密度不均,另因肿瘤缺血、坏死其内可见更低密度区。④有时肿瘤所在的肝段呈低密度,是由于肿瘤浸润并压迫门静脉血流减少,而致瘤周肝实质营养障碍。

2.巨块型

①单个或多个,占据一叶或一叶之大部分。②常因向周围浸润而边缘不规则。③肿瘤内多有缺血、坏死而有不规则更低密度区。④周围常有子灶(<5cm为结节),有人称之巨块结节型。

3.弥漫型

平扫难以显示弥漫的小结节。可见肝脏呈弥漫性增大、肝硬化以及门静脉内瘤栓形成。

(二)增强扫描

肝癌主要由肝动脉供血,但几乎都存在着不同程度和不同情形的门静脉供血。早期肿瘤血供多来自门静脉,随着肿瘤发展,动脉供血逐渐成为主要血供,而门静脉供血逐渐走向瘤周。CT增强表现为如下。

1.动脉期

肿瘤显著强化。小肝癌常为均一强化;大肝癌由于内部形成间壁、有不同的血管结构、缺血坏死等而呈不均匀强化。但有时小肝癌动脉期不强化(国内有人统计占13.2%),主要与其坏死有关。

2.门静脉期

肿瘤呈低密度改变。此时,病变范围比平扫时略缩小,边界较为清晰。是因为肝癌90%～99%由肝动脉供血,而周围肝实质约80%的由门静脉供血,两者增强效应时相不同所致。

3.平衡期

肿瘤仍呈低密度。如与血管瘤鉴别可延迟至7～15分钟扫描(即所谓延迟扫描)仍呈低密度。

(三)CT增强的时间一密度曲线

肝癌CT增强的时间密度曲线可分为5型:①速升速降型。②速升缓降型。③无明显变化型。④速降缓升型。⑤初期速降而后稳定极缓上升型。但速升速降型是其特征性强化表现。

因肝癌主要由肝动脉供血,在动脉期CT值迅速上升达到峰值并超过肝实质。因平扫病灶度多低于肝脏,故在其密度升高的极早期有一次与肝实质密度相近的第一次等密度交叉,但因极短暂,故一般不会显示。病灶峰值停留的时间很短,然后迅速下降,随着肝实质的CT值上升,两者的密度接近出现第二次等密度交叉。此后病灶密度缓慢下降而正常肝实质密度继续上升,病灶又成为低密度。但正常肝实质的增强上升速度较肝癌缓慢,达到的峰值低,峰值停留时间长,下降速度不及肝癌。

总之,凡血供丰富的HCC,与正常肝实质对照均出现从高密度、等密度到低密度的3步曲,整个过程短暂,时间密度曲线呈速升速降型,这是肝癌的特征性表现。可能由于乏血、门静脉参与血供较著等,因而出现其他4种强化曲线。

(四)肝细胞癌的包膜及其边缘强化方式

1.纤维包膜的形成

是由于肿瘤呈膨胀性生长,对邻近的非癌变肝组织产生压迫,引起纤维结缔组织增生;同时由于肿瘤细胞及其间质细胞产生促进血管生长的细胞因子,使纤维结缔组织内形成数量不等的血管。此外,癌灶压迫周围正常肝组织,进一步有利于包膜的形成。

2.HCC的边缘强化方式

①动脉期未显示明确包膜,门脉期和平衡期显示明确包膜呈高密度影,提示肿瘤呈膨胀性生长,且包膜血管较少;或确无包膜,但癌周受压肝组织仍由门静脉供血而呈线环状强化。

②动脉期包膜呈低密度,门静脉期和平衡期显示明确的包膜(略低或高密度)或包膜不清,提示肿瘤呈膨胀性生长,包膜内血管少。③三期扫描均见明确包膜且呈环状或不完整环状的高密度强化,提示包膜血管丰富。④动脉、门脉期未见包膜显示,平衡期显示包膜呈高密度,包膜内血管少。⑤三期扫描均未显示明确包膜,表现为癌灶与非癌变肝组织分界不清,提示肿瘤呈侵袭性生长,且生长迅速,无纤维结缔组织包膜。国内有学者认为,HCC 分化低者以不完整环状强化为主;分化高者以完整环状强化为主。

(五)动脉－门静脉分流及与肝硬化、血管瘤 APVS 的机制的区别

国内有学者将 APVS 的动脉期表现分为 3 型:①Ⅰ型:门静脉三级(亚段)及以上分支提早显影。②Ⅱ型:肿瘤或病变周围肝实质提早强化。③Ⅲ型:肝脏边缘结节形、楔形提早强化,且邻近无占位性病变。此外,还有文献报道少见的弥漫型,表现为全肝早期强化,门静脉早显。

1.肝癌

肝癌病灶内出现动静脉分流征象为肝癌的特征之一。其 APVS 的发生机制有以下 3 种。①跨血管的 APVS:即肿瘤组织对门静脉分支的直接侵犯破坏,使肿瘤处的肝动脉血通过破坏的门静脉壁直接灌入门静脉分支,形成肿瘤性 APVS。CT 表现为Ⅰ和Ⅱ型。②跨肝窦的 APVS:肿瘤组织压迫、侵犯周围的肝静脉分支,造成该区域肝静脉回流受阻,致使肝窦压力升高,当此压力超过门静脉压,力时,所属门静脉就成为引流静脉,直接接受肝动脉血液,形成跨肝窦的 APVS。又由于受累区功能性门静脉血流减少,而致肝动脉的血流代偿性增加。还有人认为,在压迫肝静脉的情况下肿瘤周围的肝实质还会"盗取"肿瘤组织的肝动脉血供。该类在 CT 上呈Ⅱ型表现。③跨血管丛的 APVS:肿瘤的压迫和(或)门静脉较大分支的瘤栓都可造成门静脉血流受阻,此时位于肝脏中央部分较大胆管的周围血管丛作为顺肝方向的侧支循环开放、增生,代偿受阻的门静脉血流。这种 APVS 在 CT 亦表现为Ⅱ型。但肝癌所致的Ⅱ型病变在门静脉期和平衡期均不呈低密度,有助于与肿瘤子灶相鉴别。

2.肝硬化

其 APVS 的 CT 表现以Ⅲ型多见。其形成主要与肝硬化时继发肝内血管网结构的扭曲、肝窦微细结构的变化以及门静脉高压等变化有关。原因可能为:①跨肝窦的 APVS:因肝窦的结构会出现毛细血管化、胶原化,其通透性也有变化,肝内血管网结构的扭曲可使小的肝静脉出现梗阻,从而形成跨肝窦的 APVS。②跨血管丛的 APVS:门脉高压所致,与上述肝癌 APVS 的形成机制相似。③跨血管的 APVS:尚未见报道,但国外有学者电镜发现肝硬化的大鼠可出现。

3.血管瘤

有文献报道肝海绵状血管瘤有 23.5%～29.7% 的出现 APVS。于动脉期表现为瘤周楔形强化区(Ⅱ型),常伴门静脉支早显。随着时间的延长有的可变为低密度,最后呈等密度。伴脂肪肝时于平扫图上即可见到与异常灌注类似的高密度影。从狭义上说这种瘤周楔形强化区是指瘤旁肝组织内那些与瘤体内血窦相通的、扩大的肝窦腔隙或异常薄壁血管腔被对比剂充盈所致,从广义上可认为这种楔形强化是血管瘤并发 APVS 的一种特征性表现。

总之,APVS 以肝癌最为多见,且 CT 表现为Ⅰ、Ⅱ型;亦可见于单纯肝硬化者,而其 CT 表现以Ⅱ型多见;血管瘤所致 APVS 应予重视。此外,肝转移瘤、肝脏手术、穿刺后亦可发生,偶为正常人。APVS应注意与肝第3血供所致的假性病变相鉴别。

(六)肝脏灌注异常

导致肝脏灌注异常的病因:多种多样,包括门静脉阻塞(癌栓、血栓)、肝静脉阻塞(布加综合征、心衰、纵隔纤维化等)、局限性肝脏病变、感染(肝脓肿、胆囊炎、胆管炎)、肝内门—体分流术后所致的血流动力学改变、肝脏肿瘤、肝硬化、急性胰腺炎等,以及已述及的第3血供。

门静脉癌栓所致的肝灌注异常增强,CT表现:动脉期的不规则形或三角形高密度区,或(和)门脉期不规则形或三角形低密度区。

门静脉癌栓所致的肝实质灌注异常,其部位与受累门静脉分布一致。但当合并动脉—门静脉短路时则例外。其形成机制为:①门脉癌栓形成后血流受阻,致相应区域肝实质门静脉血供减少,即门静脉血流灌注减少。为维持肝实质血流量的相对恒定,则供应该区域的肝动脉血流量将代偿性增多,即动脉血流量高灌注。我们认为,从前已述及肝动脉—门静脉分流(APVS)之跨血管丛型可知,这种灌注异常还可与APVS有关。②门静脉期低灌注(伴或不伴动脉期高灌注),可能原因有两个方面:一是由于门静脉癌栓未导致管腔完全阻塞,仍有血流通过肝实质;二是由于脾静脉与肝内门静脉分支之间存在着较广泛的侧支循环,这些侧支循环开放(即门静脉海绵样变),使门静脉属支的血液绕过癌栓阻塞的部位进入肝脏。

(七)门静脉海绵样变

门静脉海绵样变(CTPV)是指门静脉栓塞或后天性、先天性狭窄后引起门静脉旁、肝内及胆囊窝小静脉或毛细血管呈网状扩张,以及栓塞的门静脉再通。

正常情况下门静脉周围仅见肝固有动脉伴行,极少数可见门静脉周围有2~3个小血管断面显示,可能是胃右动脉或胆囊动脉显影,或存在解剖变异。胆囊壁及周缘无肉眼可见的小血管断面。故国内有学者提出CT图像以门静脉周围血管横断面多于3个作为胆总管周围侧支循环开放的标准。

门静脉癌栓所致的位于肝门、肝十二指肠韧带的形似海绵的静脉网,由门静脉之间的侧支循环(门—门短路)和门静脉分流至体循环(门—体分流)的侧支循环所形成。它包括如下内容。①门静脉胆支:包括胆囊静脉和胆管周围静脉丛。②门静脉胃支:包括胃左静脉(即胃冠状静脉)、胃右静脉,以及它们的属支(如食管静脉、胃短静脉、幽门前静脉和幽门十二指肠静脉)。③胰十二指肠后上静脉。④脐旁静脉:其扩张提示门体分流的存在。

国内文献报道,门静脉胆支和胃支是构成门脉海绵状变的最主要血管;胆支开放仅见于门脉海绵样变(但有学者认为亦可见于肝硬化);胰十二指肠后上静脉亦较常显示;门静脉胃支的开放与肝硬化并门静脉高压,以及门脉海绵样变均有关系。

(八)门静脉、肝静脉、下腔静脉癌栓和门静脉动脉化征

肝细胞癌向门静脉、肝静脉、下腔静脉浸润生长时,可形成肿瘤癌栓。

1.门静脉内癌栓

①平扫癌栓的密度与门脉血液密度无差异,但受累血管因癌栓生长有扩大,造成分支直径大于主干或主干与分支粗细不成比例。②增强后表现为血管内充盈缺损征象,相应血管扩张。③增强后动脉早期癌栓强化及其内显示细小的肿瘤血管,称为"门静脉动脉化征",其发生率可高达86%,是与血栓鉴别的主要征象。血栓一般主要位于肝外门脉,累及或不累及肝内主干

及分支。④位于末梢的门静脉癌栓诊断困难,CTAP有利于显示,并可见此范围呈扇形低密度区。

2.肝静脉和下腔静脉受侵和癌栓

①受侵犯的血管不规则狭窄,或见局部压迹,也有完全被肿瘤包绕的。②腔内充盈缺损,个别病例向上可延伸至右心房内。③局部管腔扩大。④奇静脉,半奇静脉扩张。⑤应注意:增强扫描早期下腔静脉可部分显影或密度不均,需同一部位重复扫描鉴别;下腔静脉受肿块压迫亦可不显影。

(九)肝细胞癌胆管内浸润

据统计,肝细胞癌伴有肝内胆管扩张的发生率为14.4%,小肿瘤很少发生,是肝癌肿块的直接压迫、侵犯或肝门区转移淋巴结压迫所致。肿瘤向胆管内直接浸润生长,可形成胆管内癌栓,比较少见,其发生率在13%左右,多同时合并门静脉及肝静脉内癌栓。

CT表现:肝内胆管轻、中度扩张,以肝门(包括左、右肝管)附近多见。CT可显示肝总管或大分支内癌栓,确诊需胆道造影。对于末梢部位者,一般形成胆管内癌栓之肝细胞癌多属乏血型,周围又有扩张的胆管,故应与肝内胆管细胞癌鉴别。直接显示出胆管内癌栓及伴随门静脉癌栓征象对诊断和鉴别极为重要。

(十)肝细胞癌肝内转移的方式

其肝内转移方式有两种。①门静脉性:癌细胞经肿瘤周围之门静脉系,着重于末梢侧或中枢侧之肝实质内形成转移灶。若合并肝门侧的动脉-门静脉短路,可转移至肝较远部位。②肝动脉性:多由其他脏器的肝细胞癌转移灶,再循环入肝动脉血,引起肝动脉性肝内转移,此种方式只见于晚期患者。

CT表现:肝内均一大小转移灶,易发生在肝,被膜部位,结节型和巨块型均可伴有肝内转移,也称为子结节。平扫及增强扫描病变特点与原发灶基本相同。

(十一)肝细胞癌破裂出血

其CT表现为:平扫示肿瘤内斑片状、片状高密度灶;也可表现腹腔内广泛出血;还可形成肝包膜下血肿,呈沿肝脏表面的月牙形、梭形血肿征象。

(十二)肝细胞癌肝外浸润及转移

(1)肝细胞癌向周围邻近脏器直接浸润极少。①病灶巨大或近横膈者可产生横膈的直接浸润,并进而浸润胸腔。但除晚期患者外,极为少见。②肝左叶与胃前壁相邻,但肝癌直接浸润胃的发生率极低。③肝镰状韧带及胆囊可有直接受侵,也极少见。

(2)肝细胞癌早期远隔转移少见,晚期可发生血行转移、淋巴转移及腹膜种植转移。

四、鉴别诊断

(一)血管瘤

血管瘤表现典型,两者多鉴别不难,但小血管瘤的变化较多。注意快速推注造影剂于动脉早期快速扫描,以及充分的延迟扫描有助于诊断。血管瘤有以下CT特点:①平扫呈类圆形低密度,密度多均匀、边缘清晰。②增强扫描于动脉早期出现边缘结节状、点状、斑点状等显著强化,其密度可与同层腹主动脉相近,有特征性;且密度高于周围肝实质的持续时间即强化峰值持续时间长,超过2分钟。③增强区域进行性向病灶中央扩散。④延迟扫描病灶呈等密度充填。⑤如病灶中央有纤维瘢痕,除瘢痕不强化外,增强扫描仍符合上述特点。⑥少数病灶强化不著,但延迟期仍呈等密度充填。⑦个别病例始终无强化,延迟扫描亦无充填则诊断和鉴别诊断困难。

（二）肝转移瘤

转移瘤有以下 CT 特点:①转移瘤病灶多发、散在、大小相仿。②少血供者明显的边缘强化和"牛眼征";而少数富血供者呈弥漫性强化。③较小病灶出现囊样变伴边缘强化。④无门脉癌栓和病灶周围的包膜(或晕圈)显示。⑤邻近脏器发现原发灶、复发灶或转移灶。单个或数目不多的转移灶与 HCC 鉴别有一定困难。①大小不一,特别是大病灶周围的结节(卫星灶)形式出现以 HCC 可能大。②增强扫描病灶呈速升速降改变的以 HCC 可能大;而转移瘤门静脉期可呈渐进性厚壁强化,但强化程度低于肝组织。③病灶周围有包膜及门脉癌栓形成明显支持 HCC。④两者大的瘤灶均可出现囊样坏死,而小瘤内囊样变一般不见于 HCC。

（三）肝内胆管细胞癌

肝内胆管细胞癌 CT 表现无特异性,下列特点有助于与肝癌鉴别。①呈边缘欠清的低密度灶,病灶常较大,部分病灶有点状钙化。②肿瘤多乏血,增强早期及门静脉期可见肿瘤边缘轻度不连续环状强化。③国内有学者报道近 60% 的病例可出现瘤体延迟强化。④局部肝内胆管扩张较多;极少数有门静脉侵犯或癌栓形成。⑤极少数有肝硬化表现,AFP 为阴性。

总之,如病灶较大,且其内有点状钙化或大片状的无强化的液性密度区出现时,应考虑胆管细胞癌。肿瘤边缘不连续环状强化及低密度肿瘤内含无定形的稍高密度影是其双期增强扫描的典型表现。

（四）肝硬化结节

单个或多个肝硬化结节与肝癌结节很难鉴别。

1.肝硬化结节缺乏动脉血供

团注动态增强扫描,甚至 CTA 如病灶无强化,则以再生结节、局灶性脂肪变或坏死结节可能大;结节明显强化则可确立肝癌的诊断;如仅轻度强化,或血管造影见轻度染色,则很难做出诊断。总之,肝动脉血供的有无及程度与结节的良、恶性相关。

2.大结节性肝硬化

肝脏表面高低不平,肝内有许多再生结节,颇像多结节性或弥漫性肝癌。下列征象有助于鉴别:①在平扫图上,肝硬化再生结节较正常肝组织密度略高。②增强扫描结节强化不明显,或不及正常肝组织,故成为低密度;或两者密度趋向一致,肝脏密度由平扫时的不均匀变为均匀。后一种情况更多见,更具有诊断意义。③门脉内见不到癌栓,而弥漫性肝癌的门脉癌栓发生率近于 100%。

五、肝硬化再生结节至肝细胞癌的演变

在肝硬化基础上肝细胞癌的发生是一个多阶段过程,在这一过程中再生结节可能是第一步。其演变过程有两种观点:①再生结节(RN)→腺瘤样增生(AH)或称为普通型 AH→不典型腺瘤样增生(AAH)→早期肝细胞癌(EHCC)→小肝细胞癌(SHCC)。②RN→发育不良结节(DN)→含局灶癌变的发育不良结节→SHCC。

1.病理特征

(1)再生结节(RN)。是在肝硬化的基础上发生局灶性增生而形成的肝实质小岛,直径多在 0.3～1.0cm。内含肝细胞、Kupfer 细胞及小胆管等正常肝组织,周围被硬化肝脏的粗糙纤维间隔所包绕。

(2)发育不良结节(DN)。最初称为腺瘤样增生,还有再生大结节、腺瘤性增生及肝细胞假瘤等名称。1994 年国际胃肠道会议正式命名为发育不良结节。结节常＞1.0cm,多＜2.0cm,可达 3.0cm 左右。无真正包膜。镜下根据细胞异形性程度又分为低度 DN 和高度 DN,分别相当于腺瘤样增生的普通型 AH 和 AHH。后者细胞异形性较明显,被认为是癌前病变。当 DN 内部出现癌灶时就称为早期肝细胞癌。

(3)小肝细胞癌(SHCC)。其定义无统一标准,国内规定直径≤3cm 或两个相邻结节直径之和≤3cm。包膜、脂肪变性及镶嵌模式等都是 SHCC 较为特征的病理改变。

2.CT 表现和区别

(1)平扫。SHCC 呈界限清楚的低密度;RN 和 DN 有聚铁特性,偶呈高密度。

(2)动态增强扫描。由 RN 至 SHCC 随着结节恶性程度的增高,肝动脉供血比例逐渐增加,而门静脉供血比例逐渐减少并走向结节周围。96％的发育不良结节(DN)主要由门静脉供血,而 94％的 HCC 主要由肝动脉供血。①HCC 于动脉期明显增强,而门静脉期又呈低密度;CTA 呈高密度,CTAP 呈低密度。②RN、DN 的血供大部分为门静脉,其增强规律与正常组织多相似;CTA、CTAP 亦与肝实质同步。③一些分化较好的 SHCC 与含癌灶的 DN(即早期肝癌)、异形性明显的 DN(相当于非典型样腺瘤样增生),其血供无明显差别。因此,三者有一定重叠性,CT 表现无特异性,鉴别较困难,需结合 MR、US 等综合分析。但对上述由再生结节至小肝细胞癌的演变过程,有时病理亦难以鉴别。

六、肝癌术后复发及鉴别诊断

1.肝癌术后复发的病理机制

①肝内转移和播散。②多中心起源。③术中小的病灶未被发现,而后继续生长。

术后 AFP 浓度未下降到正常,或短期内又复上升;3 个月内又发现新病灶,或原来可疑病灶又增大,通常把它归为术后残存。如术后 AFP 降到正常,3 个月后又复升高,同时找到新病灶通常归为复发灶。复发的时间从 3 个月至 5 年不等,也有 10 年以上的。

2.鉴别诊断

复发灶以结节型、单个居多,与原发灶 CT 表现基本相同,但需与术后残腔和纤维瘢痕鉴别。①残腔:多呈水样密度,轮廓光滑,无强化。②纤维瘢痕:靠近手术部,平扫呈低密度,无张力和占位效应,边缘较清楚,无明显强化。

第二节　胆系结石、炎症

一、胆系结石

胆石症为胆道系统的最常见疾病,可发生在胆囊、肝内外胆管。

(一)概述

其形成原因尚不完全明确,主要有以下几方面。①胆道感染。②胆道蛔虫。③代谢障碍。④神经功能紊乱和胆汁滞留。

胆系结石的化学成分主要为胆色素、胆固醇、钙质及其他少量的无机盐类。按化学成分可分为:①胆固醇结石:以胆固醇为主,其含量占80%左右,并含少量钙、蛋白及胆色素。②胆色素结石:此类结石在我国较多,呈砂粒状或桑葚状,可有少量钙盐和有机物质为核心。③混合类结石:是由胆色素、胆固醇和钙盐分层混合而成。

(二)临床表现

与结石的位置、大小、胆道有无梗阻及并发症有关。多表现为右上腹不适及消化不良等症状;急性发作时,可有胆绞痛、呕吐、黄疸等;合并急性炎症时,出现高热等症状。

(三)CT表现

1.常见表现

(1)胆囊结石。①胆固醇结石:表现为单发或多发低密度及等密度结石,平扫多难以诊断,常需口服造影检查。②胆色素结石:表现为单发或多发的高密度灶,大小、形态各异。泥沙样结石沉积在胆囊下部呈高密度,与上部胆汁形成液平面。③混合性结石:表现为结石边缘呈环状高密度,中心为低密度或等密度。

(2)肝外胆管结石。①胆管内圆形或环形致密影,近端胆管扩张。②结石位于胆管中心呈致密影,周围被低密度胆汁环绕,形成靶征;结石嵌顿于胆总管下端而紧靠一侧壁,则形成新月征或半月征。③胆总管扩张逐渐变细,且突然中断,未见结石和肿块,应考虑等密度结石可能。

(3)肝内胆管结石。可局限于一叶或左、右叶均有,单发或多发,大小不等、形态各异。以管状、不规则状常见,亦可在胆管内形成铸型,并可见远侧胆管扩张。以高密度结石常见。

但在诊断时应注意:①胆管结石排出后,胆总管因弹性减退或消失,不能恢复原状,可造成胆管梗阻的假象;肝内胆管周围受肝脏的保护,一般可恢复原状。②结石引起的梗阻常为不完全性或间歇性,其扩张可较轻或在临界范围内。

2.结石成分的预测

胆结石CT值与胆固醇含量呈负相关,与钙盐含量呈正相关。国外有学者对胆囊结石的体外研究认为:以CT值140Hu(范围135～145Hu)作为结石化学类型的预测阈值,其准确率达84%,即CT值<1140Hu为胆固醇结石,>140Hu为混合性结石和胆色素结石。还有学者行鹅去氧胆酸溶石试验,结果结石CT值<50Hu或60Hu组大部分溶解,而>50Hu或60Hu组无一例溶解。

3.CT 分类

国外有学者根据结石的 CT 表现,一般将结石分为以下几类。①高密度结石:CT 值>90Hu 者。②稍高密度结石:CT 值 26～67Hu。③环状高密度结石。④等密度结石:与盐水或胆汁相似。⑤分层状结石。⑥低密度结石。低密度、等密度、稍高密度结石以胆固醇性结石为主,其他则以非胆固醇性结石为主。

4.钙胆汁

胆汁中含有很高浓度的碳酸钙称为钙胆汁或石灰样胆汁。钙胆汁与胆结石有密切的关系。CT 或 X 线表现为胆囊呈造影样高密度,在胆囊管区或胆囊内可见结石。有时可见胆汁分层。

二、急性胆囊炎

(一)概述

本病多由结石嵌顿于胆囊颈部、胆囊管或细菌感染所致。病理可分为 4 类。①急性单纯性胆囊炎:胆囊黏膜充血、水肿、炎性细胞浸润。②急性化脓性胆囊炎:炎症波及胆囊壁全层,胆囊壁水肿、增厚,浆膜面纤维素渗出,胆囊内充满脓液。③急性坏疽性胆囊炎:胆囊壁缺血坏死及出血,胆囊内充满脓液,并可穿孔。④气肿性胆囊炎:由产气杆菌(多为梭状芽孢杆菌、产气荚膜杆菌,其次为大肠杆菌等)感染所致,胆囊内及其周围可见气体产生;30%发生于糖尿病患者,50%不存在结石。

(二)临床表现

主要为急性右上腹痛,向肩胛区放射。多伴有高热、寒战、恶心、呕吐、轻度黄疸。既往有胆绞痛发作史。莫菲氏征阳性。

(三)CT 表现

胆囊增大,为最常见的征象。胆囊壁弥漫性增厚为胆囊炎的重要依据,但不具特异性。增强扫描胆囊壁明显强化,且持续时间长。胆囊周围可见一周低密度环即"晕圈"征,为胆囊周围水肿所致。该征是胆囊炎,特别是急性胆囊炎的特征性征象。出血、坏死性胆囊炎时,胆囊内胆汁 CT 值升高。胆囊内或周围脓肿形成时,可见气体征象。有时可见胆囊扩张积液征象。气肿性胆囊炎可见胆囊壁内有气泡或线状气体,胆囊腔、胆道内及胆囊周围也可有低密度气泡影。

此外,黄色肉芽肿性胆囊炎囊壁可高度不规则增厚,偶有钙化,容易穿孔并在肝内形成脓肿和肉芽肿,不易与胆囊癌鉴别。但是,黄色肉芽肿性胆囊炎增厚的囊壁内有大小不一、数目不等的圆形或类圆形低密度灶(主要由胆固醇、脂质及巨噬细胞构成),增强扫描无强化,是其特异性表现。

三、慢性胆囊炎

(一)概述

本病为常见的胆囊疾病,可因细菌感染、化学刺激、肝胰壶腹的炎症和肥厚等引起胆汁淤滞,以及代谢异常等所致。病理上胆囊黏膜萎缩、破坏;胆囊壁纤维化增厚,并可钙化;胆囊浓缩及收缩功能受损;胆囊可萎缩变小,亦可积水增大。

（二）临床表现

主要为右上腹痛及反复发作性急性胆囊炎。其他有上腹不适、消化不良、饱胀等一般性症状。

（三）CT表现

胆囊壁增厚为主要表现之一，增厚多较规则。一般认为胆囊扩张良好时，壁厚度≥3mm有诊断意义。胆囊壁钙化为特征性表现，如囊壁完全钙化称为"瓷胆囊"。胆囊可缩小或扩大，常合并胆囊结石。

四、急性化脓性胆管炎

（一）概述

本病因胆管梗阻及感染引起，多胆囊壁增厚、密度增高，周围无水肿见于胆管结石、胆道蛔虫，其次有胆管狭窄、肿瘤以及胰腺病变等。梗阻多位于胆总管下端。病理表现胆总管明显扩张，其内充满脓性胆汁，管壁炎性增厚，肝内可见多发脓肿。左肝管易使胆汁引流不畅、结石不易排出，而容易或加重感染，且感染可致肝实质萎缩。此外，所谓的复发性化脓性胆管炎是感染性胆管炎的反复发作，最终导致胆管狭窄、胆管梗阻和胆管结石。

（二）临床表现

起病急骤，右上腹剧痛、高热、寒战，多数有黄疸，甚至昏迷及死亡。复发性化脓性胆管炎患者可出现反复发作的腹痛、脓毒症和黄疸。

（三）CT表现

肝内外胆管均明显扩张，其内充满脓汁，CT值高于胆汁。肝内胆管扩张常呈不对称性或局限分布，以左叶为著，扩张的胆管呈聚集状，是因左肝管易使胆汁引流不畅、结石不易排出所致。同时，扩张的胆管常局限在一、二级分支，而周围胆管因炎性纤维增生丧失扩张能力，表现为"中央箭头征"。胆管壁弥漫性增厚，其增厚可呈弥漫偏心性，增强扫描多于急性发作期呈明显强化。胆管内有时可见积气表现，常伴有胆管内结石。肝内可有多发性小脓肿。由于反复炎性阻塞、破坏，可有肝体积缩小或局限性萎缩，以左肝多见。

复发性化脓性胆管炎的基础疾病是肝内外胆管不规则扩张、胆系结石、胆囊炎、胆汁性肝硬化，典型的影像学表现是肝内胆管多房性囊性扩张并周边渐进性强化为特征（MR平扫、增强和MRCP对本病的诊断具有重要意义）。

五、慢性胆管炎

本病常由急性胆管炎发展而来。

（一）概述

胆总管下端纤维瘢痕组织增生及狭窄，胆总管明显扩张，管壁增厚。

（二）临床表现

中上腹不适、腹胀。急性发作时与急性化脓性胆管炎相同，可有高热、寒战、黄疸三联征。

（三）CT表现

（1）肝内、外胆管明显扩张，内有多发结石，是其常见和主要的CT表现。结石密度从等密度到高密度不等。结石的形态多种多样。肝内大的胆管扩张，而分支不扩张或扩张不明显。

（2）肝外胆管壁呈广泛性、不规则增厚，壁厚可达2~3mm。

六、原发性硬化性胆管炎

本病又称狭窄性胆管炎,其病因不明,是一种罕见的慢性胆管阻塞性疾病。

(一)概述

以肝内、外胆管的慢性进行性炎症及纤维化,最终导致胆管的短段狭窄与扩张交替为特征的病变。80%的病变累及包括胆囊在内的整个胆系,20%仅局限于肝外胆道。受累的胆管壁增厚、管腔狭窄,外径变化不大,内径明显缩小或闭塞。后期可发生胆汁性肝硬化或门静脉高压,9%～15%合并胆管癌。

(二)临床表现

好发于40岁左右,男女之比约为2∶1。以慢性进行性黄疸为主要表现,一般无上腹绞痛史。合并肝硬化、门脉高压等并发症可有相应表现。87%伴发溃疡性结肠炎,13%伴发Crohn病。

(三)CT表现

其主要CT往象为跳跃性扩张、串珠征和剪枝征。①病变局限于肝外胆管者,呈典型的低位梗阻表现,狭窄处远端的胆总管仍可见。狭窄处胆管壁增厚,管腔狭小,密度增高;增强扫描管壁强化明显。可有或无胆囊壁增厚。如某段扩张的肝外胆管不与其他扩张的胆管相连称为"跳跃性扩张",其形成基础是肝内胆管狭窄合并远段胆管扩张。②病变广泛者呈不连续的散在分布的串珠状或不规则状,反映了其多发性狭窄。段性分布的肝内胆管扩张也是其表现之一。在1个层面上见到3处以上狭窄与扩张交替出现,称为"串珠征"。但此征也可见于恶性病变。③剪枝征:即某一层面上见到长度≥4cm的肝内胆管或左、右肝管,而无次级分支称为"剪枝征"。本病25%的可见此征,但13%≈15%的恶性病变也可见此征。④晚期可见肝硬化、门脉高压表现,还可见大量的肝内胆管钙化影。通常本病引起的肝内胆管扩张程度较轻,有明显扩张者要想到肿瘤性病变。

(四)鉴别诊断

应注意结合病史与结石、胆系感染和手术等原因所致的继发性硬化性胆管炎相鉴别。

七、胆道出血

胆道出血是肝胆疾病的严重并发症。

(一)病因

其病因很多,主要有肝内感染、肝内胆管结石、手术时的探查和肝损伤等。

(二)临床表现

临床有不明原因的消化道出血。DSA有助于进一步确诊,并指导介入治疗。

(三)CT表现

血液通过开放的胆总管进入胆囊,当出血量占胆囊容量的70%和出现血凝块时,表现为胆囊不均匀性密度增高。出血量更大时,胆囊内密度均匀性增加,CT值高达50～60Hu。

胆系出血常合并胆道梗阻,引起扩张、积血,表现为胆管扩张,其内见管状或圆形高密度灶。

本病需注意与钙胆汁(其密度高于出血15～20Hu)、胆管结石相鉴别。结合临床对本病的诊断和鉴别有重要作用。

第三节 胰腺肿瘤

一、概述

胰腺肿瘤按组织学分为两大类。①胰导管细胞肿瘤：最常见的是导管细胞癌，占82％以上；其他为浆液性囊腺瘤、黏液性囊腺瘤或癌、导管内乳头状瘤和胰腺类癌。②非导管细胞肿瘤：极少见，包括内分泌肿瘤、胰母细胞瘤、平滑肌肉瘤、神经母细胞瘤、纤维瘤、纤维肉瘤、血管球瘤、脂肪瘤或脂肪肉瘤、淋巴瘤和囊性畸胎瘤等，胰腺转移瘤也较罕见。胰腺恶性肿瘤又可分为两大类。①原发性：其组织学分类尚未统一。②转移性：包括血源性、直接侵犯和淋巴源性。

二、胰腺癌

本病近年来有明显上升趋势。

(一)概述

主要为导管细胞源性的导管细胞癌(好发于胰头)，其次为腺泡细胞癌(好发于胰体尾)，两者均属于腺癌。其他为少见的囊腺癌等。胰腺癌胰头部占60％～70％，体部占10％～15％，胰尾部约占5％；有时弥漫性分布于胰腺各部属弥漫性胰腺癌，占15％～20％。病灶呈坚硬的结节样肿块，与周围胰腺界限不清，较大时易变性坏死。因胰腺癌通常发生于胰管上皮，且具有围管式生长和嗜神经性生长(向后方)的特性，因此常伴胰管及胆管阻塞，造成梗阻远端胰管局限扩张和胰腺萎缩，有时可在胰内形成潴留性囊肿。胰腺癌常侵及邻近血管结构，甚至侵及胃、十二指肠等脏器。

转移途径：由于胰腺癌生长较快，胰腺又无包膜，往往早期发生转移。①血行转移：以肝脏最常见，其次为肺、肾上腺、肾等。②淋巴转移：胰十二指肠后、胰头上下、胰体上、胰十二指肠前等近胰淋巴结群，以及胃幽门下、肠系膜上血管根部、腹膜后大血管周围等远胰淋巴结群，偶可见锁骨上淋巴结转移。③腹膜种植：可达20％～30％。

(二)临床表现

多见于中老年人，男女之比约1.8∶1，偶见于儿童。①腹痛：约半数以腹痛和腹部不适为最早出现的症状。②黄疸：无痛性黄疸为其最突出的症状，黄疸呈持续性、进行性加重，也可有波动。少部分早期甚至中、晚期亦无黄疸。③其他：消瘦、食欲缺乏、乏力和恶心呕吐等，脏器转移者可出现相应临床症状。

(三)CT表现

1.直接征象

(1)胰腺内低密度或等密度肿块。伴或不伴胰腺轮廓改变，90％的境界不清，52％的呈等密度，6％的远段萎缩，3％的有钙化。

(2)增强扫描。本病为少血管性肿瘤，故肿块强化不明显呈低密度；若肿块内部已发生坏死液化时，则呈更低密度。而正常胰腺实质可明显强化且密度均匀。对胰腺癌的检出以实质期(40秒)增强扫描为佳。

国内有学者认为,对瘤体供血起绝对主导作用的是瘤体内残存胰腺组织的微血管,高分化胰腺癌残存胰腺组织多,以等密度强化为主;中、低分化者残存胰腺组织相对减少,呈低密度强化,而且低分化者易伴有囊状、不规则大片状低密度坏死区。

(3)较大的肿瘤可造成胰腺轮廓或外形的改变,表现为局限性膨大、突出的肿块影,边缘呈分叶状;较小的肿瘤(直径≤2cm),特别是瘤体位于中心区域时,可不造成轮廓或外形的改变,故增强扫描对显示肿瘤尤为重要。

(4)在观察胰腺增大、轮廓及外形改变时应注意:①不应单纯依赖测量径值,应注意观察胰腺由头至尾各部比例是否协调,结合增强扫描是否有低密度灶尤为重要。②胰头部肿瘤常常仅出现局部圆隆或球形扩大,而不像胰体尾部的肿瘤局部显著扩大和分叶状,但若伴有体尾部继发性萎缩,则这种球形扩大易于显示。③钩突正常为楔形,钩突肿瘤可使其圆隆或呈分叶状增大,突出于肠系膜上血管与右肾静脉之间,甚至包绕肠系膜上血管。④全胰浸润性胰腺癌者,表现为胰腺弥漫性不规则增大,有时伴不规则低密度或混合密度。⑤老年人胰腺趋向萎缩且密度低,如外形不小,轮廓僵直、锯齿缘轮廓消失,密度又高,则应疑诊胰腺癌可能。

2.间接征象

其间接 CT 征象包括胰周组织结构的受侵和远处脏器的转移灶等,在前者以向腹膜后的局部扩展尤为常见。

(1)胰腺周围血管受累。主要包括腹主动脉系的腹腔动脉干、肠系膜上动脉及脾动脉,门静脉系的广静脉起始部、脾静脉和肠系膜上静脉,以及下腔静脉等。其表现为:①胰周血管的脂肪层消失。②胰周血管被肿块包绕(范围超过180°)或包埋于肿块内。③胰周血管形态异常如变细、边缘不整齐等,以及走行异常如僵直、被推挤等。④受累血管不显影或管腔扩大,有时可见腔内软组织密度的癌栓。⑤可发现代偿性的静脉侧支循环建立。

(2)胰腺周围脏器受累。主要表现为与有关脏器的正常脂肪层模糊、消失。①对空腔脏器而言,如同时出现相应管壁的不规则、结节样增厚,则高度提示受累。②肝、脾门结构紊乱,相邻实质内出现低密度灶,也提示有肿瘤侵蚀。

(3)梗阻性胆管扩张。呈突然性不规则狭窄、管腔截断消失、管腔内软组织结节并与管外胰内病灶相连等,部分可无肝内外胆管扩张。

(4)胰管扩张。发生率为50%～60%(还有报道高达80%)。①扩张的胰管多呈平滑状,偶可呈串珠状,在胰头内呈圆形管状断面。多在胰头肿块处截断。②如与扩张的胆总管(位于扩张胰管的后外侧)并存则形成"双管征"。③胰体尾的胰管扩张常伴体尾部萎缩。④胰管某段的局限性扩张,应警惕早期胰腺癌。

(5)继发性潴留囊肿。呈圆形或球形水样低密度,常位于肿瘤远侧胰腺组织内,少数位于胰周。

(6)胰周淋巴结转移。可单个或融合成块,密度均匀,中心坏死出现较晚,亦可侵犯邻近血管。

(7)脏器血行转移。肝转移发生率在50%以上,其他有肺、肾上腺、肾等。

(8)腹膜种植。一般较小,呈粟粒结节状,CT 难以显示。偶见腹膜不均匀增厚,以及网膜、系膜软组织结节,甚至"饼状"网膜等征象。腹水一般出现较晚。

3.早期胰腺癌的诊断标准

有关早期胰腺癌的定义尚存在争议,多认为其诊断标准为:①肿块最大径≤2.0cm。②胰周脂肪及被膜无受累。③胰周血管无受累。④无胰周区域淋巴结、远处淋巴结转移,也无肝及其他邻近或远处脏器转移。还有学者认为应将肿瘤最大径≤1.0cm作为划分标准,原位癌或有微小浸润的管内癌,不论其大小,也列入早期胰腺癌的范畴。

早期胰腺癌除了显示低密度肿块的直接征象外,其间接征象的显示如胰管、胆管的扩张,胰腺体尾部萎缩,胰腺形态或轮廓的改变亦很重要。诚然,亦可无肝内外胆管的扩张,或仅显示轻微的胰管扩张。还有作者报道几例无或仅有轻微浸润的早期胰腺癌的唯一CT征象是主胰管或分支胰管的扩张。

(四)鉴别诊断

1.慢性局限性胰腺炎

典型的临床表现、病史过程和典型CT表现大多可以鉴别慢性胰腺炎和胰腺癌,但与不典型者尤其胰头或钩突增大的局限性(或称肿块型、假肿瘤型)慢性胰腺炎鉴别常十分困难。

下列表现提示慢性胰腺炎可能大:①胰头、钩突区出现钙化,胰管内或胆总管内结石。②胰头、钩突增大,但外形规整、光滑,一般无分叶征。③强化后胰头、钩突区密度均匀或稍欠均匀,不易出现像胰腺癌那样的低密度结节或肿块(合并小假性囊肿者除外)。④胰周血管、邻近脏器无恶性侵犯表现。⑤胰头部胆管虽可扩张,但逐渐变细,无突然截断、变形表现。

但上述征象除①外均不可靠,且胰腺癌可发生于慢性胰腺炎基础上,又进一步增加了鉴别诊断的难度。

2.胰腺囊腺瘤(或癌)

较少见,组织学上囊腺瘤属良性,而囊腺癌属恶性。CT表现为:①大小不等、单发或多发的、边界清楚或不清楚的囊实性肿块。②囊内密度一般均匀,存在分隔,囊壁可见壁结节。部分还可见囊中央放射状纤维瘢痕征象,是浆液性囊腺瘤的特征。③有时囊壁或囊内容物可出现钙化。④增强扫描可见囊壁及纤维分隔有中度强化,与乏血的胰腺癌有别。

3.胰岛细胞瘤

多为良性,少数为恶性。其最显著的病理特点在于富血供。增强扫描病灶显著强化,尤以动脉期显示为佳。结合临床、实验室检查不难诊断,并可与胰腺癌鉴别。

4.转移性肿瘤

消化道肿瘤、乳腺癌、肺癌等均可发生胰腺实质内转移或胰周淋巴结转移。CT表现为胰腺实质内或胰周多数融合成团的低密度灶,与原发性胰腺癌难以鉴别。需结合病史及临床综合诊断。

三、胰腺囊腺瘤或囊腺癌

胰腺囊腺瘤(或癌)并不多见,占所有胰腺肿瘤的10%～15%;恶性者占恶性肿瘤的5%,是胰腺癌的一种特殊类型,且与胰腺癌有不同的病理和CT表现。目前将其分为两大类,但以黏液性囊性肿瘤多见。

(一)概述

1.浆液性囊腺瘤

也称微小囊腺瘤或富糖原囊腺瘤,无恶变倾向,胰腺亦无原发性浆液性囊腺癌这一疾病。可发生于胰腺各个部位。肿块单发多见,由多数微小囊肿组成,小囊直径从数毫米至 2cm 不等,一般<2cm。小囊数目从数个至无数,典型者切面呈蜂窝状改变。囊液为浆液性,富含糖原。有时肿块中心存在纤维瘢痕灶,呈辐射状,中央瘢痕可发生钙化。

2.黏液性囊性肿瘤

又称为巨囊性肿瘤。可分为黏液性囊腺癌(具有明显恶变表现)和黏液性囊腺瘤(有潜在恶变性,可恶变为囊腺癌)。黏液性囊性肿瘤起源于胰管上皮,多位于胰体、尾部,偶位于钩突。常为单发,肿瘤一般长得较大,瘤体有完整包膜,外表光滑,分叶清楚。切面呈单囊或多囊性、单房或多房性。囊肿一般>2.5cm,数目一般不超过 10 个。囊壁厚薄不均,局部可见富血供的壁结节,囊壁或包膜可出现钙化。囊内含大量混浊黏稠黏液,囊之间可有较纤细间隔。黏液囊腺癌的恶性细胞常局限于整个瘤体的某一部分,故穿刺活检可漏诊。肿瘤直径>5cm 要考虑恶性可能,>8cm 多为恶性。

(二)临床表现

两类均好发于中老年女性。上腹部不适、隐痛及腹部包块为主要表现,偶可出现黄疸等消化道症状,或无症状而偶然发现。

(三)CT 表现

1.浆液性囊腺瘤

①小囊型:呈边界清楚的分叶状囊实性肿物,由多个<2cm 的囊构成,囊液呈低密度。小囊之间可见肿瘤的实性部分和纤维间隔,有时可见中央呈星状的瘢痕。②大囊型:呈边界清楚的>2cm 的圆形或类圆形病变,通常为单发,中心可见稀少的间隔。③混合型:中心为多发小囊,周边被>2cm 的大囊包绕。增强扫描肿瘤的实性部分和纤维间隔可强化。较特征的表现是囊中央低密度无强化的瘢痕组织和呈辐射状向外延伸的可强化的纤维间隔;瘤体中央瘢痕组织的钙化发生率为 30%~46%,特别是放射状钙化亦较有特征。小囊型是其主要类型,大囊型和混合型常需穿刺活检确诊并与其他囊性病变相鉴别。

2.黏液性囊腺瘤(或癌)

常为单发囊性肿块,病灶较大,界限清楚,为单房或多房。

囊壁厚薄不均匀,可表现为不规则结节状或乳头状的腔内突起,囊内分隔菲薄呈线状或小梁状。囊壁或囊内可出现壳状或不规则钙化,多为外周性分布。国内有报道完全环形钙化、偏侧性条状钙化多为假性囊肿、囊腺瘤,而断续环形钙化,模糊的斑点、条状钙化多为囊腺癌。囊内容物以黏液为主并可含坏死组织,CT 值一般较高,20~45Hu;增强扫描囊壁和壁结节可呈中度以上强化。

此外,黏液性囊性肿瘤如实性成分较多、有明显强化的壁结节、囊壁厚薄不均或厚度>1cm,以及大囊附近多个子囊,则提示黏液性囊腺癌的诊断;若同时出现胰周浸润、淋巴结增大和肝内转移灶等,则更有助于良恶性的鉴别。

（四）鉴别诊断

胰腺黏液性囊腺瘤（或癌）应与下列疾病相鉴别。

1.胰腺囊肿

包括先天性囊肿、潴留囊肿和假性囊肿。①假性囊肿：多位于胰外，少数位于胰内。囊壁较薄而均匀，一般无强化，也无壁结节。囊内容物密度均匀，但如有出血、感染或囊壁增厚时二者鉴别困难。②潴留性囊肿：病因常为胰腺癌，如近端发现较确切的实性肿块即可确诊。③先天性囊肿：较少见，壁菲薄，无强化表现，常常是多囊性肾、肝病或（和）脑视网膜血管瘤病的胰腺受累表现。

2.胰腺癌

当出现较大的中央液化、坏死灶时，与黏液性囊腺癌鉴别较困难。但若发现瘤体实性成分较多，壁更厚而不均，囊变区内无分隔现象，以及囊变区内密度混杂不均等征象时，以胰腺癌的可能性大。

3.胰腺囊性淋巴管瘤

有关文献认为，单靠 CT 表现两者几乎无法鉴别，但囊性淋巴管瘤囊壁菲薄、均匀且无强化，囊内容物多呈水样密度有助于鉴别。

4.胰腺棘球蚴病

典型表现为多囊和囊内分隔，囊内存在子囊，囊周结构强化明显，囊.壁可有钙化。结合牧区生活史以及可能合并的肝、肺包虫囊肿等有助于鉴别。

5.胰腺结核

CT 表现无特异性，囊壁亦可钙化。胰腺内局限性蜂窝状强化的肿块，以及胰周淋巴结增大、且呈环状强化并融合成簇状或梅花瓣样则支持胰腺结核，结合其他部位播散灶更有助于确诊。

四、胰腺导管内乳头状黏液性肿瘤

本病是一种少见的胰腺肿瘤，有人认为是黏液囊腺瘤的亚型。1982 年 Ohhashi 最先报道，以往曾被称为胰腺黏液性肿瘤、黏液性导管扩张症、导管内黏液分泌增多性肿瘤、导管扩张性黏液性囊性肿瘤等，1997 年 WHO 正式定名为导管内乳头状黏液性肿瘤。

（一）概述

病理及影像学可分为主胰管型、分支胰管型和混合型。本病起源于主胰管或较大分支胰管，呈乳头状生长，表面被覆分泌黏液的柱状上皮细胞，进而胰管进行性扩张，十二指肠乳头增大，黏液可从乳头流入肠腔内。镜下表现为腺瘤、不典型增生或腺癌，三者可相互移行或合并存在，故本病可视为恶性或潜在恶性肿瘤。但发展速度相对较慢，胰周受侵及淋巴结和远处转移均少见，故预后较好。

（二）临床表现

发病于 30～94 岁，平均 65.5 岁，以 60～70 岁最多见，男女之比为 2.2∶1。其症状有上腹痛、乏力、体重减轻、发热等，亦可偶然发现。大多有慢性胰腺炎病史，亦可以急性胰腺炎就诊，晚期可出现糖尿病。胆总管受累可出现黄疸。实验室检查 25.2% CEA 增高，45.9%CA－199增高。

(三)CT 表现

(1)主胰管型。主胰管弥漫性或节段性扩张,胰腺实质萎缩,胰管内黏液造成密度不均匀增高,其内的乳头状肿瘤可有强化。

(2)分支胰管型。以钩突部多见,病变呈分叶状或葡萄状,由多个直径 1～2cm 的小囊聚合而成;少数可融合成单一较大囊腔,其中伴有条索状间隔。

但 CT 对<3mm 的扁平状突起难以显示。可有胰管内钙化,但很少见,是由于黏液长期潴留钙盐沉着所致。

(四)鉴别诊断

(1)慢性胰腺炎。主胰管扩张一般伴局限性狭窄,典型者呈串珠状扩张,胰实质内可见粗大钙化或胰管内结石。

(2)胰腺导管癌。围管式生长可导致主胰管远端规则性扩张或胰实质萎缩。增强扫描动脉期或实质期可见低密度的肿瘤区域,胰周有受侵。

(3)经典的胰腺黏液性囊腺瘤。来源于胰腺末梢分支,常突出于胰腺表面,虽可见壁结节和分隔,但周围有纤维包膜,内部以大囊性成分为主,主胰管一般不扩张。本病以中年女性多见,好发于胰体尾部;而导管内乳头状黏液性肿瘤多见于老年男性,好发于钩突部,亦有助于鉴别。

五、胰腺内分泌性肿瘤(胰岛细胞瘤)

本病亦称胰腺神经内分泌肿瘤。少见,常因产生症状而获得诊断。胰腺中的内分泌细胞称为胰岛细胞,包括分泌胰高血糖素的 A 细胞(亦称 a 细胞,约占 20%)、分泌胰岛素的 B 细胞(亦称 β 细胞,约占 70%)、分泌生长抑制素的 D 细胞(约占 9%)、分泌胰多肽激素的 PP 细胞(约占 1%)、分泌胃泌素的 G 细胞等。多种细胞共同组成胰岛,而胰腺的全部胰岛总称为胰岛器或内分泌胰腺,故胰腺神经内分泌肿瘤统称为胰岛细胞瘤。

当胰岛细胞瘤分泌过多某种激素而出现相应的临床表现时称为功能性胰岛细胞瘤。当肿瘤分泌的某种激素的量过少未达到生物学效应的浓度时,不引起临床症状,称为无功能性胰岛细胞瘤,占 15%。

(一)概述

肿瘤依据分泌激素种类及细胞类型分为:①β 细胞型胰岛细胞瘤:包括胰岛素细胞瘤和胰岛素细胞癌。②非 β 细胞型胰岛细胞瘤:包括胃泌素瘤、胰高血糖素瘤、生长抑制素瘤血管活性肠肽素瘤、胰多肽瘤、胰腺类癌等。其中以胰岛素瘤(占 60%～75%)和胃泌素瘤(约占 20%)最为重要和常见。胰岛细胞癌少见。

1.胰岛素瘤

约 90% 的功能性胰岛素瘤为良性。可发生于胰腺各部,单发多见(90%)。90% 的肿块不超过 2cm,偶可 3～5cm 大小。瘤体有完整包膜,血供十分丰富。

2.胃泌素瘤

约半数呈低度恶性表现,瘤体较小,但常多发(90%),多为富血供。肿瘤可发生于胰外,尤以十二指肠和胃壁多见。

3.其他功能性胰岛细胞瘤

因细胞学来源不一,而致病理学表现各异。一般瘤体稍大,且常为恶性,血供较丰富。

4.无功能性胰岛细胞瘤

约 90% 为恶性。好发于体尾部,常单发。由于临床症状出现较晚,瘤体一般较大,甚至超过 10cm。瘤体呈圆形或椭圆形,无分叶;可有囊变、出血或钙化,肿瘤血供丰富。

(二)临床表现

1.胰岛素瘤

可发病于 30~70 岁,多见于青壮年,男女发病相近。出现典型的 Whip−ple 三联征:即发作性低血糖症状、给予葡萄糖后症状缓解和发作时血糖低于 2.8mmol/L。

2.胃泌素瘤

多见于中老年,男性稍多于女性。大量胃泌素的分泌导致胃酸分泌亢进,临床上表现为难治性消化性溃疡等综合征。

3.其他功能性胰岛细胞瘤

临床表现取决于细胞学起源以及是否有胰周侵犯和远处转移。如:①血管活性肠肽素瘤,常导致低钾、低氯、水样便为特征的"胰型霍乱"综合征。②高胰血糖素瘤,可产生高血糖症和游走性坏死性红斑样皮疹。③生长抑制素瘤,出现腹泻和体重下降。

4.无功能性胰岛细胞瘤

20~40 岁多见,女性多于男性。临床症状由肿瘤的生长、胰周浸润及远处转移所致,如腹痛、食欲缺乏、消瘦、黄疸等。

(三)CT 检查的技术要点

其技术要点为:①对胰岛细胞肿瘤来说,血供丰富是其最主要的病理学特征,因此薄层增强 CT 扫描技术是必不可少的首选方法。②由于相对于周围正常胰腺组织,瘤体的富血供表现多是一过性的,即呈"快进快出"的特征性改变。故快速扫描、在瘤体峰值强化时采集数据甚为重要。③随着肿瘤的生长,尤其是无功能性胰岛细胞瘤,容易出现坏死、囊变、出血、钙化。肿瘤的强化程度逐渐减弱、强化持续时间长,逐渐丧失"快进快出"的特征,甚至无强化。

鉴于以上 3 点,螺旋 CT 扫描采用 5mm 或 3mm 层厚,行动脉期、门静脉期或动脉期、实质期双期扫描,有利于病灶的检出和诊断。利用先进的 CT 检查技术,对功能性胰岛细胞瘤的检出率高达 90% 以上。但对原发瘤体极小的病例或偶见的乏血病例 CT 判断有困难,结合临床表现和实验室检查,更有利于诊断和鉴别诊断。

(四)CT 表现

1.功能性胰岛细胞瘤

典型的 CT 表现为增强早期呈高密度结节或肿块,其 CT 值高出正常胰腺 10~30Hu,甚至 100Hu。国外有文献报道胰岛素瘤平均直径约 2.2cm,胃泌素瘤平均 4.2cm。偶可见瘤体内钙化灶,但多见于恶性者。还可发现恶性者对瘤周及邻近器官、血管、淋巴结的侵犯征象。

2.无功能性胰岛细胞瘤

较大的肿块,一般>3cm,有文献报道平均直径 10cm;多发生于胰体、尾部。约 20% 的出现瘤体内钙化,呈孤立结节状。增强扫描可为均匀或不均匀强化,密度可高于、等于或低于正常胰腺,中心可出现坏死、囊变。恶性变可有胰周淋巴结增大、肝转移等征象。

由于胰岛细胞瘤的良、恶性在病理组织学上很难鉴别,仅靠是否浸润性生长、肿瘤有否转移作出判断,故影像学检查综合分析在良恶性鉴别上有重要作用。

(五)鉴别诊断

功能性胰岛细胞瘤体积较小、富血供强化的特点,结合临床及实验室检查不难做出正确诊断。而无功能性胰岛细胞瘤需与下列疾病鉴别:

1.胰腺癌

①无功能性胰岛细胞瘤较大,直径常可>10cm;而胰腺癌肿块相对较小。②前者为多血管性,增强后肿块密度一般高于胰腺;而后者则相反。③前者瘤体钙化率高(20%～25%);后者较少(2%)。④前者一般不出现胰腺后方动脉周围的侵犯,如腹腔动脉干及肠系膜上动脉等;而后者常见。⑤前者肝内转移灶也表现为富血供;而后者相反。

2.胰腺囊

腺癌可呈圆形、囊性低密度肿块,常为多房性,也可为单房性;多有囊壁,且囊壁厚薄不一,并可见壁结节,较为特征。囊内可见分隔。增强后囊壁、壁结节及囊内分隔有强化,据此多可与无功能性胰岛细胞瘤鉴别。

3.胰头慢性炎症合并假囊肿或脓肿

可表现为胰头增大伴胰头内囊肿或脓肿。中心可呈圆形均匀低密度,边界光整,与无功能性胰岛细胞瘤可相似。但周围有轻微炎症渗出,脂肪层内可见条索状高密度,有时伴肾筋膜增厚,结合病史可予鉴别。

六、胰腺实性－假乳头状瘤

本病又称胰腺乳头状囊性肿瘤、囊实性乳头状上皮性肿瘤、实性腺泡细胞瘤、乳头状囊性及实性瘤等。是一种少见的组织来源尚不明确的低度恶性肿瘤。

(一)概述

其特点为肿瘤由实性区、假乳头状区及两者过渡区,以不同比例混合而成。假乳头状区肿瘤组织以纤细的纤维血管为中心形成分支状假乳头,其表面细胞呈复层排列;远离血管周围的肿瘤细胞发生退行性变,而表现为不同程度的出血、坏死、液化及囊性变,即形成了CT所见的囊性区。故囊性区由坏死、液化、陈旧性出血所致,但囊变、坏死与瘤体大小无关。肿瘤的实性部分有良好的血管,可以出现钙化。此外,实性与假乳头之间的过渡区,表现为肿瘤组织围绕血管形成假菊形团,大部分肿瘤组织呈网状排列,之间形成血窦,类似海绵状血管瘤(所以静脉期肿瘤实性部分显著强化)。

(二)临床表现

常见于年轻女性,偶发于老年妇女和男性。最常见的症状是上腹部疼痛、不适且夜间加重,少数出现腰背部疼痛及体重减轻等症状,罕见梗阻性黄疸。预后较好。

(三)CT 表现

病灶可位于胰腺任何部位,肿块大、界限清、有薄包膜。瘤体多位于胰腺边缘处,突出于胰腺轮廓之外,向腹膜腔及腹膜后相对空虚的部位生长。病灶常呈实性与囊性的混杂密度,偶见单纯囊性或实性肿块,故有学者分为囊性成分为主型、囊实性成分均等型和实性成分为主型。

囊内充满血凝块或坏死组织,瘤内一般无分隔;偶见瘤体或瘤壁钙化。无论肿瘤发生于胰腺何处,即使巨大胰头肿块,亦罕见胆管、胰管扩张。邻近脏器可受压推移,少有受侵累及征象;无腹膜后、腹膜腔淋巴结肿大。肿瘤多有完整包膜,厚2～4mm,包膜内壁光滑;增强后包膜明显强化,与胰腺分界清楚,边缘光整。增强扫描动脉期实性部分呈小片状轻度强化,门静脉期呈明显强化。小片状实性部分漂浮在低密度囊性部分中称"浮云征"有一定特征。亦可囊、实性部分相间分布或有壁结节。本病与囊腺癌CT常难以鉴别。

七、胰腺少见肿瘤

胰腺少见肿瘤种类甚多,除下述几个外,还有胰腺实性假乳头状瘤、平滑肌瘤和肉瘤、纤维瘤和肉瘤、神经母细胞瘤等,但均无特殊表现,其诊断依靠病理学。

(一)胰腺多形性癌

本病即Cubilla分类法中的巨细胞癌,也称为肉瘤样肿瘤,罕见,但恶性程度非常高。临床过程极短,极早出现转移灶,预后极差。

1.病理

组织学上由不典型增生的单核细胞、多核巨细胞和梭形细胞构成。

2.CT表现

胰腺实质内可见与一般胰腺癌类似的低密度原发灶。最重要的表现是出现极为广泛的胰周区域淋巴结增大,以至于常误为淋巴瘤。

(二)胰母细胞瘤

本病发生于幼儿,属胰腺上皮性肿瘤,又称为婴儿胰腺癌。临床上具有肿瘤局限的特点,预后优于成人胰腺癌。

1.病理

其病理诊断标准是:①具有被膜。②来自腹侧胰头部的肿块。③明显的胰腺器官样结构。

2.CT表现

因具有包膜而肿块边缘清晰;肿块巨大,易坏死、囊变;部分囊壁可见钙化。

(三)胰腺畸胎瘤

本病是先天性肿瘤。临床多病史长、症状轻。

1.病理

因其含有内、中、外3个胚层成分,故可有钙化、骨化或脂肪结构。

2.CT表现

多呈囊实混合密度,如见到脂肪、毛发及钙化或骨化影,CT诊断成立。囊性畸胎瘤可见囊壁钙化和囊内脂肪。

(四)胰腺脂肪瘤或肉瘤

胰腺脂肪瘤和脂肪肉瘤极罕见。

1.脂肪瘤

如胰腺肿块为脂肪密度、边缘清楚,则脂肪瘤诊断明确。

2.脂肪肉瘤

如胰腺肿块为脂肪与软组织的混杂密度、边缘模糊,同时见到局部结构受侵或远处转移,则考虑脂肪肉瘤可能。

(五)胰腺淋巴瘤

本病占所有胰腺肿瘤的1.5％,往往是全身性淋巴瘤脏器受累的一部分。全身性淋巴瘤胰腺受累的机会不足1％。

1.病理

淋巴肿瘤细胞侵犯胰腺和胰周。通常有胰周、腹膜后淋巴结增大或脾、肾、硬膜外病灶。

2.CT表现

常呈弥漫性胰腺增大,且肿瘤可引起胰腺炎。平扫增大的胰腺呈均匀一致的稍低密度。局限性者肿块较大,直径多>7cm,密度多均匀,边缘模糊,侵犯胰周脏器及结构。可继发胆管和胰管扩张,但有文献报道胰管阻塞极少见。增强扫描病灶稍有强化。可有胰周、腹膜后淋巴结增大和其他脏器受侵表现。

(六)胰腺转移瘤

本病的原发肿瘤有肾细胞癌、支气管肺癌、乳腺癌、软组织肉瘤、结肠癌、黑色素瘤、卵巢癌、前列腺癌、精原细胞癌等。

国外有资料统计:近80％的为单发、少数为多发、偶见弥漫性,肿瘤的分布没有显著性差异。病灶多呈圆形或椭圆形,有一些呈分叶状;大多数肿瘤边缘清楚,但边缘多不连续。

增强扫描大多数肿瘤有明显高于胰腺实质的强化部分,但大多为不均匀强化。约1/5的肿瘤显示为完全低密度。有时肿瘤含有囊性成分,个别以囊性为主,偶见钙化(如肾癌、结肠癌)。少数可有胰管甚至胆管梗阻扩张。

(七)胰腺血管球瘤

1.临床表现

多见于中老年女性。肿瘤生长缓慢,幼年时无自觉症状,长大时可有隐痛,多为血管球瘤内压增高所致。肿瘤因不含神经而不发生剧痛。

2.CT表现

与肝血管瘤类似,但因富血供有时与胰岛细胞瘤难以鉴别,尤其是恶变成肉瘤则不能与其他恶性肿瘤鉴别。

八、胰腺囊样病变的鉴别诊断

(一)病因

可为炎症性、肿瘤性和先天性。假性囊肿最常见,还可见于胰腺癌囊变、胰腺癌合并囊肿、囊腺瘤、囊腺癌、无功能性胰岛细胞瘤、真性囊肿。罕见的病因有囊性畸胎瘤、胰母细胞瘤、神经鞘瘤、实性-假乳头状瘤、肉瘤、转移瘤、棘球蚴病、脓肿、结核、囊性纤维化等。

(二)囊壁及钙化

①薄壁可见于囊肿、囊腺肿瘤或非功能胰岛细胞瘤,少见的有囊性畸胎瘤、神经鞘瘤等。②假性囊肿早期薄、成熟期厚可伴钙化。伴感染时壁厚但无壁结节,周围界限清,多无强化。③囊腺肿瘤多有壁结节(恶性者厚度多大于1cm,且囊壁厚薄不均),囊壁和结节可有中度以上强化。可有钙化,且黏液性囊腺瘤(癌)钙化多在外围,而浆液性囊腺瘤的特征是中心点状瘢痕及放射状钙化。但两者钙化发生率均不足50％。④胰岛细胞瘤囊壁也可钙化,且钙化的出现

可能随囊变体积的增大而增大。其囊壁可有较明显强化。⑤囊壁的完全环形钙化、偏侧性条状钙化多见于假性囊肿,囊腺瘤等;断续性环形钙化,模糊的斑点、条状钙化多为囊腺癌。⑥胰腺癌坏死囊变,壁厚薄不均,与周围界限不清楚。

(三)分隔

有分隔强烈提示肿瘤性病变,尤其是囊腺肿瘤,囊样非功能性胰岛细胞瘤也可有分隔。分隔多强化较明显。恶性者分隔厚薄不一、不规则。

(四)数目

若为多个不同部位发生,囊肿可能性大。肿瘤性病变多为单发,但囊腺肿瘤可有多个子囊。

(五)胰腺炎征象

病史及其实验室检查有助于胰腺炎合并假性囊肿的诊断,但胰腺炎与胰腺癌可互为因果,应予注意。

(六)大小及部位

基本意义不大。

(七)周围改变

①良性病变对周围组织以推压为主,可有粘连。②恶性病变可粘连、侵犯周围组织及血管,并可有周围淋巴结增大及远处转移。囊腺瘤和癌、胰岛细胞瘤良恶性的鉴别主要依靠上述表现。

(八)性别及年龄

如非功能性胰岛细胞瘤女性多见,且年龄多<30岁。囊腺肿瘤好发于女性,年龄多>50岁。

第四篇　MRI 临床诊断

第十一章 呼吸系统疾病 MRI 诊断

第一节 肺 癌

肺癌是最常见的肺部原发恶性肿瘤,由于受空气污染及吸烟人数增多,我国肺癌发病率有逐年增多的趋势,在肿瘤的死因中,肺癌在男性居首位,在女性居第二位,发病年龄为 45～75 岁。

一、MRI 在肺癌的诊断中的优势

MRI 对肺癌的诊断价值不如 CT,但 MRI 在肺癌的诊断中有些独到之处。其主要优势是:

(1)MRI 的 T_1WI、T_2WI 及增强扫描等提供更多的信息,有利于肿瘤的鉴别诊断。动态增强扫描可以提供肿瘤血供的动态信息。

(2)MRI 可多方位成像,可清晰显示支气管,更好地显示支气管的阻塞情况。

(3)肿瘤与继发的阻塞性肺不张信号不同,可以较容易地区分肿瘤和肺不张,更明确地显示肿瘤的范围。

(4)对纵隔内淋巴结转移显示优于 CT,对肿瘤的胸膜转移、心包、纵隔侵犯等病变的显示优于 CT。

(5)MRI 血流成像等技术使 MRI 对血管显示较好,能清晰显示肿瘤和周围血管的关系及肿瘤内部血管的情况。

(6)对大量胸腔积液所掩盖的肺癌病灶,以及肺上沟瘤有很高的诊断价值。

二、MRI 诊断要点

(一)中央型肺癌

肺门周围肿块,是中央型肺癌的最直接表现。①管腔内型:支气管内可见软组织肿块。②壁型:受累支气管管壁不规则增厚,管腔狭窄甚至梗阻。③管壁外型:多发生在肺段支气管,引起肺的阻塞性变化较轻。和常规 X 线及 CT 检查比,MRI 可以区分肿块和肺不张,T_2WI 肿块信号较肺不张低,增强扫描肿块强化也较周围不张的肺弱。

(二)周围型肺癌

为发生于肺野外围段以下支气管的肿瘤,MRI 表现为实质性肿块可显示肺癌的常见形态学征象,如分叶与毛刺;脐样征;兔耳征。动态增强可为周围型肺癌与其他疾病鉴别提供有价值的信息。当患者有大量胸腔积液时,由于胸积液在 T_1WI 为低信号改变,故可清楚显示中等信号的肿块征象,有利于诊断。

(三)细支气管肺泡癌

结节型表现同周围型肺癌相似;肺炎型表现同肺炎相似,双侧肺野内多发片状异常信号

区,可呈毛玻璃状或蜂窝状改变,可以见到"支气管充气征",患者常有明显的换气障碍,病变进展迅速。弥漫型表现为两肺广泛分布的腺泡结节状阴影,结节可融合。

(四)Pancost 瘤

位于肺上叶的顶部,MRI 可显示肿瘤侵犯胸壁、肋骨。临床上典型表现为臂丛神经痛和 Horner 三联征(患侧瞳孔缩小、上睑下垂和眼球内陷),称肺上沟瘤综合征。

(五)肺癌转移征象

①直接蔓延:侵犯邻近脏层胸膜、心包和大血管,还可侵犯邻近胸壁。MRI 对胸膜转移显示非常清楚,T_2WI 胸腔积液呈高信号,胸膜转移结节呈稍高信号,对比非常明显。病灶还可经肺静脉侵犯左心房。②淋巴转移:纵隔淋巴结转移常见的部位包括气管旁、主肺动脉窗、肺门、隆突下及食管奇静脉隐窝,在肿块和肺门淋巴结之间有时可见癌性淋巴管炎,肺癌转移淋巴结坏死非常少见,增强扫描多呈均匀强化,是与纵隔淋巴结核的重要鉴别点。③血行转移:肺内多发圆形、边缘光滑结节,好发于肺的外周。

第二节　肺动脉栓塞

肺动脉栓塞又称肺栓塞,是指内源性或外源性栓子栓塞肺动脉,引起肺循环障碍的综合征。肺动脉栓塞死亡率高达 20%～30%,在西方国家仅次于肿瘤和冠心病,居第 3 位。在我国肺动脉栓塞并不少见,只是对其认识不足。绝大部分肺动脉栓塞生前未能得到正确诊断,根据国内外尸检报告,肺动脉栓塞患病率高达 67%～79%。如果生前能做到及时诊断,得到正确、有效的治疗,病死率可以下降至 8%。

MRI 诊断要点:MR 检查方法主要包括:常规 SE、快速梯度回波、造影剂增强 MRA 和屏气超快速扫描等,特别是快速梯度回波序列和静脉内注射造影剂 MRA 检查,屏气在几秒钟内即可获得三维肺动脉的图像,肺动脉的 7～8 级分支均可清楚地显示,其诊断能力已经接近 DSA 的水平。

一、中心型肺动脉血栓

血栓常位于左、右肺动脉主干及叶一级的肺动脉,T_1WI、T_2WI 呈高或等信号,梯度回波及 MRA 图像上呈条状低信号的充盈缺损。MR 检查可清楚显示中心型肺栓塞和位于肺叶以上肺动脉内的栓子,结合肺栓塞所致心脏大血管的多种继发性改变,如右心室扩大、肺动脉主干扩张等,可准确做出肺栓塞的诊断。MRI 还可以根据有无右心室壁的增厚,做出肺栓塞急、慢性期的鉴别。急性期肺栓塞患者肺动脉扩张和右心室扩大显著,无右心室壁的增厚;而慢性期的肺栓塞患者,在肺动脉高压的基础上均有右心室壁的增厚。肺栓塞主要继发于血栓栓塞性疾病,多见于双下肺,且右侧比左侧多见,其主要并发症为肺梗死。MRI 检查在肺栓塞的诊断中占有重要地位。

二、周围型肺栓塞

MR 检查不能直接显示栓子,仅见肺内有斑片状异常信号,3DDCE－MRA 也不能显示肺动脉内栓子,但是患者病变区域均可见肺动脉的小分支显示减少。常有肺动脉主干和左、右肺动脉扩张,右心房、室扩大和右心室壁增厚等肺动脉高压的改变。无法判断肺内病变的性质,此时参考核素 V/Q 检查有一定帮助。幸好,段以下发生栓塞的机会仅占 6%。

第十二章　循环系统疾病MRI诊断

第一节　正常MRI解剖

MRI可以多方位、多层面显示心脏和大血管的形态及其组织结构。

一、横轴面

横轴面是最常用的标准体位,它能清楚显示心脏及大血管结构的毗邻关系,了解心脏各个房室间的解剖位置及房室大小。

(一)无名动脉层面

此层面可见5个血管断面,即气管前方的无名动脉、其左侧的左侧颈总动脉、左后侧的左侧锁骨下动脉、最右侧的上腔静脉及前部呈带状的左侧无名静脉。

(二)主动脉弓部层面

可见主动脉弓及其右侧的上腔静脉,主动脉弓后侧可见气管及食管。

(三)主-肺动脉窗层面

气管右前为升主动脉;脊柱左前方为降主动脉,两者间的低密度区为主-肺动脉窗。上腔静脉位于升主动脉右后侧,此层面可以见到奇静脉由脊柱右前方,绕过气管右缘汇入上腔静脉。

(四)左肺动脉层面

又称为气管隆嵴层面。见左右主支气管,升主动脉位于右前部;其左后侧、左主支气管左前方可见向左侧弧形走行的左肺动脉。上腔静脉位于升主动脉右后侧,奇静脉位于降主动脉右侧、脊柱前方。

(五)右肺动脉层面

升主动脉位于右侧前方,升主动脉左侧为肺动脉主干(有时可见肺动脉瓣膜结构),升主动脉左后侧右肺动脉呈弧形绕过升主动脉进入右肺门,升主动脉与右肺动脉干之间为上腔静脉,上腔静脉右侧可见右上肺静脉。左上肺静脉位于左主支气管左前方,左上肺静脉后侧为左肺动脉。降主动脉及奇静脉位置基本不变。

(六)主动脉根部层面

见主动脉窦,前部为右冠窦、左后为左冠窦、右后为无冠窦。左冠窦位置略高于其他两窦。自此层面向下胸部降主动脉及奇静脉于胸部位置基本同前。此层面以下可以见到冠状动脉主干及分支,相关冠状动脉解剖另外详述。①左冠状动脉层面:升主动脉根部居中,前方为主肺动脉干(右心室流出道)。后方为左心房及左房耳,右侧为右房耳,右后方为上腔静脉。左心房两侧可见双上肺静脉连接心房。②右冠状动脉层面:此层面较左侧冠状动脉发出层面略低。升主动脉根部居中,其前方为右室流出道,左侧为左心室顶部,右侧为右心房(可见上腔静脉汇入右房),后方为左心房及肺静脉(多为下肺静脉)。此层面可见右窦发出的右冠状动脉主干近段。

(七)左心室流出道层面

由位于左后侧的左心房、左前侧的左心室、右后侧的右心房、右前侧的右心室及主动脉窦-左室流出道结构共同构成"五腔心"层面。此层面可以观察到左心房室间的二尖瓣和右心房室间的三尖瓣。三尖瓣位置略低于二尖瓣。两心房室间可见房间隔和室间隔。左心室的心肌壁较右室厚,腔内可见乳头肌影。右心室腔内在扫描清晰的情况下可以见到腔内前部横行的调节束。前室间沟、左房室沟及右房室沟内分别走行前降支、回旋支和右冠状动脉。

(八)左心室体部层面

可见左右心房、室四个心腔。

(九)左心室膈面

可见呈长圆形的左心室和右侧的右心室,可见少许右心房。

二、心脏短轴面

心脏短轴面图像为垂直于左侧二尖瓣到心尖的连线的层面。短轴面可以清晰显示左心室各壁心肌情况,结合电影观察可以了解心肌收缩和心肌壁增厚变薄情况。短轴面上对于瓣膜、左心室流出道及心尖部的观察略差。

(一)升主动脉根部层面

主动脉根窦部位于中央,可以见到 3 个主动脉窦,前方为右冠窦、左后侧为左冠窦、右后方为无冠窦。右冠窦发出右冠状动脉,左冠窦发出左冠状动脉。此位置可以显示三个主动脉瓣,在动态观察时可以显示瓣膜开闭状况,多用来协助诊断是否有主动脉瓣受累。

(二)二尖瓣层面

可见左心房室及二尖瓣,亦可见到右前部的右心室和右后侧的右心房,两者间的三尖瓣显示略逊于二尖瓣。

(三)左室体部层面

左室占据纵隔左侧左缘大部,呈椭圆形,此层面可以显示左室前间隔壁、侧壁、侧后壁、后壁及室间隔。左心室腔内类圆形充盈缺损为前、后乳头肌影。应该注意的是短轴面上左室前缘并非心尖部,而是前间隔壁。

(四)左室膈面

可见左右心室。此层面接近心尖,可显示心尖形态,但观察效果不如长轴面。

三、心脏长轴面

心脏长轴面图像包括垂直于室间隔的左室长轴层面(四腔心)以及平行于室间隔沿左侧二尖瓣到心尖连线扫描的层面(两腔心)。主要用来观察瓣膜(主动脉瓣及二尖瓣)、左心室流出道和心尖部情况。

左心室流出道层面可以清楚地显示左心室流出道、主动脉瓣及升主动脉根部。左心室腔内各乳头肌影。并可见左心房、室间的二尖瓣。左心室前缘相当接近心尖部,所以常用来观察心尖部病变。

第二节　先天性心脏病 MRI 表现

先天性心脏病是儿童最常见的心脏疾病,近几年来,随着患病儿童人数急剧增长,先天性心脏病的诊断及治疗面临巨大的挑战。心血管造影检查一直是先天性心脏病诊断的"金标准",但其为有创性检查,并且易受对比剂剂量的影响和投照体位的限制。无创性影像检查方式如超声心动图、多排螺旋 CT、心脏 MRI 检查在先天性心脏病的诊断方面有极大的优势。虽然心脏 MRI 检查分辨力不及 CT,但因其无辐射性及低对比剂反应,正逐渐成为先天性心脏病重要的检查方式。

一、房间隔缺损

房间隔缺损(ASD)指房间隔构成异常。缺损可以并发或不并发心内膜垫的畸形。ASD 分为原发孔型(Ⅰ孔型)ASD 和继发孔型(Ⅱ孔型)ASD。本节仅讨论继发孔型 ASD。

(一)临床表现与病理特征

ASD 的发生是由于胚胎发育第 4 周时,原始第一房间隔吸收过度和(或)第二房间隔发育不良,导致的残留房间孔,主要血流动力学改变为心房水平左向右分流,使右心房、室及肺血流量增加。ASD 占先天性心脏的 10%～15%,根据缺损部位不同可分为以下 4 型:①中央型或称卵圆窝型:是本病最常见的一种类型,占 75%。位于房间隔卵圆窝处,四周房间隔组织完整。②下腔型:占 5%～10%。缺损位于房间隔下方下腔静脉入口处,因其主要由左房后壁构成缺损后缘,故缺损没有完整的房间隔边缘,常并发右下肺静脉畸形引流入右心房。③上腔型:又称静脉窦型缺损,占 10%。缺损位于房间隔后上方上腔静脉入口下方,没有后缘,上腔静脉血直接回流至两侧心房,常并发右上肺静脉畸形引流入上腔静脉。④混合型:常为巨大缺损,兼有上述两种以上缺损。

(二)MRI 表现

1.直接征象

为房间隔连续性中断。但因房间隔为膜性结构,黑血序列或常规 SE 序列受容积效应的影响,不能明确诊断且容易漏诊。而亮血序列横轴面或垂直房间隔的心室长轴面(即四腔心层面)是显示 ASD 的最佳体位和方法。亦可辅以薄层(以 3～5mm 为宜)的心脏短轴面和冠状面显示 ASD 与腔静脉的关系并确定 ASD 的大小,为临床制定治疗方法提供依据。

2.间接征象

包括右心房、室增大;右心室室壁增厚;主肺动脉扩张,其内径大于同一层面升主动脉内径。正常情况下,同一水平面主动脉与主肺动脉直径之比约为 1:1。

3.MR 电影成像

在心房水平可见异常血流的低信号,根据血流方向来判定分流方向,同时可根据低信号血流束的面积粗略估测分流量。

对于单纯 ASD 可以通过测定左、右心室心排血量,计算分流量。

二、室间隔缺损

室间隔缺损(VSD)是指胚胎第 8 周,心室间隔发育不全或停滞,而形成的左、右心室间的异常交通,引起心室内左向右分流,产生血流动力学紊乱。

(一)临床表现与病理特征

VSD 是最常见的先天性心脏病,约占出生存活婴儿的 0.2% 和先天性心脏病的 20%～25%。按病理解剖,VSD 分为漏斗部、膜部、肌部三型。

1.漏斗部 VSD

又分为:①干下型 VSD,缺损紧位于肺动脉瓣下,位置较高,左室分流入右心的血液可直接喷入肺动脉。易并发主动脉瓣关闭不全;②嵴内型 VSD,位于室上嵴,漏斗部间隔内,但与肺动脉瓣有一定距离,左室分流的血液射入右室流出道。

2.膜部 VSD

又分为:①单纯膜部 VSD:单发而局限于膜部间隔的小缺损,有的呈瘤样膨出;②嵴下型 VSD:室上嵴下方的膜部缺损,常较大;③隔瓣下型 VSD:缺损大部分位于三尖瓣隔瓣下方。

3.肌部 VSD

位于肌部室间隔的光滑部或小梁化部,位置均较低,可单发或多发。

(二)MRI 表现

1.直接征象

为室间隔连续中断。以横轴面及垂直室间隔左室长轴面显示最为满意。隔瓣后 VSD 于四腔心层面可见隔瓣后两心室间交通。嵴上型 VSD 垂直于室间隔根部,斜矢状面可见主动脉根部与右室流出道之间的圆锥部间隔消失。干下型及嵴内型 VSD 以短轴面显示为佳,可辅以失、冠状面。在四腔心层面或五腔心层面经缺损部位平行室间隔采用薄层步进的方法扫描可显示整个缺损的大小形态。

2.间接征象

包括少量分流者,可无其他异常表现;大量分流可见心室增大,室壁增厚,肺动脉增宽,内径大于同一层面升主动脉内径等。

3.MR 电影成像

可见心室水平异常血流形成的低信号,依据血流信号判定分流方向及估测分流量,同时有利于发现小的或多发的 VSD。对于肌部小 VSD 仅在心室收缩期清楚显示左向右分流。隔瓣后 VSD 常并发主动脉瓣脱垂,造成主动脉瓣关闭不全,则在左室双口位电影序列上可直接显示主动脉瓣区异常反流信号及主动脉瓣脱垂情况。经后处理还可测定射血分数、心排血量,评估心脏功能。

三、心内膜垫缺损

心内膜垫缺损亦称房室间隔缺损,是由于胚胎期腹背侧心内膜垫融合不全,原发孔房间隔发育停顿或吸收过多及室间孔的持久存在所导致的一组先天性心内复杂畸形群。

(一)临床表现与病理特征

ECD 包括原发孔房间隔缺损、室间隔膜部、二尖瓣前瓣及三尖瓣隔瓣的发育异常。发病率约占先天性心脏病的 0.9%～6%。主要分型如下:

1.部分型 ECD

包括：①单纯型Ⅰ孔型房间隔缺损；②Ⅰ孔型房间隔缺损，并发二尖瓣裂；③Ⅰ孔型房间隔缺损，并发三尖瓣裂。

2.过渡型 ECD

Ⅰ孔型房间隔缺损，并发二、三尖瓣裂。

3.完全型 ECD

Ⅰ孔型房间隔缺损，共同房室瓣，室间隔缺损。

4.心内膜垫型室间隔缺损

包括：①左室－右房通道；②心内膜垫型室间隔缺损。

国外大组病例报道：约 61.8％完全性 ECD 及 28％部分性 ECD 并发 21－三体综合征或唐氏综合征。其他并存畸形包括：10％并发动脉导管未闭、10％并发法洛四联症、2％并发右室双出口、3％并发冠状窦无顶综合征，少数可并发完全性肺静脉畸形引流、大动脉转位。

(二)MRI 表现

1.直接征象

为房间隔下部及膜部室间隔连续中断。在亮血序列中以横轴面或四腔心层面显示最为满意，可见房间隔下部(即Ⅰ孔型)连续中断，缺损无下缘，直抵房室瓣环，二尖瓣前叶下移，左室流出道狭长。完全性 ECD 表现为十字交叉消失，左、右房室瓣环融为一体，成一共同房室瓣，其上为Ⅰ孔型房间隔缺损，其下为膜部室间隔缺损。左室－右房通道则表现为左室、右房间直接相通。

2.间接征象

包括全心扩大，以右心房室增大为著；右心室壁增厚；中心肺动脉扩张，主肺动脉内径大于同水平升主动脉。

3.MR 电影成像

显示房室瓣区异常反流信号，并进行半定量分析；根据房室水平异常血流低信号，估测分流量；并可经后处理测定射血分数、心排血量，评估心脏功能。

四、动脉导管未闭

动脉导管未闭为常见的先天性心脏病之一。

(一)临床表现与病理特征

PDA 发病率为 9％～21％，男女比例为 1∶2～1∶30 动脉导管由左侧第六对主动脉弓的背侧部分发育而来，连接于左、右肺动脉分叉处于主动脉弓远端之间。88％于生后 8 周完全关闭，少数可延迟至 1 年。持续不闭者即为 PDA，导致主－肺动脉水平连续性左向右分流。

PDA 按其形态可分为：①柱形：导管两端粗细相仿，也称管状型；②漏斗形：导管主动脉端粗，肺动脉端较细；③窗形：导管短而粗，又称缺损型，此型最少见。

(二)MRI 表现

1.直接征象

黑血序列横轴面及左斜矢状面图像显示主动脉峡部与左肺动脉起始部间经动脉导管直接相连通。并可测量导管内径及长度，同时根据形态分型。亮血序列较黑血序列更为敏感，对于细小或管状扭曲的动脉导管,可采用薄层(3～5mm)步进的方法逐层扫描。

2.间接征象

左心房室增大,以左心室增大为著且室壁增厚;升主动脉、主肺动脉及左、右肺动脉扩张。

3.MR 电影成像

可显示分流方向,并对分流量进行定量分析。

4.3D CE-MRA 经 MIP 或 MPP 重建

示主动脉峡部与左肺动脉起始部间经动脉导管直接相连通。通过重建清晰显示动脉导管形态,明确分型;并分别测量动脉导管主动脉端、肺动脉端内径及动脉导管长度。这种方法较直观,临床医生易于接受,为临床制定治疗方法提供依据。

五、法洛四联症

法洛四联症(TOF)是最常见的发绀型先天性心脏病,占先天性心脏病的 12%～14%。

(一)临床表现与病理特征

TOF 的主要畸形包括肺动脉狭窄、室间隔缺损、主动脉骑跨和右心室肥厚。其中,由于圆锥室间隔前移所造成的右室漏斗部狭窄及对位异常的高位室间隔缺损为其特征性改变。TOF 的血流动力学改变取决于肺动脉狭窄程度和室间隔缺损大小及其相互关系。TOF 并存的畸形包括:①多发性室间隔缺损,以肌部室间隔缺损为多;②外周肺动脉发育异常,包括左或右肺动脉起始部或肺内分支狭窄、一侧肺动脉缺如、扩张性改变等;③冠状动脉畸形,左前降支起源于右冠状动脉或右冠状窦、单冠状动脉畸形;④右位主动脉弓,占 20%～30%;⑤房间隔缺损;⑥永存左上腔静脉;⑦心内膜垫缺损;⑧其他畸形包括肺动脉瓣缺如、三尖瓣下移畸形、右室异常肌束、主动脉瓣关闭不全等。

(二)MRI 表现

(1)黑血＋亮血序列横轴面和斜冠状面可以显示右室漏斗部(即流出道)、肺动脉瓣环、主肺动脉及左右肺动脉主干的发育及狭窄程度。横轴面、四腔心层面及心室短轴面可以清楚显示嵴下型室间隔缺损的大小,右心室壁肥厚,可达到或超过左室壁厚度。正常情况下,左室壁厚度约为右室壁厚度的 3 倍。对于并存肌部小室间隔缺损可采用薄层步进的扫描方法。在横轴面和心室短轴面上显示升主动脉扩张并可判定主动脉骑跨程度,若骑跨率较大时,取垂直室间隔流出道部左室长轴面(即左室双口位),显示主动脉后窦与二尖瓣前叶之间是否存在纤维连接,这是与法四型右室双出口的鉴别点。

(2)MR 电影成像可以显示肺动脉瓣环发育大小、瓣叶数目及开放程度;室间隔缺损分流方向,同时评价右心室功能,对评估预后有较大意义。

(3)3D CE－MRA 经 MIP 及 MPR 重建,可明确、直观显示两大动脉空间关系,尤其是显示主肺动脉、左右肺动脉主干及分支的发育情况和狭窄程度。同时可以测量并计算肺动脉指数或 McGoon 指数,对手术术式选择有重要意义。

六、肺静脉畸形连接

肺静脉畸形连接(APVC)又称肺静脉畸形引流,是指肺静脉未能直接与左心房相连,而是直接或通过体静脉系统与右心房连接。

(一)临床表现与病理特征

APVC 分为完全型(即全部肺静脉与右心房或体静脉相连)和部分型(部分肺静脉与右心房或体静脉相连)两种类型。完全型 APVC 占先天性心脏病 $0.6\%\sim1.5\%$。根据回流部位可分为四型:①心上型:肺静脉汇合成一支总干引流入垂直静脉→左无名静脉→右上腔静脉→右心房。占 50%;②心内型:直接引流至右心房或冠状静脉窦,占 $25\%\sim30\%$;③心下型:肺静脉汇合成→支总干经横膈引流入下腔静脉、门静脉或肝静脉,占 $13\%\sim25\%$。均因回流受阻而存在肺静脉高压;④混合型:各分支分别引流至不同部位,占 $5\%\sim7\%$。多为一侧肺静脉连接于左垂直静脉而其余肺静脉连接于冠状静脉窦。

完全型 APVC 几乎均并存房间隔缺损,$25\%\sim50\%$ 的并发动脉导管未闭,约 1/3 并发其他畸形,如单心室、永存动脉干、大动脉错位、肺动脉闭锁、主动脉弓发育不全、法洛四联症、右室双出口、无脾综合征、多脾综合征等。

部分型 APVC 可单独存在,但常并发Ⅱ孔型房间隔缺损。右肺的部分型 APVC 远比左肺多见。常见的引流部位有下腔静脉、右上腔静脉、右心房、左无名静脉等。其血流动力学改变与心房水平左向右分流相似。

(二)MRI 表现

(1)黑血+亮血序列横轴面和冠状面为最佳体位,辅以斜矢状面可追踪肺静脉走行,显示肺静脉汇合的主干,异常引流途径及引流部位。利用亮血序列的横轴面加四腔心层面可显示两心房形态、大小及心房水平交通情况,以鉴别房间隔缺损与卵圆孔未闭。

(2)MR 电影成像可明确显示有无房间交通的右向左分流,并估计分流量。显示肺动脉高压的程度。评价心功能,右心功能不全时肺动脉瓣及三尖瓣区可出现异常反流信号。在追踪肺静脉走行时,如果上述畸形显示不满意或可疑时,可复制相应层面并利用薄层步进扫描方法进行调整,其显示畸形会比黑血或亮血序列更加清楚。

(3)3D CE-MRPV 经 MIP 及 MPR 重建可明确直观、全面地显示肺静脉走行、异常引流途径、引流部位及有无肺静脉狭窄并存。应利用薄层 MIP 重建方法,逐一显示四条肺静脉与左心房的关系,以及异常回流的肺静脉与体静脉或右心房的异常交通部位,这是诊断本病的关键,对于临床手术具有指导作用。但应注意,如果在重建过程中发现有遗漏畸形,可重新选择相应层面用 MR 电影成像证实,避免因容积效应所产生的假象干扰。

七、先天性肺动脉狭窄

先天性肺动脉狭窄(PS)占先天性心脏病的 $10\%\sim18\%$。

(一)临床表现与病理特征

PS 根据狭窄部位不同可分为四型:①瓣膜型狭窄:最为常见,瓣膜在交界处融合成圆锥状,并向肺动脉内突出,瓣膜增厚,瓣叶多为 3 个,少数为 2 个。漏斗部易形成继发性狭窄,肺动脉主干有不同程度的狭窄后扩张。常并发 ASD、VSD、PDA 等;②瓣下型狭窄:较为少见,可分为隔膜型狭窄和管状狭窄。前者表现为边缘增厚的纤维内膜,常在漏斗部下方形成纤维环或膜状狭窄;后者由右心室室上嵴,及壁束肌肥厚形成,常并发心内膜纤维硬化;③瓣上型狭窄:可累及肺动脉干、左右肺动脉及其分支,单发或多发。半数以上病例并发间隔缺损、PDA等其他畸形;④混合型狭窄:上述类型并存,以肺动脉瓣狭窄并发漏斗部狭窄常见。

（二）MRI 表现

（1）黑血及亮血序列轴面、斜冠状面和左前斜垂直室间隔心室短轴像可显示右室流出道、主肺动脉、左或右肺动脉主干的狭窄部位、程度及累及长度。

（2）MR 电影成像可显示肺动脉瓣环发育情况、瓣叶数量及狭窄程度，并可显示粘连瓣口开放受限形成的"圆顶"征及低信号血流喷射征。

（3）CE-MRA 不仅可直接显示右室流出道，测量中心肺动脉狭窄程度，还可通过重组图像逐一显示段级以上周围肺动脉狭窄，能够有效评价肺动脉的发育情况。

第三节　缺血性心脏病 MRI 表现

由于冠状动脉阻塞所造成心肌缺血、急慢性心肌梗死以及导致的心脏形态上及功能上的改变，统称为缺血性心脏病。心脏 MRI 可以对缺血性心脏病进行形态学、局部及整体心功能评价、心肌灌注成像、心肌活性检查等。

一、心肌缺血

（一）心脏形态改变

在心肌缺血比较严重时，可发生心脏形态学改变，主要包括相应供血区域局部心肌变薄，心腔扩大；但在多数情况下，心肌缺血往往无明显形态学改变，而主要表现在功能方面的异常。

（二）心脏功能改变

1.MR 首过心肌灌注成像

在正常情况下，冠脉血管可以通过自身调节使冠脉血流量基本维持在正常水平，即冠脉平滑肌随着冠脉灌注压增加或减少而有相应的收缩或舒张，从而使生理状态下静息时的冠脉血流量保持恒定，心肌灌注无明显变化。当冠状动脉狭窄存在时，通过此处的血流减少，导致心肌灌注减低和心肌氧供减少。灌注减低最初发生在心内膜下心肌，随着冠脉血流的进一步减少，灌注缺损逐渐延展至心外膜，呈透壁性。因此对于左心室功能，首先出现的是舒张功能受损，然后是收缩功能受损。

当仅仅出现轻度的舒张功能减低时，心电图（ECG）变化和临床心绞痛症状不一定会出现，而心肌灌注异常会发生在心肌缺血一连串病生理变化的早期，因此节段性心肌灌注异常是评估心肌缺血更为敏感的指标。而且，在同一次扫描过程中，MR 心肌灌注结合形态、室壁运动情况能够对心脏形态功能做出综合准确的评价。

心肌血流灌注异常是因心外膜下冠状动脉或（和）其小血管的狭窄阻塞，导致的心肌缺血所致。重度冠状动脉狭窄（80%～90%）时，在静息状态下可出现灌注异常，而冠状动脉轻中度（50%～60%）狭窄，由于代偿性血管扩张储备，即小血管进行性扩张，可维持冠状动脉血流，所以静息状态下心肌灌注可无异常变化。此时如应用药物负荷试验，因狭窄冠脉供血区心肌小血管已经处于扩张状态，血管扩张剂不能诱发该处的冠脉血流储备，但可使正常冠脉血管扩张，血流迅速增加，造成冠脉狭窄远端的心肌血流相对或绝对减少，形成"冠状动脉窃血"而诱发心肌缺血。

MRF－PMPI 检查是诊断心肌缺血的有效方法。它能反映心肌局部组织的血流灌注情况,结合负荷试验可以判定心肌是否存在缺血。其采用快速 MR 成像序列,在对比剂 Gd-DTPA 首次通过心肌组织时(持续 10～15 秒)进行快速心脏成像。Gd-DTPA 为顺磁性化合物,缩短组织的 T_1 弛豫时间,在 T_1WI 上表现为高信号,正常情况下,Gd－DTPA 对比剂到达之前,心脏(心腔及心肌)在翻转预饱和脉冲(如 IR－Turbo Flash 序列)后呈低信号,随着外周静脉注入的对比剂首先进入右心室,在右心室腔呈高信号,之后 5～6 个心动周期,对比剂进入肺循环,左心室仍为低信号,随后左心室腔出现强化,1～2 个心动周期的延迟后,心肌逐渐从心内膜到心外膜出现信号强度升高,心肌强化的峰值,亦即心外膜完全强化通常出现在对比剂到达左心室腔后的 10 个心动周期内。正常心肌增强是均匀一致的,即自心内膜至心外膜信号强度相同。冠状动脉狭窄时,其供血的局部心肌血流量相对减少,对比剂含量低于正常灌注的心肌组织,故局部心肌信号相对减低,即心肌灌注减低,据此 MRFPMPI 可检测冠状动脉狭窄引起的心肌缺血。

MRF－PMPI 检查的图像主要通过目测定性法和定量计算方法进行分析。定性评估方法简便、易行,在临床工作中能够综合快速地评估心肌灌注图像。根据心肌缺血的程度不同,MRFPMPI 异常可表现为:①静息状态各段心肌灌注正常,负荷状态心内膜下心肌或全层心肌透壁性灌注减低或缺损;②静息状态缺血心肌灌注减低或延迟,负荷状态灌注缺损;③静息状态缺血心肌灌注缺损。灌注减低是指心肌强化高峰期缺血区心肌信号强度低于同层正常心肌呈低强化;灌注缺损是指严重心肌缺血表现为持续固定的极低强化和无强化;但多数灌注减低在灌注后期图像上都会出现强化,即缺血区心肌强化高峰迟于正常心肌,则称灌注延迟。灌注异常区多数与冠脉供血区相吻合。国外有些学者对多例确诊及怀疑冠心病者进行 MRFPMPI 定性分析与冠状动脉造影对照研究,结果显示 MRF－PMPI 检测冠心病的敏感性与特异性分别为 93％和 60％～85％;2003 年北京安贞医院影像科对 33 例经冠状动脉造影确诊冠心病者 MRFPMPI 定性分析与冠状动脉造影对照研究,结果显示 MRFPMPI 检测冠心病的敏感性与特异性分别为 82.35％和 91.67％。

需要注意的是,部分正常病例对比剂到达左心室后的最初几幅图像,其心内膜附近表现为"黑线"信号伪影,通常出现在心肌强化峰值之前,容易误认为灌注异常,这种现象是由于心腔与心肌之间有显著的信号强度差形成化学位移伪影所致。此伪影短暂存在并随心肌强化高峰的到来而消失。此外,正常情况下乳头肌也可表现为低度强化,信号强度低于正常心肌,可能会对图像判定产生混淆。

灌注图像的定性分析需要医生的经验,个体差异较大。而且这种方法通过鉴别不同节段之间相对信号增强差别来做出判断,特别是图像信噪比较低时,可能会出现误差。

心肌灌注半定量或定量评估首先需要利用后处理软件在图像上定义兴趣区(ROI),一些自动计算程序可检测心外膜和心内膜边缘,从而提高了 ROI 勾画的速度。

但是,自动程序往往不准确,必须人工纠正这些错误以保证数据的准确性。选取 ROI 需要一定的经验,注意不要将左心室室壁内侧的乳头肌和肌小梁包括在兴趣区中。测量连续图像上每一个兴趣区的平均信号强度,可得到一系列心肌节段和室腔的信号强度时间曲线,计算峰值信号强度、峰值时间、平均通过时间(MTT)及曲线斜率来反映正常与缺血心肌灌注的相对关系。

其中峰值信号强度反映了对比剂局部峰浓度,曲线斜率反映了局部对比剂浓度增加引起T1变化的速度。根据曲线,以未增强前左室心肌和血池信号强度均值为信号基础值,计算出心肌灌注缺损和正常心肌的信号强度增加值与血池信号强度基础值的比值和信号增加的斜率。分析比较得到数值,可以识别心肌缺血的区域。

此外,其他一些方法可以更准确地定量评估血流,如心肌灌注储备(MPR)。MPR是指冠状动脉扩张条件下与基础条件下心肌血流的比值。冠状动脉狭窄后侧支循环的产生使区域性心肌血流的比值背离冠状动脉血流储备,其背离程度取决于侧支血流的建立水平。因此,区域性心肌灌注储备比值能间接反映冠脉狭窄后侧支血流的建立水平。另外,区域灌注的差异可用相对灌注指数(RPI)来评价,该指数定义为同一状态下,狭窄冠脉供血范围内心肌灌注与远处正常心肌灌注的比值。

MPR和RPI同被视为评价心肌缺血严重程度的指标。目前通过MRI测定的心肌灌注储备得到的并不是心肌绝对血流量的比值,而是分别反映血流量变化的参数－血容量和血流速度进行测定的比值,是一种半定量的测定。整个心肌灌注储备测定分两步进行:①使用扩冠药物前,即静息状态,进行心脏常规扫描,随后行心肌灌注MRI扫描。②注射负荷药物同时行心肌灌注MRI扫描,按左室短轴方向相同层面进行重复扫描。在左心室前壁、侧壁、后壁、间壁划定ROI区,画出负荷前后的心肌信号强度－时间曲线。心肌灌注曲线的分析和处理是测定心肌灌注储备的关键,测定MTT、心肌信号的峰值、心肌信号强度的最大增加值、曲线的最大上升斜率和心肌信号的峰值所对应的时间为。临床实验研究以及统计学分析证明Slope、1/MTT负荷后与负荷前的比值能够全面反映心肌灌注储备。

但由于使用的MRI设备、扩冠的药物、测定方法的不同,目前临床上MRI心肌灌注测定尚未有统一的正常值及异常值参考范围。

2.MR延迟心肌灌注成像

心肌缺血主要在MRFPMPI上表现异常,而在MRDEMPI表现正常,延迟期扫描心肌内未见异常强化信号。

3.心脏运动功能

室壁运动功能可以正常,亦可出现节段性室壁运动异常。GRE序列心脏电影成像可显示。因为此型冠心病的缺血心肌尚有收缩储备功能,在小剂量<10μg/(kg·min)正性肌力药物,如多巴酚丁胺作用下,缺血心肌收缩功能可正常或减低,射血分数(EF%)可正常或下降。

二、心肌梗死

心肌梗死(MI)是在冠状动脉粥样硬化基础上,伴有斑块破裂、出血,血栓形成或冠状动脉痉挛等原因引起管腔急性闭塞,冠状动脉血流中断或急剧减少,使相应的心肌发生持续而严重急性缺血,最终导致心肌缺血性坏死。可依据病程的长短分为急性心肌梗死(AMI)和陈旧性心肌梗死(OMI)。急性心肌梗死又可依据梗死时间的长短分为急性期(冠状动脉急性闭塞<6小时)亚急性期(冠状动脉急性闭塞<72小时)。而病程大于6周时,则称为陈旧性心肌梗死。

(一)临床表现与病理特征

急性心肌梗死的主要病理改变为,当冠状动脉急性闭塞持续1小时后,心肌细胞肿胀、线粒体异常改变如水肿和内部断裂等变化以及核染色质中出现无定形的絮状物聚集,边缘加深和肌原纤维松弛等。缺血持续2小时后,某些细胞的改变向不可逆性变化发展,如肌原纤维紊乱、线粒体成团聚集。6~8小时后,间质水肿明显,肌内细胞核固缩,然后发生溶解,细胞膜的完整性遭到破坏。8~10天,坏死的肌内纤维逐渐被溶解,肉芽组织在边缘首先出现。血管和成纤维细胞继续向内生长,同时移去坏死的心肌细胞。以上过程持续到梗死后的4~6周,到第6周梗死区通常已经成为牢固的结缔组织瘢痕,其间散布有未受损害的心肌纤维。

梗死常常从心室壁内膜下与中层开始,再发展至外层心肌,心内膜薄层心肌受累,直径1~2mm的梗死称为心内膜下梗死。从心内膜至心包贯穿全心壁的梗死称为透壁心肌梗死,可达到7~8mm。病理上根据心肌梗死范围分为三型:

1.透壁性心肌梗死

病变累及心室壁全层,为典型的心肌梗死类型。大多数位于左心室。

2.心内膜下心肌梗死

其特点是心肌坏死主要累及心室壁心肌的内1/3层,并可波及肉柱及乳头肌。最严重的病例,坏死灶扩大融合而成为累及整个心内膜下心肌的坏死,称为环状梗死。患者通常存在三支冠状动脉主干严重的动脉粥样硬化并狭窄,但绝大多数既无血栓,亦无阻塞,这说明严重、弥漫的冠状动脉病变是此型心肌梗死发生的前提。当患者由于某种原因(如休克、心动过速、不适当的体力活动)引起冠状动脉供血不足时,可造成各支冠状动脉最远端供血区域(心内膜下心肌)缺氧,因三大支冠状动脉均严重狭窄,侧支循环几乎不能改善心肌的供血,因而导致心肌坏死。

3.灶性心肌梗死

病灶较小,在临床上多无异常表现,生前常难以发现。为多发性小灶状坏死,病灶分布常不限于某一支冠状动脉的供血范围,而是不规则地分布。

(二)MRI表现

1.心肌形态

在SE序列MR图像上,心肌为中等信号强度,类似骨骼肌的信号强度,呈"灰白色",明显区别于周围心外膜下脂肪的高信号和相邻心腔内血流的低、无信号(呈"黑色")。梗死心肌及周围水肿,其T_1及T_2弛豫时间延长,在T_2WI图像上心肌呈高信号。Higgins等研究发现,心肌T_2弛豫时间与心肌含水量的百分比呈线性相关。根据心肌信号强度有无增加可区分梗死心肌及正常心肌。急性心肌梗死发生后,24小时即可在T_2WI上观察到信号强度的增加,7~10天之内梗死区呈高信号强度,而且,梗死区T_2WI权重越大,与正常心肌之间对比越强。然而在急性期梗死心肌周围存在明显水肿,所以高信号面积大于真正的梗死范围。亚急性期心肌信号异常面积与梗死范围大致接近,慢性期由于梗死心肌瘢痕形成,水分含量较低,故心肌信号强度低于正常心肌组织。因此,陈旧性心肌梗死SE序列上表现为低信号,在T_2WI较T_1WI信号减低更明显。

2.心肌厚度

MRI 可直接显示心肌,心外膜和心内膜的边界清晰可见。因此,该方法可经精确测量得知心肌梗死后心肌变薄的程度,对于有透壁心肌梗死病史的患者能够确认梗死区是否存在足够的残留心肌,为判定是否适合血管搭桥术提供依据。

陈旧性坏死心肌组织的吸收、纤维瘢痕形成是局部心肌变薄的病理基础,节段性室壁变薄是陈旧性心肌梗死的重要形态学改变。前降支阻塞造成前、侧壁或(和)前间隔壁室壁变薄,右冠状动脉阻塞者,后壁或(和)下壁膈段变薄。SE 及 GRE 序列上判断标准为:梗死区室壁厚度小于或等于同一层面正常心肌节段室壁厚度的 65%。透壁陈旧性心肌梗死由于瘢痕形成,室壁明显变薄,静息 MRI 电影可通过测量室壁厚度来鉴别透壁瘢痕和存活心肌。定义正常人平均舒张末期室壁厚度减 2.5 个标准差,即舒张末期室壁厚度小于 5.5mm 则为透壁瘢痕组织。MRI 采用这一标准鉴别透壁瘢痕。

3.心肌灌注

包括钆对比剂首过灌注和延迟灌注成像。

(1)MR 首过心肌灌注成像:显示心肌梗死后瘢痕组织的灌注减低、缺损,但由于梗死心肌存在再灌注,心肌梗死还可表现为心肌灌注正常。灌注正常的梗死心肌是无微循环损伤或损伤较轻的再灌注心肌,小冠脉阻塞伴充分的侧支血流也表现为均匀心肌增强即心肌灌注正常。而且,缺血性心脏病生理学表现是不均衡的,如梗死可局限于心内膜下区,向心外膜层扩散,且功能可恢复心肌节段(冬眠或顿抑心肌)可位于梗死邻近区。这种现象证明检出存活或不存活心肌和预测功能恢复具有一定困难。因此,单独 MRFPMPI 检查无法诊断梗死心肌,更无法判断梗死心肌内是否有存活心肌,从而临床无法决定是否采取干预进行血运重建。

(2)MR 延迟心肌灌注成像:显示心肌延迟强化是心肌坏死的标志,提示心肌细胞死亡,细胞间质容积增加,造影剂排出时间延长。动物实验证明,损伤但仍存活的心肌在心肌梗死急性期(≤7 天):心肌灌注 MR 首过时相表现为充盈缺损,延迟时相没有明显强化;而死亡心肌在心肌梗死稳定期(≥28 天)MR 心肌灌注首过时相表现为充盈缺损,延迟时相有明显强化。进一步观察,心肌梗死从急性期向稳定期发展过程中,灌注后延迟时相受损心肌细胞从明显强化到不强化,提示这部分细胞具有生存能力;而延迟时相急性期心肌梗死区心肌细胞的不强化到稳定期心肌梗死的明显延迟强化,表明这样的心肌细胞已死亡。急性亚急性期心肌梗死,可逆性及不可逆性心肌损伤均有可能出现延迟增强,慢性心肌梗死延迟增强仅见于不可逆梗死组织。急性期心肌梗死和稳定期心肌梗死都可能有延迟时相的强化,二者病理学基础不同:前者心肌细胞水肿,而无亚细胞结构的崩解,血供尚存;后者心肌细胞间隙增大,造影剂存留时间长。

心肌梗死表现为心肌信号增强,MR 成像空间分辨力较高,可显示和分析心肌增强的透壁程度,可分为以下 3 种类型:①透壁增强:全层心肌增强,可为均匀增强或中央低或无增强的边缘增强,反映微循环阻塞;②非透壁增强,心内膜下心肌或心内膜下至中层心肌增强,心外膜下至中层或心外膜下心肌无增强,后者属存活心肌;③混合型增强,同一心肌段内透壁和非透壁增强并存。

联合应用 MRDEMPI 和电影 MRI,可以鉴别正常心肌、冬眠心肌和坏死心肌。

MRDEMPI 显示心肌呈低信号,而心肌运动正常,提示为正常心肌组织存活;MRDEMPI 显示心肌呈低信号,电影 MRI 示节段性运动功能失调,提示为冬眠心肌;MRDEMPI 显示心肌呈高信号,电影 MRI 示心肌节段性功能运动失调,提示为坏死心肌。

(三)心肌梗死的并发症

左心室室壁瘤(VA),包括真性、假性室壁瘤。是心肌梗死的常见并发症之一。两者需相互鉴别,真性室壁瘤常位于前壁及近心尖部,瘤口较大。假性室壁瘤少见,多发于左室后壁和膈段,且瘤口小、瘤体大,因其瘤壁为纤维组织包裹故形态不规则,破口的直径,一般多小于瘤体最大直径的一半。通常叙述的室壁瘤多指真性室壁瘤,其是由于心肌梗死后,病变部位被瘢痕组织所取代,其间心肌纤维消失或仅有少量残余,心室壁明显变薄,丧失收缩力或收缩力减弱,因而膨出,形成膨胀瘤。发生率约占心肌梗死患者的 20%;特别是广泛前壁心肌梗死最为多见,多发生于前壁及心尖部,也可见于后壁及膈面,并累及室间隔及乳头肌。其特征性的表现就是矛盾运动,也叫反向搏动,心室收缩时,其他部分收缩,病变处心室壁向外扩张,室壁明显变薄(室壁厚度≤2mm),舒张期则向内收缩。

左心室附壁血栓形成,冠心病患者血液凝固性增强,容易发生血栓形成和栓塞,容易使梗死部位粗糙的心内膜面形成附壁血栓。由心室内附壁血栓破碎、脱落从而引起脑部及外周动脉系统栓塞,常引起严重的并发症。

室间隔穿孔,导致二尖瓣关闭不全的乳头肌断裂。室间隔穿孔(这里指的是肌部室间隔穿孔)后,胸骨左缘第 4 肋间出现响亮而粗糙的收缩期杂音(SM)及震颤,类似于先天性心脏病的室间隔缺损。乳头肌断裂后可发生急性乳头肌功能不全,引起二尖瓣关闭不全。

心功能不全亦称心力衰竭,是指由于心排血量减低或心腔不能将静脉回心血液充分排入动脉系统中,或两种情况并存,而引起的动脉系统血流灌注不足,不能适应人体的代谢需要,以及静脉系统出现淤血现象的一种临床综合征,是各种心脏病的最终结局。成人射血分数正常值 55%~65%。冠心病心功能不全时,射血分数均有不同程度下降。其 EF 值≤50%即可诊断。按发生的过程可分为急性和慢性两种,按症状和体征可分为左、右和全心功能不全,或者按照心动周期内不同时相的功能障碍亦分为舒张功能和收缩功能衰竭。心肌梗死时因左室心肌功能受损而引起左心衰竭,病情进一步发展在左心衰竭的基础上,进一步发生肺动脉高压而累及右心系统,以致全心衰。缺血性心脏病由于心肌收缩功能障碍而引起的心功能衰竭,心排血量减低,心脏增大,EF 值下降,属于收缩功能衰竭。

心肌梗死并发症的 MRI 表现主要包括室壁瘤、左心室附壁血栓、室间隔穿孔破裂等。

1.室壁瘤

主要表现有:①形态学上于心室舒张期室壁局限性异常膨突,左室壁节段性变薄的范围较大,多累及 3 个以上阶段,变薄程度较重,尤其陈旧性心肌梗死并发室壁瘤者,室壁厚度可薄至 1mm;②MR 电影示室壁矛盾运动或运动消失,收缩期增厚率消失;③室壁瘤心肌信号在急性期呈高信号,慢性期呈低信号;④需与左室假性室壁瘤鉴别,真性室壁瘤常位于前壁及近心尖部,瘤口较大。假性室壁瘤少见,多发于左室后壁和膈段,且瘤口小、瘤体大,因其瘤壁为纤维组织包裹故形态不规则,MRI 可显示破口的直径,一般多小于瘤体最大直径的一半。

2.左心室附壁血栓

在 GRE 序列表现为附着于心室壁或充填在室壁瘤内的团片样充盈缺损。SE 序列血栓的信号强度随血栓形成的时间(即血栓的年龄)而异。亚急性血栓 T_1WI 常表现为中等至高信号,T_2WI 呈高信号;而慢性血栓在 T_1WI 和 T_2WI 均呈低信号。经胸超声心动图易遗漏心尖部室壁瘤内的附壁血栓,SE 序列结合 MR 电影有助于区别附壁血栓及该部的缓慢或停滞的血流。延迟心肌灌注成像,因梗死心肌增强可更清晰地显示心室腔内附壁血栓。

3.室间隔穿孔破裂

主要表现有:①室间隔连续性中断,以横轴面及四腔心层面显示最为清晰;②MRI 电影可见心室水平异常血流信号,并判定分流方向及估测分流量。

第十三章　消化系统疾病 MRI 诊断

第一节　肝脏疾病

一、原发性肝癌

(一)概述

原发性肝癌为我国常见的恶性肿瘤之一,我国恶性肿瘤的发病率,肝癌在男性居第三位,女性居第四位。近年来世界肝癌发病率有上升趋势,每年死于肝癌者全球约 25 万人,我国约 10 万人,为此肝癌研究受到广泛重视。

(二)病理

国内肝癌病理协作组在 Eggel 于 1901 年提出的巨块型、结节型和弥漫型三型分类的基础上,结合国内诊治现状,提出下列分类:①块状型:单块状、融合块状或多块状,直径≥5cm;②结节型:单结节、融合结节或多结节,直径<5cm;③弥漫型:指小的瘤结节弥漫分布于全肝,标本外观难与单纯的肝硬化相区别;④小癌型:目前国际上尚无统一诊断标准,中国肝癌病理协作组的标准是:单个癌结节最大直径≤3cm,多个癌结节数目不超过 2 个,且最大直径总和≤3cm。以上分型均可有多发病灶,可能为多中心或主病灶在肝内的转移子灶,在诊断时应予注意。肝癌的细胞类型有肝细胞型、胆管细胞型与混合型,纤维板层样肝癌为肝细胞癌的一种特殊类型。肝癌转移以血行性最常见,淋巴途径其次,主要是肝门区和胰头周围淋巴结,种植性转移少见。我国的肝细胞癌病例 50%～90% 的并发肝硬化,而 30%～50% 的肝硬化并发肝癌。

(三)临床表现

亚临床期肝癌(Ⅰ期)常无症状和体征,常在定期体检时被发现。中、晚期肝癌(Ⅱ～Ⅲ期)以肝区痛、腹胀、腹块、食欲缺乏、消瘦乏力等最常见,其次可有发热、腹泻、黄疸、腹腔积液和出血等表现。可并发肝癌结节破裂出血、消化道出血和肝昏迷等。70%～90% 的肝癌 AFP 阳性。

(四)MRI 表现

磁共振检查见肝内肿瘤,于 T_1WI 表现为低信号,T_2WI 为高信号,肝癌的瘤块内可有囊变、坏死、出血、脂肪变性和纤维间隔等改变而致肝癌信号强度不均匀,表现为 T_1WI 的低信号中可混杂有不同强度的高信号,而 T_2WI 的高信号中可混杂有不同强度的低信号。

肿瘤周围于 T_2WI 上可见高信号水肿区。肿瘤还可压迫、推移邻近的血管,肝癌累及血管者约 30%,表现为门静脉,肝静脉和下腔静脉瘤栓形成而致正常流动效应消失,瘤栓在 T_1WI 上呈较高信号,而在 T_2WI 上信号较低。

静脉瘤栓、假包膜和瘤周水肿为肝癌的 MRI 特征性表现,如出现应高度怀疑为肝癌。注射 Gd—DTPA 后肝癌实质部分略有异常对比增强。小肝癌 T_1WI 信号略低但均匀,T_2WI 呈中等信号强度,注射 Gd—DTPA 后可见一强化晕。肝癌碘油栓塞化疗术后,由于脂质聚积于肿瘤内,T_1WI 和 T_2WI 均表现为高信号;但栓塞引起的肿瘤坏死、液化,则 T_1WI 为低信号、T_2WI 为高信号。

(五)诊断要点

(1)有肝炎或肝硬化病史,AFP 阳性。

(2)MRI 检查见肝内肿瘤,T_1WI 呈低信号,T_2WI 信号不规则增高,可呈高低混杂信号。

(3)可见静脉瘤栓、假包膜和瘤周水肿。

(4)Gd—DTPA 增强扫描肿瘤有轻度异常对比增强。

(5)可见肝硬化门脉高压征象。

(六)鉴别诊断

肝细胞癌需与胆管细胞癌、海绵状血管瘤、肝脓肿、肝硬化结节、肝腺瘤等鉴别。

二、肝转移瘤

(一)概述

肝脏是转移瘤的好发部位之一,人体任何部位的恶性肿瘤均可经门静脉、肝动脉或淋巴途径转移到肝脏。消化系统脏器的恶性肿瘤主要由门脉转移至肝脏,其中以胃癌和胰腺癌最为常见,乳腺癌和肺癌为经肝动脉途径转移中最常见的。肝转移瘤预后较差。

(二)病理

肝转移瘤多数为转移癌,少数为转移性肉瘤。转移癌的大小、数目和形态多变,以多个结节灶较普遍,也可形成巨块。组织学特征与原发癌相似,癌灶血供的多少与原发肿瘤有一定关系,多数为少血供,少数血供丰富。病灶周围一般无假包膜,亦不发生肝内血管侵犯。转移灶可发生坏死、囊变、出血和钙化。

(三)临床表现

肝转移瘤早期无明显症状或体征,或被原发肿瘤症状所掩盖。一旦出现临床症状,病灶常已较大或较多,其表现与原发性肝癌相仿。少数原发癌症状不明显,而以肝转移瘤为首发症状,包括肝区疼痛、乏力、消瘦等,无特异性。

(四)MRI 表现

多数肝转移瘤 T_1 与 T_2 延长,故在 T_1WI 为低信号,T_2WI 为高信号,由于瘤块内常发生坏死、囊变、出血、脂肪浸润、纤维化和钙化等改变,因此信号强度不均匀。形态多不规则,边缘多不锐利,多发者大小不等。如转移瘤中心出现坏死,则在 T_1WI 上肿瘤中心出现更低信号强度区,而在 T_2WI 上坏死区的信号强度高于肿瘤组织的信号强度,称之为"靶征"或"牛眼征",多见于转移瘤;有时肿瘤周围在 T_2WI 上出现高信号强度"晕征",可能系转瘤周围并发水肿或多血管特点所致。转移瘤不直接侵犯肝内血管,但可压迫肝内血管使之狭窄或闭塞,造成肝叶或肝段的梗死,在 T_1WI 上,梗死部位同肿瘤一样呈低信号强度,在 T_2WI 上,其信号强度增高。某些肿瘤如黑色素瘤的转移多呈出血性转移,在 T_1 和 T_2 加权像上均表现为高信号强度病灶;而胃肠道癌等血供少的肿瘤,于 T_2WI 上转移瘤的信号可比周围肝实质还低。Gd—DTPA 增强扫描在诊断上帮助不大,注射 Gd—DTPA 后,肿瘤周围的水肿组织及肿瘤内部坏死不显示增强。

(五)诊断要点

(1)多数有原发恶性肿瘤病史。

(2)MRI检查见肝内大小不等,形态不一,边缘不锐的多发病灶,T_1WI呈低信号,T_2WI呈高信号,信号强度不均匀。多无假包膜和血管受侵。

(3)可见"靶征"或"牛眼征""晕征"。

(六)鉴别诊断

肝转移瘤需与多中心性肝癌、多发性肝海绵状血管瘤以及肝脓肿鉴别。

三、肝血管瘤

(一)概述

肝血管瘤通常称为海绵状血管瘤,为肝脏最常见的良性肿瘤,可见于任何年龄,女性居多。随着影像技术的发展,血管瘤为经常遇到的肝内良性病变,其重要性在于与肝内原发和继发性恶性肿瘤鉴别。

(二)病理

血管瘤外观呈紫红色,大小不一,直径1~10cm,单个或多发,主要为扩大的、充盈血液的血管腔隙构成,窦内血流缓慢地从肿瘤外周向中心流动。边界锐利,无包膜。肿瘤可位于肝内任何部位,但以右叶居多,尤其是右叶后段占总数1/3以上,亦可突出到肝外。瘤体内常可见纤维瘢痕组织,偶可见出血、血栓和钙化。

(三)临床表现

绝大部分肝血管瘤无任何症状和体征,查体偶然发现。少数大血管瘤因压迫肝组织和邻近脏器而产生上腹不适,胀痛或可能触及包块,但全身状况良好。血管瘤破裂则发生急腹症。

(四)MRI表现

MRI检查见肝内圆形或卵圆形病灶,边界清楚锐利,T_1WI呈均匀性或混杂性低信号,T_2WI呈均匀性高信号,特征是随着回波时间(TE)的延长肿瘤的信号强度递增,与肝内血管的信号强度增高一致,此点对诊断血管瘤、囊肿、癌肿有帮助,在重T_2加权像上,血管瘤信号甚亮有如灯泡称为"灯泡征"。病灶周围无水肿等异常。纤维瘢痕、间隔和钙化在T_2WI上呈低信号,如并发出血和血栓,则在T_1WI上可见高信号影。Gd-DTPA增强扫描,血管瘤腔隙部位明显增强,纤维瘢痕不增强。

(五)诊断要点

(1)肝内圆形或卵圆形病灶,边界清楚锐利。

(2)T_1WI呈均匀低信号,T_2WI呈均匀高信号,Gd-DTPA增强扫描明显强化,病灶周围无水肿。

(六)鉴别诊断

4cm以下的海绵状血管瘤需与肝转移瘤和小肝癌鉴别,4cm以上的较大海绵状血管瘤需与肝癌尤其是板层肝癌鉴别。

四、肝囊肿

(一)概述

肝囊肿为较常见的先天性肝脏病变,分单纯性囊肿和多囊病性囊肿两类,一般认为系小胆管扩张演变而成,囊壁衬以分泌液体的上皮细胞,病理上无从区别。多无症状,查体偶然发现。

(二)病理

单纯性肝囊肿数目和大小不等,从单个到多个,如数量很多,单从影像学角度和多囊肝难以区别,后者为常染色体显性遗传病,常有脾、胰、肾等同时受累。囊内95%的成分是水分。巨大囊肿可压迫邻近结构而产生相应改变。

(三)临床表现

通常无症状,大的囊肿压迫邻近结构时可出现腹痛,胀满等症状;压迫胆管时,可出现黄疸。囊肿破入腹腔,囊内出血等可出现急腹症的症状。

(四)MRI 表现

MRI 检查为典型水的信号强度表现,即 T_1WI 呈低信号,T_2WI 呈高信号,信号强度均匀,边缘光滑锐利,周围肝组织无异常表现。肝囊肿并发囊内出血时,则 T_1WI 和 T_2WI 均呈高信号。当囊液蛋白含量较高或由于部分容积效应的关系,有时单纯囊肿在 T_1WI 上可呈较高信号。Gd-DTPA 增强扫描,肝囊肿无异常对比增强。

(五)诊断要点

(1)肝内圆球形病变,边缘光滑锐利,信号均匀,T_1WI 呈低信号,T_2WI 呈高信号。

(2)Gd-DTPA 增强扫描病变无异常对比增强。

(六)鉴别诊断

肝囊肿有时需与肝脓肿、肝包虫病、转移性肝肿瘤以及向肝内延伸的胰腺假性囊肿和胆汁性囊肿鉴别。

五、肝脓肿

(一)概述

从病因上肝脓肿可分为细菌性、阿米巴性和霉菌性三类,前者多见,后者少见。由于影像检查技术的进步和新型抗生素的应用,肝脓肿预后大为改善。

(二)病理

1.细菌性肝脓肿

全身各部位化脓性感染,尤其是腹腔内感染均可导致肝脓肿。主要感染途径为:①胆道炎症:包括胆囊炎、胆管炎和胆道蛔虫病;②门静脉:所有腹腔内、胃肠道感染均可经门静脉系统进入肝脏;③经肝动脉:全身各部位化脓性炎症经血行到达肝脏,患者常有败血症。致病菌以革兰阴性菌多于革兰阳性菌。肝脓肿可单发或多发,单房或多房,右叶多于左叶。早期为肝组织的局部炎症、充血、水肿和坏死,然后液化形成脓腔;脓肿壁由炎症充血带或/和纤维肉芽组织形成。脓肿壁周围肝组织往往伴水肿。多房性脓肿由尚未坏死的肝组织或纤维肉芽肿形成分隔。

2.阿米巴性肝脓肿

继发于肠阿米巴病,溶组织阿米巴原虫经门脉系统入肝,产生溶组织酶,导致肝组织坏死液化而形成脓肿。脓液呈巧克力样有臭味,易穿破到周围脏器或腔隙如膈下、胸腔、心包腔和胃肠道等。

3.霉菌性肝脓肿

少见,为白色念珠菌的机遇性感染,多发生于体质差、免疫机能低下的患者。

(三)临床表现

细菌性肝脓肿的典型表现是寒战、高热、肝区疼痛和叩击痛,肝大及白细胞和中性粒细胞计数升高,全身中毒症状,病前可能有局部感染灶,少数患者发热及肝区症状不明显。阿米巴性肝脓肿病前可有痢疾和腹泻史,然后出现发热及肝区疼痛,白细胞和中性粒细胞计数不高,粪便中可找到阿米巴滋养体。

(四)MRI 表现

MRI 检查见肝内单发或多发、单房或多房的圆形或卵圆形病灶,T_1WI 脓腔呈不均匀低信号,周围常可见晕环,信号强度介于脓腔和周围肝实质之间。T_2WI 脓腔表现为高信号,多房性脓肿则于高信号的脓腔中可见低信号的间隔,故高信号的脓腔中常可见不规则的低信号区,可能为炎症细胞和纤维素所致。还可见一信号较高而不完整的晕环围绕脓腔,晕环外侧的肝实质因充血和水肿而信号稍高。脓腔可推移压迫周围的肝血管。注射 Gd—DTPA 后,脓腔呈花环状强化,多房性脓腔的间隔亦可增强,脓腔壁厚薄不均。霉菌性肝脓肿常弥散分布于全肝,为大小一致的多发性微小脓肿,脾和肾脏往往同时受累,结合病史应想到这个可能。

(五)诊断要点

(1)典型炎性病变的临床表现。

(2)MRI 检查见肝内圆形和卵圆形病灶,T_1WI 呈低信号,T_2WI 呈高信号,可见分隔和晕环。

(3)Gd-DTPA 增强扫描呈花环状强化。

(六)鉴别诊断

不典型病例需和肝癌、肝转移瘤和肝囊肿等鉴别。

六、肝硬化

(一)概述

肝硬化是以广泛结缔组织增生为特征的一类慢性肝病,病因复杂,如肝炎、酒精和药物中毒、淤胆淤血等,国内以乙肝为主要病因。

(二)病理

肝细胞大量坏死,正常肝组织代偿性增生形成许多再生结节,同时伴肝内广泛纤维化致小叶结构紊乱,肝脏收缩,体积缩小。组织学上常见到直径 $0.2\sim2cm$ 的再生结节。肝硬化进而引起门脉高压、脾大、门体侧支循环建立以及出现腹腔积液等。

(三)临床表现

早期肝功能代偿良好,可无症状,以后逐渐出现一些非特异性症状,如恶心、呕吐、消化不良、乏力、体重下降等;中晚期可出现不同程度肝功能不全表现,如低蛋白血症、黄疸和门静脉高压等。

(四)MRI 表现

MRI 检查可以充分反映肝硬化的大体病理形态变化,如肝脏体积缩小或增大,左叶、尾叶增大,各叶之间比例失调,肝裂增宽,肝表面呈结节状、波浪状甚至驼峰样改变。单纯的肝硬化较少发现信号强度的异常,但并发的脂肪变性和肝炎等可形成不均匀的信号,有时硬化结节由于脂变区的三酰甘油增多,在 T_1WI 上出现信号强度升高。无脂肪变性的单纯再生结节,在 T_2WI 表现为低信号,其机制与再生结节中含铁血黄素沉着或纤维间隔有关。肝外改变可见腹腔积液、肝外门静脉系统扩张增粗、脾大等提示门静脉高压征象,门脉与体循环之间的侧支循环 MRI 亦能很好地显示。

(五)诊断要点

(1)有引起肝硬化的临床病史,不同程度的肝功能异常。

(2)MRI 示肝脏体积缩小,肝各叶比例失调,肝裂增宽,外缘波浪状,有或无信号异常。

(3)脾大、腹腔积液、门静脉系统扩张等。

(六)鉴别诊断

需与肝炎、脂肪肝和结节性或弥漫性肝癌鉴别。

七、Budd-Chiari 综合征

(一)概述

Chiari 和 Budd 分别于 1899 年和 1945 年报告了肝静脉血栓形成病例的临床和病理特点,以后将肝静脉阻塞引起的症状群称为 Budd－Chiari 综合征。

(二)病理

可由肝静脉或下腔静脉肝段阻塞引起。主要原因有:①肝静脉血栓形成,欧美国家多见;②肿瘤压迫肝静脉或下腔静脉;③下腔静脉肝段阻塞,多为先天性,亚洲国家多见。其他原因有血液凝固性过高,妊娠,口服避孕药和先天性血管内隔膜等。

(三)临床表现

该病病程较长,同时存在下腔静脉阻塞和继发性门脉高压的临床表现。前者如下肢肿胀,静脉曲张,小腿及踝部色素沉着等,后者如腹胀,腹腔积液,肝脾肿大,黄疸和食管静脉曲张等。

(四)MRI 表现

MRI 可显示肝脏肿大和肝脏信号改变,肝静脉和下腔静脉的形态异常以及腹腔积液等。在解剖上肝尾状叶的血流直接引流入下腔静脉,当肝静脉回流受阻时,尾状叶一般不受累或受累较轻,相对于其他部分瘀血较严重的肝组织,其含水量较少,因此在 T_2WI 上其信号强度常低于其他肝组织。静脉形态异常包括肝静脉狭窄或闭塞,逗点状肝内侧支血管形成和/或下腔静脉肝内段明显狭窄,以及肝静脉与下腔静脉不连接等,MRI 和腹部 MRA 均能很好显示。MRI 还可鉴别肝静脉回流受阻是由肿瘤所致还是先天性血管异常或凝血因素所致。可清楚显示下腔静脉和右心房的解剖结构,为 Budd-Chiari 综合征的治疗提供重要的术前信息。

(五)诊断要点

(1)有上腹疼痛、肝大、腹腔积液和门脉高压的典型临床表现,除外肝硬化。

(2)MRI 显示肝静脉或下腔静脉狭窄或闭塞,肝脏信号异常、腹腔积液和门脉高压征。

(六)鉴别诊断

本病有时需与晚期肝硬化鉴别。

第二节　胆道疾病

一、胆管癌

(一)概述

原发性胆管癌约占恶性肿瘤的 1%，多发生于 60 岁以上的老年人，男性略多于女性，约 1/3 的患者并发胆管结石。

(二)病理

病理上多为腺癌。从形态上分为 3 型：①浸润狭窄型；②巨块型；③壁内息肉样型，少见。据统计 8%～31% 的发生在肝内胆管，37%～50% 的发生在肝外胆管近段，40%～36% 的发生在肝外胆管远段。临床上一般将肝内胆管癌归类于肝癌。肝外胆管近段胆管癌即肝门部胆管癌是指发生在左、右主肝管及汇合成肝总管 2cm 内的胆管癌。肝外胆管远段胆管癌即中、下段胆管癌是指发生在肝总管 2cm 以远的胆管癌，包括肝总管和胆总管。

(三)临床表现

上腹痛，进行性黄疸，消瘦，可触及肿大的肝和胆囊，肝内胆管癌常并存胆石和胆道感染，所以患者常有胆管结石和胆管炎症状。

(四)MRI 表现

胆管癌的 MRI 表现取决于癌的生长部位和方式，但都有不同程度和不同范围的胆管扩张。根据胆管扩张的部位和范围可以推测癌的生长部位是在左肝管、右肝管或肝总管。MRCP 能很好显示肝内外胆管扩张，确定阻塞存在的部位和原因，甚至能显示扩张胆管内的软组织块影，是明确诊断的可靠方法。较大的菜花样癌块 MRI 表现为肝门附近外形不规则、境界不清病变，T_1WI 呈稍低于肝组织信号强度，T_2WI 呈不均匀性高信号，扩张的肝内胆管呈软藤样高信号，门静脉受压移位，可见肝门区淋巴结肿大。肝外围区的肝内小胆管癌的 MRI 表现与肝癌相似。

(五)诊断要点

(1)进行性黄疸、消瘦。

(2)MRI 显示肝内胆管扩张，MRCP 显示梗阻部位和原因，即扩张胆管内的软组织肿块。

(3)肿块 T_1WI 呈低于肝组织信号，T_2WI 呈不均匀性高信号，胆总管狭窄或管壁增厚。

(六)鉴别诊断

需与胆管系统炎症和结石、原发性肝癌及肝门区转移瘤鉴别。

二、胆囊癌

(一)概述

原发性胆囊癌少见，占恶性肿瘤的 0.3%～5%，好发于 50 岁以上女性，女性与男性之比为 (4：1)～(5：1)。大多有胆囊结石，65%～90% 的并发慢性胆囊炎和胆囊结石，可能与长期慢性刺激有关。

（二）病理

病理上腺癌占 $71\%\sim90\%$，鳞癌占 10%，其他如未分化癌和类癌等罕见。腺癌又分为：①浸润型（70%），早期局限性胆囊壁增厚，晚期形成肿块和囊腔闭塞；②乳头状腺癌（20%），肿瘤呈乳头或菜花状从胆囊壁突入腔内，容易发生坏死、溃烂、出血和感染；③黏液型腺癌（8%），胆囊壁有广泛浸润，肿瘤呈胶状易破溃，甚至引起胆囊穿孔。胆囊癌多发生在胆囊底、体部，偶见于颈部。肿瘤扩散可直接侵犯邻近器官（主要是肝脏）和沿丰富的淋巴管转移为主，少见有沿胆囊颈管直接扩散及穿透血管的血行转移。

（三）临床表现

胆囊癌没有典型特异的临床症状，早期诊断困难，晚期可有上腹痛、黄疸、体重下降、右上腹包块等症状。

（四）MRI 表现

MRI 检查见胆囊壁增厚和肿块，肿瘤组织在 T_1WI 为较肝实质轻度或明显低的信号结构，在 T_2WI 则为轻度或明显高的信号结构，且信号强度不均匀。胆囊癌的其他 MRI 表现是：①侵犯肝脏：85% 胆囊癌就诊时已侵犯肝脏或肝内转移，其信号表现与原发病灶相似；②$65\%\sim95\%$ 的胆囊癌并发胆石：MRI 可显示胆囊内或肿块内无信号的结石，并能发现 CT 不能发现的等密度结石。当肿块很大，其来源不清时，如能在肿块内发现结石，则可帮助确诊胆囊癌；③梗阻性胆管扩张：这是由于肿瘤直接侵犯胆管和肝门淋巴结转移压迫胆管所致；④淋巴结转移：主要是转移到肝门、胰头及腹腔动脉周围淋巴结。

（五）诊断要点

（1）长期慢性胆囊炎和胆石症病史，并出现黄疸、消瘦和体重下降。

（2）MRI 检查见胆囊肿块，T_1WI 呈低信号，T_2WI 呈混杂高信号，可见无信号结石影。

（3）可见肝脏直接受侵和转移征象，梗阻性黄疸及肝门和腹膜后区淋巴结转移。

（六）鉴别诊断

胆囊癌需与肝、胰等组织肿瘤侵犯胆囊窝或胆囊感染后的肿块样增厚以及其他胆囊良性病变，如息肉和乳头状瘤鉴别。

三、胆石症

（一）概述

胆石占胆系疾病的 60%，胆石可位于胆囊或胆管内，多见于 30 岁以上的成年人。

（二）病理

按化学成分可将胆石分为 3 种类型：①胆固醇类结石，胆固醇含量占 80% 以上；②胆色素类结石，胆固醇含量少于 25%；③混合类结石，胆固醇含量占 $55\%\sim70\%$。胆囊结石以胆固醇结石最常见，其次为混合性结石。

（三）临床表现

与结石的大小、部位及有无并发胆囊炎和胆道系统梗阻有关。$1/3\sim1/2$ 的胆囊结石可始终没有症状。间歇期主要为右上腹不适和消化不良等胃肠症状。急性期可发生胆绞痛、呕吐和轻度黄疸。伴发急性胆囊炎时可出现高热、寒战等。

(四)MRI 表现

胆石症的 MRI 专题研究不多,很少有用 MRI 诊断胆石症的专题报道,无论胆囊结石或是胆管结石,多是在检查上腹部其他器官时偶然发现。胆石的质子密度很低,其产生的磁共振信号很弱。一般而论,在 T_1WI 上多数胆石不论其成分如何,均显示为低信号,与低信号的胆汁不形成对比,如胆汁为高信号,则低信号的胆石显示为充盈缺损;在 T_2WI 上,胆汁一概为高信号,而胆石一般为低信号充盈缺损。少数胆石可在 T_1 和 T_2 加权图像上出现中心略高或很高的信号区。当结石体积小,没有胆管扩张,且又位于肝外胆管时 MRI 诊断困难。3%~14%的胆囊结石并发胆囊癌。

(五)诊断要点

(1)有右上腹痛和黄疸等症状或无症状。

(2)MRI 检查发现胆囊或胆管内低信号充盈缺损。结石阻塞胆管可引起梗阻性胆管扩张。

(六)鉴别诊断

有时需与胆囊癌、胆癌息肉和息肉样病变鉴别。

四、先天性胆管囊肿

(一)概述

先天性胆管囊肿又称先天性胆管扩张症,女性较男性多见,临床上约 2/3 见于婴儿,原因不明。

(二)病理

Todani 根据囊肿的部位和范围将胆管囊肿分为 5 型:Ⅰ型最常见,又称为胆总管囊肿,局限于胆总管,占 80%~90%;它又分 3 个亚型,即ⅠA 囊状扩张,ⅠB 节段性扩张,ⅠC 梭形扩张。Ⅱ型系真性胆总管憩室,占 2%。Ⅲ型为局限在胆总管十二指肠壁内段的小囊性扩张,占1.4%~5.0%。Ⅳ型又分为ⅣA 肝内外多发胆管囊肿和ⅣB 肝外胆总管多发囊肿,罕见。Ⅴ型即 Caroli 病,为单发或多发肝内胆管囊肿,它又分两个亚型,即Ⅰ型特点是肝内胆管囊状扩张,多数伴有胆石和胆管炎,无肝硬化或门脉高压;Ⅱ型非常少见,特点是肝内末端小胆管扩张而近端大胆管无或轻度扩张,不伴结石和胆管炎,有肝硬化和门脉高压。

(三)临床表现

临床上主要有三大症状:黄疸、腹痛和腹内包块,但仅 1/4 患者同时出现这三大症状,婴儿的主要症状是黄疸、无胆汁大便和肝大。儿童则以腹部肿块为主。成人常见腹痛和黄疸。

(四)MRI 表现

MRI 可以显示囊肿的大小、形态和走行,尤其 MRCP。囊肿内液体在 T_1WI 表现为低信号,T_2WI 呈高信号。

(五)诊断要点

(1)有黄疸、腹痛和腹内包块典型症状。

(2)MRI 和 MRCP 见胆道系统扩张,而周围结构清楚正常,无肿瘤征象。

(六)鉴别诊断

当胆管囊肿发生在肝外胆管,须与肾上腺囊肿、肾囊肿、肠系膜囊肿和胰头假性囊肿鉴别。

第三节 胰腺疾病

一、胰腺癌

(一)概述

胰腺癌是最常见的一种胰腺肿瘤,近年来,其发病率有明显增长趋势,男性多于女性,以50～70岁发病率高,早期诊断困难,预后极差。

(二)病理

胰腺癌起源于腺管或腺泡,大多数发生在胰头部,约占2/3,体尾部约占1/3。大多数癌周边有不同程度的慢性胰腺炎,使胰腺癌的边界不清,只有极少数边界较清楚。部分肿瘤呈多灶分布。胰头癌常累及胆总管下端及十二指肠乳头部引起阻塞性黄疸,胆管及胆囊扩大;胰体癌可侵及肠系膜根部和肠系膜上动、静脉;胰尾癌可侵及脾门、结肠。胰腺癌可经淋巴转移或经血行转移到肝脏及远处器官;还可沿神经鞘转移,侵犯邻近神经(如十二指肠胰腺神经、胆管壁神经和腹腔神经丛)。

(三)临床表现

胰腺癌早期症状不明显,临床确诊较晚。癌发生于胰头者,患者主要以阻塞性黄疸而就诊;发生于胰体、胰尾者,则常以腹痛和腹块来就诊。如患者有下列症状应引起注意:①上腹疼痛;②体重减轻;③消化不良和脂肪泻;④黄疸;⑤糖尿病;⑥门静脉高压。

(四)MRI表现

MRI诊断胰腺癌主要依靠它所显示的肿瘤占位效应引起的胰腺形态学改变,与邻近部位相比,局部有不相称性肿大。肿块形状不规则,边缘清楚或模糊。胰腺癌的 T_1 和 T_2 弛豫时间一般长于正常胰腺和正常肝组织,但这种弛豫时间上的差别不是每例都造成信号强度上的差别。在 T_1WI 约60%的表现为低信号,其余表现为等信号;在 T_2WI 约40的%表现为高信号,其余表现为等或低信号。肿瘤可压迫侵犯周围组织如肝、肾以及压迫或包绕胰后的血管组织。肿瘤侵犯胰导管使之阻塞,发生胰导管扩张,扩张胰管内的胰汁在 T_2WI 为高信号。胰头癌阻塞胆总管,引起胆总管扩张。

如出现腹膜后淋巴结转移,则可见淋巴结肿大。癌向胰周脂肪组织浸润,显示为中等信号的结节状或条索状结构伸向高信号的脂肪组织,边界可清楚锐利,也可模糊不清。胰周血管受侵犯表现为血管狭窄、移位或闭塞。脾静脉或门静脉闭塞常伴有侧支循环形成,在脾门和胃底附近可见增粗扭曲的条状或团状无信号血管影。肿瘤内部可出现坏死、液化和出血等改变,在 T_2WI 表现为混杂不均的信号,肿瘤性囊腔表现为不规则形的高信号,有时难与囊肿鉴别。

(五)诊断要点

(1)有上腹痛、消瘦、黄疸等临床症状。

(2)MRI检查见胰腺肿块和轮廓改变,肿块 T_1WI 呈低或等信号, T_2WI 呈高信号或低等信号。

(3)胰周血管和脂肪受侵,淋巴结肿大,胰管和肝内胆管扩张。

（六）鉴别诊断

胰腺癌需与伴胰腺肿大的慢性胰腺炎、胰腺假性囊肿、胰腺囊腺瘤等鉴别。

二、胰腺转移瘤

（一）概述

胰腺实质的转移性肿瘤并不少见，尸检报道胰腺转移瘤发生率占恶性肿瘤的 3％～11.6％。肺癌、乳腺癌、黑色素瘤、卵巢癌以及肝、胃、肾、结肠等部位的恶性肿瘤都可以发生胰腺转移。

（二）病理

胰腺转移癌可以多发，也可以单发，除血行和淋巴转移外，胰腺常被邻近器官的恶性肿瘤直接侵犯。胃癌、胆囊癌和肝癌可以直接侵犯胰腺组织。

（三）临床表现

胰腺转移癌常缺少相关的临床症状和体征。

（四）MRI 表现

胰腺转移癌 MRI 表现与胰腺癌相似，T_1WI 表现为低或等信号，T_2WI 表现为混杂的高信号，可像胰腺癌那样累及邻近器官和解剖结构。胰腺转移性肿瘤单发时，在影像上与原发癌不能区分，发现为多发病灶时应考虑为转移性肿瘤的可能。

（五）诊断要点

（1）有其他部位原发恶性肿瘤病史及相关的临床症状和体征。

（2）MRI 检查见胰腺单发或多发病灶，T_1WI 呈低或等信号，T_2WI 呈混杂高信号。病灶多发、有助于诊断。

（六）鉴别诊断

胰腺转移癌单发时需与胰腺原发癌鉴别。

三、胰岛细胞瘤

（一）概述

胰岛细胞瘤多是良性肿瘤，分功能性和非功能性两种。功能性胰岛细胞瘤中，以胰岛素瘤和胃泌素瘤最常见，前者占 60％～75％，后者约占 20％。胰岛细胞癌少见。

（二）病理

多为单发性，体尾部多见，头部较少，亦可发生于十二指肠和胃的异位胰腺。体积较小，一般为 0.5～5cm，可小至镜下才发现。圆或椭圆实性小结，质实可钙化，伴出血坏死时质可变软，界限清楚。瘤组织可纤维化、透明变、出血、坏死、钙化。良恶性以有无转移及包膜浸润为标准。

（三）临床表现

无功能性肿瘤往往以腹块为首发症状，多伴有其他腹部症状。功能性胰岛细胞瘤往往因其功能所致症状而就诊，如胰岛素瘤产生低血糖等有关症状，胃泌素瘤产生 Zollinger-Ellison 综合征。化验检查时发现血中相关激素升高。

（四）MRI 表现

胰岛细胞瘤的 T_1 和 T_2 弛豫时间相对较长，T_1WI 为低信号，T_2WI 为高信号，圆形或卵圆形,边界锐利。T_1 和 T_2 加权图像上病灶的信号反差很大,非常小的甚至尚未引起胰腺轮廓改变的胰岛素瘤也能检出。胰岛细胞瘤的胰外侵犯和肝转移,MRI 同样能很好显示。特别是肝转移与原发灶相仿,即 T_1 和 T_2 时间均较长,因此在 T_2WI 上可呈现为单发或多发、边界清楚、信号强度很高的高信号区,即所谓的"灯泡征",与肝海绵状血管瘤十分相似。因为胰岛细胞瘤的初步普查基于临床和实验室检查,仅有限的患者必须做影像学检查,目前提倡直接使用 MRI 这样昂贵的影像技术对这些病灶进行影像学普查。

(五)诊断要点

(1)典型的临床症状,激素测定以及阳性激发试验等。

(2)MRI 表现为胰腺占位,T_1WI 呈低信号,T_2WI 呈高信号,二者信号反差大。

(六)鉴别诊断

功能性胰岛细胞瘤结合典型临床表现和化验结果诊断容易,无功能胰岛细胞瘤需与胰腺癌和胰腺转移癌等鉴别。

四、胰腺炎

(一)概述

胰腺炎是一种常见的胰腺疾病,分为急性胰腺炎和慢性胰腺炎。诊断主要依靠临床和实验室检查,影像诊断技术主要用来了解胰腺损害的范围以及观察并发症的发展情况。目前 MRI 对胰腺炎症性病变的诊断价值不大。

(二)病理

急性胰腺炎的主要病理改变:①急性水肿型(间质型),占 75%～95%,胰腺肿大发硬,间质有充血水肿及炎症细胞浸润,可发生局部轻微的脂肪坏死,但无出血,腹腔内可有少量渗液。②急性坏死型(包括出血型),少见,占 5%～25%,胰腺腺泡坏死,血管坏死性出血及脂肪坏死为急性坏死型胰腺炎的特征性改变。此型病死率甚高,如经抢救而存活,胰腺的病理发展可能有以下两个途径即:①继发细菌感染,在胰腺或胰周形成脓肿;如历时较久,可转变为胰腺假性囊肿;②急性炎症痊愈后,可因纤维组织大量增生及钙化而形成慢性胰腺炎。

慢性胰腺炎是复发性或持续性炎症病变,主要病理改变为胰腺的纤维化改变,可累及胰腺局部或全部,使胰腺增大、变硬,后期可发生萎缩,常有胰管扩张、钙化、结石及假性囊肿形成,病变可累及胃和十二指肠,使之发生粘连和狭窄,甚至可压迫胆总管,导致胆总管扩张,有时亦可引起脾静脉血栓形成或门脉梗阻。

(三)临床表现

急性胰腺炎的临床症状和体征与其病理类型有关,轻重不一,但均有不同程度的腹痛、伴有恶心、呕吐、发热。坏死性胰腺炎病情较重,可有休克。体检有腹部压痛、反跳痛,严重时有肌紧张,少数可有腹腔积液和腹块体征,实验室检查可发现血清淀粉酶与脂肪酶活性升高。

慢性胰腺炎多为反复急性发作,急性发作时症状与急性胰腺炎相似,表现为腹痛、恶心、呕吐和发热。平时有消化不良症状如腹泻等,甚至可产生脂肪下痢,严重破坏胰岛时可产生糖尿病,病变累及胆道可引起梗阻性黄疸。腹部检查若有假性囊肿形成可扪及囊性肿块。血清淀粉酶活性可以升高或正常。

(四)MRI 表现

急性胰腺炎时,由于水肿、炎性细胞浸润、出血、坏死等改变,胰腺明显增大,形状不规则,T_1WI 表现为低信号,T_2WI 表现为高信号,因胰腺周围组织炎症水肿,胰腺边缘多模糊不清。小网膜囊积液时,T_2WI 上可见高信号强度积液影;如出血,在亚急性期见 T_1WI 和 T_2WI 均为高信号的出血灶。炎症累及肝胃韧带时,使韧带旁脂肪水肿,于 T_2WI 上信号强度升高。慢性胰腺炎时胰腺可弥漫或局限性肿大,T_1WI 表现为混杂低信号,T_2WI 表现为混杂高信号。30%慢性胰腺炎有钙化,小的钙化灶 MRI 难以发现,直径大于 1cm 的钙化灶表现为低信号。慢性胰腺炎也可使胰腺萎缩。胰腺假性囊肿在 T_1WI 表现为境界清楚的低信号区,T_2WI 表现为高信号。MRI 不能确切鉴别假性囊肿和脓肿,两者都表现为长 T_1 长 T_2 信号,炎症包块内如有气体说明为脓肿。

(五)诊断要点

(1)有腹痛、恶心、呕吐和发热等典型临床表现。化验检查血、尿淀粉酶活性升高。

(2)急性胰腺炎 MRI 示胰腺肿大,T_1WI 呈低信号,T_2WI 呈高信号,组织界面模糊,可并发脓肿、积液、蜂窝织炎、出血等。

(3)慢性胰腺炎 MRI 示胰腺体积可增大或缩小,T_1WI 呈混杂低信号,T_2WI 呈混杂高信号,常伴胰腺钙化、胰管结石和假性囊肿。

(六)鉴别诊断

急性胰腺炎若主要引起胰头局部扩大,需与胰头肿瘤鉴别。慢性胰腺炎引起的局限性肿块需与胰腺癌鉴别。慢性胰腺炎晚期所致胰腺萎缩,需与糖尿病所致胰腺改变及老年性胰腺改变进行鉴别。

第十四章 骨骼与关节疾病 MRI 诊断

第一节 骨创伤

骨创伤包括骨折、骨挫伤及应力骨折。

骨折是骨的连续性中断,包括骨皮质和骨小梁的折断、扭曲和嵌插。骨折常伴有周围软组织、韧带的损伤及骨髓挫伤。完全性或伴有移位的骨折检查以传统 X 线和 CT 为优势,而对不全性和微细或称之为隐匿性的骨折及周围软组织、韧带损伤、骨髓挫伤、关节及关节软骨损伤等,则 MRI 检查可以弥补传统 X 线和 CT 的不足。

一、MRI 诊断要点

(一)完全性或移位骨折

X 线可见骨折线,骨皮质的折断。T_1WI 和 T_2WI 均为低信号的正常骨皮质的连续性中断,其间夹有 T_1WI 和 T_2WI 高信号影。骨小梁的折断在高信号骨髓内可见 T_1WI 呈线状低信号混在同样为低信号的骨髓水肿中,T_2WI 和 STIR 显示更为清楚,表现为高信号水肿带内的线状低信号影,宽度>3mm 或骨折端有明显移位。局部软组织有 T_1WI 和 T_2WI 均为高信号的血肿及 T_1WI 低信号而 T_2WI 高信号的水肿相混的混杂信号肿块影。

(二)应力性和微细骨折

T_2WI 呈细线状低信号,局部可伴有轻度骨髓水肿改变。在常规 X 线片上看不到或仅可见局部轻微骨质硬化。

(三)骨挫伤

主要为骨髓水肿,表现为局部 T_1WI 轻微低信号,T_2WI 和 STIR 像高信号,边界不清。

(四)骨软骨骨折

T_1WI 和 T_2WI 可见低信号骨折线通过生长骺板、累及干骺端或骨骺,尤其是 SPGR、GRE 等梯度回波序列显示更佳。另一种骨软骨骨折为骨折线穿过关节软骨。累及生长骺板和(或)骨骺的骨软骨骨折可分为 7 型。

二、MRI 鉴别诊断

生长骺线误为骨折:除应熟悉骨骼的解剖之外,生长骺线在 T_1WI 和 T_2WI 为中等或稍高信号,SPGR 为高信号,而骨折线在 T_1WI 和 T_2WI 均为低信号。

第二节 化脓性骨髓炎

一、概述

化脓性细菌感染骨髓、骨质和骨膜而引起的炎症称化脓性骨髓炎,是一种常见病,常反复发作,经年不愈。本病的感染途径有三:

(1)细菌从身体其他部位的化脓性病灶经血流传播至骨骼,称血源性骨髓炎。

(2)由开放性骨折直接感染而引起。

(3)邻近软组织感染直接蔓延到骨髓所致。按病程分为急性和慢性。其中,血源性骨髓炎具有典型的病理变化和临床症状,最为常见,危害也最大,本节着重讲述。

本病可见于任何年龄,10 岁以下好发,男性多见。生长期管状长骨的干骺端是其好发部位,尤易累及胫骨上、下端,股骨下端和肱骨上端等部位。管状长骨的男女发病率为 3.8∶1。也可见于骨干、骨膜甚至于骨骺。

最常见的致病菌是金黄色葡萄球菌,其次是溶血性链球菌,绿脓杆菌、肺炎双球菌等都可引起骨髓炎。

生长期管状长骨的干骺端血运丰富,毛细血管弯曲,细菌易于停留而发生血源性感染。感染常常是由骨髓组织开始。早期出现充血、毛细血管通透性增加及水肿,局部很快有白细胞浸润及渗出液。不久,白细胞被细菌及其产物所破坏并被蛋白溶酶溶解,与坏死组织一起形成化脓性病灶。沿骨松质血管和淋巴管或直接向骨干迅速扩展,脓液充满骨髓间隙。周围软组织同样出现充血及水肿。脓液可突破较薄的骨皮质波及骨膜下,沿骨皮质外扩展,使骨膜与骨干分离。骨膜内层受到刺激开始出现成骨反应。血源性骨髓炎的病理特点是骨质破坏、坏死和新骨形成相互并行。早期以破坏、坏死为主,后期以新骨形成为主。

因儿童骺软骨未闭合,对化脓性感染有相当的抵抗力,故化脓性病灶很少能穿破骺板而累及骨骺。但成人骺板已闭合,则失去这种屏障。

二、临床表现

起病急,有明显中毒症状:全身不适,寒战、高热,体温在 39℃ 以上。局部剧痛,皮温升高,有深压痛;当皮肤出现水肿、发红,多表示已形成骨膜下脓肿。脓肿穿破骨膜进入软组织后,压力减轻,疼痛缓解。

化验检查:白细胞计数升高,中性粒细胞升高;血培养可为阳性。

三、MRI 表现

早期骨髓的充血、水肿在 T_2 加权像上表现敏感,为高信号,边界不清;T_1 加权像上为低信号。骨膜下的脓肿表现为液性信号。新生的及硬化的骨质 T_1、T_2 加权均为低信号。皮质性的死骨除硬化骨外,T_1 加权呈低到高信号;T_2 加权为高信号。Gd-DTPA 增强,呈对比性强化。

急性骨髓炎的早期诊断对治疗和预后有决定性的意义。起病 10～14dX 线片常无明显异常。CT 较之可提早发现病灶。核素扫描过去认为较为敏感,起病后 48h 即可显示。MRI 的敏感性更高于核素扫描,虽其信号不具有特异性,但结合临床资料,做到早期诊断是完全有可能的。

四、诊断要点

（1）儿童，急性起病，有寒战、高热等全身中毒症状。

（2）局部持续剧痛，深压痛。

（3）白细胞计数升高。

（4）MRI 表现为干骺端及骨髓中 T_2 加权边界不清的高信号，T_1 加权低信号。周围软组织呈水肿信号。Gd－DTPA 增强为对比性强化。

五、鉴别诊断

（1）软组织感染：临床症状相似，但 MRI 上不累及干骺端和骨髓。

（2）骨恶性肿瘤特别是尤文肉瘤：临床可有发热、白细胞计数升高，但尤文肉瘤放射治疗颇为敏感，而且主要累及骨干，MRI 上 T_1 加权呈大片均匀低信号，边界较清，看不见脓液，但有软组织肿块。

第三节　骨缺血性坏死

　　骨缺血性坏死是由多种原因引起骨部分或完全性缺血而导致的一类疾病。最常见于股骨头，亦可见于肱骨头、腕骨等，这里以股骨头缺血性坏死为例介绍本病的 MRI 诊断。

　　股骨头是骨缺血性坏死最常见的发病部位。MRI 是早期诊断该病最敏感、最特异的影像学方法。

一、MRI 诊断要点

（一）MRI 分型及分期

根据坏死股骨头的信号特点，可将股骨头缺血性坏死分为 4 型，即脂样型、血样型、水样型和纤维型。

1.脂样型（A 型）

其特征为包绕在代表硬化反应源的低信号以内的病变区，如同正常的脂肪样信号，即 T_1WI上为高信号，T_2WI 上为中等信号，形成所谓双线征。此为股骨头缺血性坏死早期的特征性变化。其中，高信号区代表还是以脂肪性骨髓成分为主的坏死区；低信号带或环则代表坏死区与活骨组织的分界。

2.血样型（B 型）

即在 T_1WI 及 T_2WI 上坏死区均表现为类似于亚急性血肿的高信号。这表明修复过程已开始，大量的毛细血管增生，此时增强明显强化。

3.水样型（C 型）

当股骨头内的脂质成分被修复过程中增生的肉芽组织或纤维组织替代而减少，以及修复反应造成坏死区组织水肿时，T_1WI 上表现为低信号，T_2WI 呈高信号。增强后为不均匀强化。

4.纤维型（D 型）

修复晚期，坏死区完全成为纤维组织或硬化骨组织，因而在 T_1WI 及 T_2WI 上均为低信号。增强后为轻度强化(纤维组织)或不强化(骨组织)。

在 MRI 诊断中,一般主张将股骨头缺血性坏死分为 3 期,即早期(脂样型)、中期(包括血样型和水样型)及晚期(纤维型)。

(二)关节腔积液

股骨头缺血性坏死并发关节腔积液的发生率相当高,达 60%~100%。关节腔积液对早期诊断股骨头缺血性坏死有重要意义,而且积液量的增多与病变进展相关,表现为关节腔内长 T_1、长 T_2 信号区。

(三)承重关节面塌陷

属于病变晚期的表现。

(四)关节退行性变

主要表现为关节软骨变性,T_2WI 上软骨内出现条状或点状高信号区,关节软骨变薄、缺损,关节间隙变窄及骨质增生、骨赘等,这也是属于病变晚期的表现。

(五)增强扫描

是早期发现病变、区分坏死组织与有存活能力组织的有效方法。病变中增强的部分代表有活性的组织,无强化的部分代表早期干性脂肪坏死骨髓、进展期嗜伊红样坏死骨髓及伴小梁微骨折的坏死骨髓。

股骨头坏死的范围与塌陷相关,Steiberg 等将坏死范围概念引入股骨头缺血性坏死分期系统,加以定量,坏死范围<15% 为轻型,坏死范围在 15%~30% 为中型,坏死范围>30% 为重型。Betran 等发现,坏死范围<25% 的很少发生塌陷,范围>50% 的病灶塌陷的可能性增加。

二、鉴别诊断

髋关节一过性骨质疏松是一种少见的疾病,以髋部不明原因的疼痛为主要临床症状。X线表现为股骨头、颈部骨质疏松。MRI 显示在股骨头、颈部呈弥漫性信号异常,即 T_1WI 为低信号,T_2WI 呈高信号,而且这种异常信号还向股骨干方向延伸。这与骨髓水肿型的股骨头缺血性坏死的 MR 影像相似,但无关节面的塌陷、变形,且前者为一种自限性疾病,其 MRI 变化可在 6~10 个月内完全恢复正常。因此,MRI 随访对鉴别诊断具有重要意义。

第五篇　超声临床诊断

第十五章 循环系统疾病超声诊断

第一节 心包炎和心包积液

心包炎与心包积液关系密切,心包积液是心包炎症最重要表现之一,但并非所有心包炎均有心包积液,少数仅有少量炎性渗出物。反之,心包积液不一定是炎症性,还有非炎症性。心包炎一般分为急性、慢性心包炎及缩窄性心包炎。心包积液按性质一般分为漏出液性、渗出液性、脓性、乳糜性、血性等。

急性心包炎心包呈急性炎症性病理改变,包括炎性细胞浸润、局部血管扩张、纤维素沉积等。受累心包常有纤维蛋白渗出,纤维素沉积等多种渗出物,表现为心包积液等各种形式。心包炎反复发作,病程较长为慢性心包炎,容易发展为缩窄性心包炎,主要表现为心包增厚、粘连、纤维化和钙化等。部分心包腔消失,壁层及脏层融合或广泛粘连。

一、血流动力学

急性心包炎没有心包积液时,对血流动力学无明显影响,随心包积液量增多,心包腔内压力升高,渐渐地对血流动力学产生影响,主要表现为心房、心室舒张受限,舒张末期压力增高,心室充盈不足,心排出量减少。短时间内出现较多心包积液可引起心包填塞,发生急性心功能衰竭。缩窄性心包炎也主要影响心脏舒张功能,心腔充盈受限,导致慢性心功能衰竭。

二、诊断要点

(一)定性诊断

1.二维超声心动图

缩窄性心包炎可见心包增厚,尤其以房室瓣环部位为显著,双心房扩大,双心室腔相对缩小,吸气时室间隔舒张早期短暂向左心室侧异常运动。超声只能间接反映积液性质,如心包腔内的纤维条索、血块、肿瘤和钙盐沉着等。化脓性和非化脓性心包积液均可见到纤维条索;手术及外伤后,血性心包积液内可见血块;恶性肿瘤时,心包腔内有时可见到转移性病灶,常附着于心外膜表面。

2.彩色多普勒超声心动图

急性心包炎及少量心包积液一般对血流动力学不产生影响。较大量心包积液及缩窄性心包炎时,房室瓣口血流速度可增快。吸气时右侧房室瓣口血流增加更明显。

3.频谱多普勒超声心动图

较大量心包积液可疑心包填塞及缩窄性心包炎时,频谱多普勒可探及较特别血流频谱:左房室瓣口舒张早期前向血流速度明显增高、EF斜率快速降低、舒张晚期充盈血流明显减少,形成 E 峰高尖而 A 峰低平、E/A 比值明显增大。吸气时左房室瓣口舒张早期血流峰值速度可减低。

(二)定量诊断

1.微量心包积液(小于 50.0mL)

心包腔无回声区宽 2.0～3.0mm,局限于房室沟附近的左心室后下壁区域。

2.少量心包积液(50.0～100.0mL)

心包腔无回声区宽 3.0～5.0mm,局限于左心室后下壁区域。

3.中量心包积液(100.0～300.0mL)

心包腔无回声区宽 5.0～10.0mm,主要局限于左心室后下壁区域,可存在于心尖区和前侧壁,左心房后方一般无积液征。

4.大量心包积液(300.0～1000.0mL)

心包腔无回声区宽 10.0～20.0mm,包绕整个心脏,可出现心脏摆动征。

5.极大量心包积液(1000.0～4000.0mL)

心包腔无回声区宽 20.0～60.0mm,后外侧壁和心尖区无回声区最宽,出现明显心脏摆动征。

三、诊断注意点

(1)正常健康人的心包液体小于 50.0mL,不应视为异常。另小儿心前区胸腺及老年人和肥胖者心外膜脂肪,在超声心动图上表现为低无回声区,应避免误诊为心包积液。

(2)大量心包积液或急性少量心包积液伴呼吸困难时,应注意有无心包填塞征象,如:右心室舒张早期塌陷、心房塌陷、吸气时右房室瓣血流速度异常增高等。

(3)急性血性心包积液时,应注意有无外伤性心脏破裂、主动脉夹层破入心包情况,彩色多普勒有助于诊断。

(4)超声引导心包积液穿刺已广泛应用于临床,应注意选择最适宜的穿刺途径及进针深度。

四、鉴别诊断

(一)限制型心肌病

限制型心肌病的病理生理表现类似缩窄性心包炎,双心房扩大,心室舒张受限。但限制型心肌病心内膜心肌回声增强,无心包增厚及回声增强。

(二)胸腔积液

胸腔积液与极大量心包积液较容易混淆,仔细观察无回声暗区有无不张肺叶或高回声带是否为心包,有助于鉴别。

第二节　心脏瓣膜病

超声心动图是心脏瓣膜病最重要、最常用的影像学评价方法,在评价心脏杂音、四组瓣膜的狭窄与反流、瓣膜修复或置换后的功能、感染性心内膜炎等方面均非常有意义。通过发现瓣膜的结构异常(如纤维化、钙化、粘连、血栓或赘生物附着)与运动异常(如瓣叶固定不动、连枷样运动、瓣叶脱垂、修复瓣膜的撕裂),并结合多普勒检测的血流动力学参数,超声心动图可以为瓣膜病诊断的确立与病因等提供极其重要的信息,同时可对心脏的大小与功能进行观察、对心室的代偿情况进行评价。只要条件允许,临床上所有瓣膜病诊断的建立及病情评估都需参考超声心动图检查结果。

近年来临床观察发现,即使不造成明显血流动力学变化的瓣膜病变也有明确临床意义:如主动脉瓣硬化与钙化、二尖瓣环钙化与脂代谢异常、心肌灌注异常,甚至生存率降低相关;大规模人群观察显示动脉硬化危险因素与主动脉瓣钙化独立相关。因此超声心动图除了在传统瓣膜病评估中的重要作用外,还可能通过评价瓣膜结构变化而成为评价代谢综合征、动脉粥样硬化进展的重要替代方法。

心脏四组瓣膜的基本功能是保证心动周期中血液在心腔内及心脏与大血管间通畅地正向流动。瓣膜病变在血流动力学效应上无一例外地表现为反流,狭窄,或二者兼具。

一、瓣膜反流

瓣膜反流或称关闭不全,可由多种病因造成,包括感染、退行性变、钙化、纤维化、瓣膜支撑结构变化、瓣环扩张等。病变导致瓣叶对合不良,或脱垂、连枷、运动受限、穿孔,造成瓣叶在本应闭合的心动周期时相(二尖瓣、三尖瓣于收缩期,主动脉瓣、肺动脉瓣于舒张期)出现反流。微量至少量的瓣膜反流在正常人群中常见,且随年龄增长而更多发。多普勒技术因敏感性极佳而可发现这些听诊不易发现的生理性反流。Klein 等应用彩色多普勒血流显像对一组正常志愿者的观察发现,少量反流在二尖瓣、主动脉瓣、三尖瓣、肺动脉瓣的发生率分别约为 48%、11%、65%、31%,无性别差异,但主动脉瓣反流通常不发生于 50 岁以下的正常人。生理性反流者瓣膜结构、心腔大小正常。

(一)二维与 M 型超声

二维与 M 型超声用于评价瓣膜结构,以及因反流所致容量负荷增加而造成的受累心腔扩大、肥厚、功能障碍等情况。

瓣叶增厚、粘连、钙化、运动受限、脱垂、连枷运动、赘生物形成等造成反流的病理改变易于在二维超声检查中发现。心腔扩大情况由反流持续时间、反流严重程度等因素决定,如慢性明显反流(中度以上)可造成受累心腔扩大、肥厚;而急性反流即使为重度反流,受累心腔常常并无明显扩大。

(二)多普勒超声心动图

多普勒超声用于发现瓣膜反流、测量血流动力学参数、评价反流程度。

1.彩色多普勒血流显像(CDFI)

CDFI 可直观地显示反流信号,表现为与瓣口正向血流方向相反、时相不同的异常血流束。传统上通过反流束的最大面积半定量评估反流程度,但需考虑到反流持续时间亦影响反流量大小,有时反流并非全收缩期(二尖瓣、三尖瓣)反流或全舒张期(主动脉瓣、肺动脉瓣)反流,如二尖瓣脱垂时反流可只发生于收缩中晚期,在反流束最大面积相同的情况下,反流量很可能少于全收缩期反流。CDFI 显示的反流束面积大小虽与反流程度密切相关,但准确评估反流程度应对反流信号的 3 个组成部分进行综合观察与分析。

(1)反流束:在接受反流的心腔内观察到反流束是瓣膜反流的直接征象。通常反流束面积越大反流程度越重,故可通过反流束面积大小半定量评估反流程度。但反流束面积受探头频率、仪器设置(尤其是脉冲重复频率与彩色增益)、瓣膜病变情况、生理状态等因素影响明显,因而单独依赖反流面积评价反流程度可能造成明显误差。反流束面积与脉冲重复频率成反比,常规检查应将尼奎斯特极限设置为 $50\sim60cm/s$,彩色增益调节为心腔内不出现噪声斑点的最大增益。

反流束所显示的彩色信号并非完全为反流血液的信号,因反流血液以高速进入接受心腔后,将推动心腔内原有血流沿反流方向四散运动,即彩色反流束面积包含反流血液与外周被其推动的心腔内血液两部分所产生的多普勒信号。故在反流量相同的情况下,偏心型反流的反流束面积会比中央型者明显小,因偏心反流撞击接受心腔的心壁而消耗能量、对心腔内血液的推动减小。偏心型反流常提示反流束对侧瓣叶存在结构异常,如脱垂、连枷、穿孔等。此外,反流束面积还受流率与压力等生理因素影响,瓣口压差增大、反流增加,因此了解患者检查当时的血压情况有助于全面评价左心瓣膜反流量。

(2)反流颈:反流颈是反流血流行程中最窄的部分,位于反流通过的瓣口处,或紧邻其下游。由于边界效应影响,反流颈略小于解剖反流口。反流颈的面积等于有效反流口面积(EROA)。反流颈的大小不受流率、压力影响,受技术条件(如脉冲重复频率)影响很小,因而可更准确地反映反流程度。

但反流颈大小有可能在心动周期中有动态变化。因反流颈直径通常较小(很少超过 1cm),所以很小的测量误差即可对反流程度判断的准确性造成显著影响,故对测量精确度的要求较高。检查时应使用尽可能小的彩色取样框(增加时间分辨力)、放大图像(使用 zoom 功能)、在能够探及最大反流颈的切面(可为非标准切面)测量反流颈直径。

(3)近端血流汇聚(或近端等速面,PISA):在反流发源的心腔内,当反流血流向反流口汇聚时,速度逐渐增高,形成以反流口为中心、由远及近、半径逐渐减小的半圆形等速面。在反流量较大的情况下,CDFI 可以观察到由于尼奎斯特极限所致的多层红蓝相间的半圆形等速面,靠近反流口的第一次色彩反转处的血流速度即为尼奎斯特极限速度 Va,测量反流口到该处的距离即为该等速面的半径 r。假设等速面在空间上为半球形,则其面积 $=2\pi r^2$;通过该等速面的反流流率(mL/s)为 $2\pi r^2\cdot Va$,且与反流口的流率相等;使用连续多普勒(CW)测量反流最大流速 V_{reg},即可算得最大有效反流口面积(EROA):

$$EROA=(2\pi r^2)/V_{reg}$$

PISA 法测量 EROA 在偏心反流中不及中央型反流准确。此外如反流口不规则,等速面的基底不是平面(不等于 $180°$),则需乘以其角度加以校正。实际测量中还须恰当调节尼奎斯特极限(降低尼奎斯特极限或将基线调向反流方向)。但并非所有反流信号均能分辨满意的等速面与反流口,PISA 法的普及应用还有待更多经验积累与技术改进。

2.脉冲多普勒(PW)与连续多普勒(CW)

使用 PW 获取瓣环处的速度频谱,包络勾画频谱、测量一个心动周期的瓣环处血流速度一时间积分(VTI);再使用二维超声测量瓣环的直径 d,即可计算每搏输出量(SV):SV=半环面积×VTI=$(\pi d^2/4)\times$VTI。使用该公式的前提是假设瓣环为圆形,三尖瓣环因形态不规则而不适用于该公式。在没有反流与分流、心律规则的正常人中,使用该方法在二尖瓣环处、主动脉瓣环处、肺动脉瓣环处测量的 SV 应均相等。而存在反流的瓣膜其 SV 将大于无反流瓣膜的 SV。据此可计算反流容积、反流分数及 EROA：

反流容积＝SV$_{反流瓣膜}$－SV$_{非反流瓣膜}$

反流分数＝（SV$_{反流瓣膜}$－V$_{非反流瓣膜}$）/SV$_{反流瓣膜}$

EROA＝反流容积/VTI$_{反流}$

其中 VTI$_{反流}$ 为由 CW 频谱测量的反流 VTI。

（三）反流程度定量

轻度反流通常为良性临床病程，而重度反流将造成心腔重构、死亡率增高。准确评价反流程度对临床治疗决策的选择与预后评估非常重要。然而虽有上述诸多参数可供参考，定量评价反流程度仍非易事。因受图像质量、测量者经验、参数本身在理论上的不足等因素影响，各种参数测量虽可为定量反流程度提供重要参考依据，但对其准确性与局限性仍应有充分认识。检查当时的临床情况（如血压、用药情况）也会对反流定量产生影响。工作中可综合多普勒参数、心腔大小、患者临床情况等，对反流量进行轻度、轻～中度、中度、中～重度、重度等分级。

（四）各瓣膜反流特点

1.二尖瓣反流

二尖瓣装置包括瓣叶、瓣环、腱索、乳头肌、乳头肌所附着的室壁。装置的任何部位病变或功能失调都可导致二尖瓣反流的发生。常见病因包括风湿性心脏病、脱垂、连枷、腱索断裂、乳头肌功能失调或断裂、瓣环钙化、瓣叶裂、感染性心内膜炎、穿孔等。

功能性二尖瓣反流者二尖瓣叶结构并无异常，反流由左室重构造成。多见于缺血性心脏病、扩张型心肌病等，常为中央型反流。左室重构导致室腔扩大、瓣环扩张，乳头肌空间移位而与瓣叶间距离增大，腱索紧张而牵拉瓣叶致其闭合不良，此外缺血导致的节段性室壁运动不良与乳头肌功能障碍也是功能性二尖瓣反流的常见原因。

二尖瓣脱垂常为瓣叶黏液样变性的结果。诊断标准通常为二尖瓣叶于收缩期脱入左房侧，超过瓣环连线水平 2mm。因二尖瓣环的立体形态类似马鞍形，所以应在胸骨旁左室长轴切面（该切面瓣环空间位置更靠近左房侧）测量脱垂瓣叶超过瓣环的距离；如在心尖四腔心切面（该切面瓣环空间位置更靠近左室侧）测量将明显增加诊断的假阳性。

2.主动脉瓣反流

主动脉瓣反流的病因包括退行性钙化、风湿性心脏病、先天性瓣叶畸形（如二叶瓣）、主动脉根部扩张、Marfan 综合征、感染性心内膜炎、主动脉夹层、人工瓣功能失常等。TEE 对于明确经胸检查不能明确的瓣膜病变有帮助。长期大量的主动脉瓣反流将造成左室扩大。偏心型主动脉瓣反流如冲击二尖瓣前叶可造成二尖瓣前叶舒张期震颤。M 型超声可很好地观察二尖瓣前叶的震颤、二尖瓣提前关闭、舒张期主动脉瓣开放等现象，后二者常为急性重度主动脉瓣反流、左室舒张压升高的标志。

3.三尖瓣反流

轻度三尖瓣反流见于 2/3 以上的正常人，并无血流动力学意义，但可用以估测肺动脉收缩压。方法为使用 CW 测量三尖瓣反流最大速度时的压差（右房－右室收缩期最大压差，因收缩期肺动脉瓣开放、右室与肺动脉相通，故可认为右室压＝肺动脉压，所以三尖瓣反流压差＝

肺动脉－右房压差），估计右房压（最简单的方法为经验估计：右房大小正常的情况下，右房压为 5mmHg，右房增大时为 10mmHg，右房显著增大并重度三尖瓣反流时为 15mmHg），肺动脉收缩压＝三尖瓣反流压差＋右房压。右室流出途径收缩期存在压差时（如流出道狭窄、肺动脉瓣狭窄）此法不适用于肺动脉收缩压估测。

病理性三尖瓣反流的原因包括风湿性心脏病、脱垂、类癌瘤综合征、Ebstein 畸形、瓣环扩张、右室梗死、感染性心内膜炎（右心瓣膜受累多见于静脉不洁注射者）、三尖瓣破损等。功能性三尖瓣反流多由肺动脉高压造成，肺动脉压恢复后反流可减少或消失。右心起搏导线通常只造成轻度或轻至中度三尖瓣反流，但偶尔亦可造成大量反流。

4.肺动脉瓣反流

不同的研究报道少量肺动脉瓣反流见于 40%～78% 的受检者，无瓣叶结构异常与器质性心脏病证据。病理性肺动脉瓣反流少见。成人功能性三尖瓣反流多继发于肺动脉高压，常伴肺动脉扩张、右室右房扩大，多数情况下反流程度并不严重。重度肺动脉瓣反流多见于瓣叶解剖异常及瓣叶切除术后。

二、瓣膜狭窄

(一)二尖瓣狭窄

正常二尖瓣开口面积可达 $4\sim6cm^2$，面积轻度减小时虽有解剖狭窄，但并不造成血流动力学障碍；通常面积小于 $2.0cm^2$ 时引发血流动力学异常。风湿性心脏病是二尖瓣狭窄最常见的病因。其他少见原因包括退行性钙化、二尖瓣手术后、药物毒性、嗜伊红细胞增多症、赘生物等。

风湿性二尖瓣反流的超声心动图表现为：①二尖瓣叶、瓣下结构（腱索）增厚、钙化，瓣叶联合处粘连。②长轴图像中二尖瓣前叶开放时呈"鱼钩"样（或"曲棍球杆"样）、后叶运动障碍，短轴图像中二尖瓣开口呈"鱼口"样。③二尖瓣口舒张期多普勒频谱 E 峰降支平缓。④左房扩大，可见自发显影，甚至附壁血栓形成。对于拟行经皮二尖瓣球囊成形术的患者，应通过评价瓣叶厚度、钙化、活动度、瓣下结构等情况进行超声积分，≤8 分者更可能从球囊扩张术中获益。

二尖瓣口面积的测量方法包括：①二维法：在胸骨旁获取二尖瓣尖（开口最小）水平短轴切面，使图像停帧于舒张期瓣叶开口最大时，在二维图中手动勾画瓣口面积。该法测得的面积最接近解剖面积，但有时难以获得满意切面，在瓣叶钙化明显、瓣口形状不规则时也难于准确测量。②压力减半时间（PHT）法：使用 CW 在心尖长轴切面中获得瓣口最大流速频谱，沿 E 峰降支（E 峰下降斜率方向）测量 PHT，通过经验公式算得面积：二尖瓣口面积＝220/PHT。并发重度主动脉瓣反流或左室充盈压增高者不适用此法。③连续方程法：因各瓣口每搏量相等，通过测量主动脉瓣环水平每搏量即可算得二尖瓣口面积：二尖瓣口面积＝主动脉瓣环直径2×0.785×（VTI 主动脉瓣环/VTI 二尖瓣）。并发明显主动脉瓣或二尖瓣反流者不适用此法。④PISA法：二尖瓣口面积＝（2π×等速面半径 2×尼奎斯特速度/二尖瓣口峰值流速）×（等速面基底角度/180°）。除使用上述 4 种方法测量瓣口面积外，还应通过 CW 二尖瓣口舒张期频谱包络勾画法测量平均压差、通过三尖瓣反流速度估测肺动脉收缩压，以便综合各参数评价狭窄程度。

(二)主动脉瓣狭窄

正常主动脉瓣为纤薄的三叶结构,开放面积 $3\sim4cm^2$,瓣叶间距约 $2cm$,且在收缩期持续不变。低心排或左室流出道梗阻患者可出现主动脉瓣早期关闭。主动脉瓣狭窄常见病因包括退行性瓣叶钙化、风湿性心脏病、先天性瓣叶畸形。退行性变者可见瓣叶增厚、僵硬、回声增强、开放受限。

风湿性心脏病者常二尖瓣亦有累积,瓣叶粘连明显。中青年患者孤立的主动脉瓣狭窄者常常为二叶主动脉瓣畸形,经胸检查多可明确瓣叶数目,图像不良者可行 TEE 检查。瓣膜狭窄几乎均为慢性病程。狭窄进展导致左室肥厚(室壁增厚、质量增大)、舒张功能减低,并可继发肺动脉高压。中等到重度的主动脉瓣狭窄者仍可无明显临床症状。超声心动图随访评价瓣口速度、压差、面积的进展情况及左室肥厚与收缩功能变化情况,对于瓣膜置换手术时机的选择非常重要。当重度狭窄者出现左室收缩功能减低、每搏量减小时,瓣口速度可减低。

(三)三尖瓣狭窄

三尖瓣狭窄最常见的病因为风湿性心脏病。其他少见原因包括:类癌瘤综合征、肿瘤、赘生物、导管术或起搏器植入术中损伤瓣叶、瓦氏窦瘤外压、人工瓣狭窄等。正常三尖瓣口舒张期血流速度 $<0.5\sim1.0m/s$,平均压差 $<2mmHg$。平均压差 $>7mmHg$、PHT$>190ms$ 提示重度三尖瓣狭窄。

(四)肺动脉瓣狭窄

肺动脉瓣狭窄常为孤立的先天性畸形,或复杂先天畸形(如法洛四联症)的一部分。少见病因包括类癌瘤综合征、赘生物、心内或心外团块(肿瘤、血栓)阻塞。使用 CW 测量瓣口流速与压差可反映狭窄程度。

三、人工瓣结构与功能的评价

人工瓣置换可使严重瓣膜病的预后得以改善,但目前的人工瓣尚不能达到与正常自体瓣相同的完美功能,故瓣膜置换术后需对人工瓣功能情况进行定期随诊评估、评价可能出现的人工瓣功能异常。需强调,置换术后人工瓣的基线功能评估非常重要,它可作为日后随诊评估瓣膜功能变化的参考依据。人工瓣种类繁多,基本类型包括机械瓣与生物瓣两大类。人工瓣与自体瓣膜的形态结构、血流动力学效应不同,且不同类型与型号的人工瓣之间血流动力学参数也相异,故检查者应在对患者人工瓣类型及换瓣手术基本方法有一定了解的基础上进行评估。

导致人工瓣结构与功能失常的情况包括撕脱、瓣周漏、赘生物形成、血栓、退行性变、人工瓣-患者不匹配等。二维超声检查可发现严重的结构与运动异常,人工瓣功能的评价更多地有赖于多普勒参数测量。对于经胸检查不能明确的病变,需行 TEE 检查。人工瓣置换术后的患者常规超声心动图检查应提供的信息包括:心室大小与功能、人工瓣形态结构、血流动力学参数(瓣口峰值流速、最大压差、平均压差、PHT 或减速时间、有效瓣口面积、肺动脉收缩压、舒张充盈类型、反流分数等)。

(一)人工瓣反流

少量反流在所有类型人工瓣中均属正常,为人工瓣设计特点。表现为起自瓣环支架内的细束反流,反流束方向与数目依人工瓣类型不同而不同。二尖瓣位人工瓣正常反流束面积通常 $<2cm^2$,长度 $<2.5cm$;主动脉瓣位人工瓣正常反流束面积 $<1cm^2$、长度 $<1.5cm$。

病理性人工瓣反流常伴有瓣叶结构异常、反流束起源异常、反流量增加。评价自体瓣膜反流的方法与参数仍适用于人工瓣反流的评价。以下征象提示严重人工瓣反流：主动脉瓣位人工瓣：反流束PHT≥250ms，二尖瓣充盈类型为限制型充盈障碍，降主动脉可见全舒张期逆流，反流分数≥55%；二尖瓣位人工瓣：二尖瓣口舒张期峰值速度增高(≥2.5m/s)而PHT正常(≤150ms)，二尖瓣反流CW频谱亮度高，反流分数≥55%，EROA≥0.35cm²，收缩期肺静脉逆流。

瓣周漏表现为起自瓣环支架以外的异常血流束，需与人工瓣反流鉴别。

(二)人工瓣梗阻

人工瓣开口面积小于自体瓣，所以瓣口流速总是高于相应自体瓣瓣口速度。人工瓣口的正常流速又因瓣的种类、型号、部位、心排血量等的不同而相异。评价自体瓣膜狭窄的方法与参数适用于人工瓣梗阻的评价。连续方程可用于计算人工瓣口有效面积；但PHT法会对人工二尖瓣瓣口面积造成高估。梗阻发生时，人工瓣叶活动常受限，但经胸检查不易清晰辨别。二尖瓣位机械瓣梗阻最常见的原因为血栓形成，表现为瓣口流速增高且PHT延长；主动脉瓣位机械瓣梗阻的常见原因为血管翳形成，表现为瓣口流速增高、而左室流出道速度不变，后者与前者比值常≤0.2。

(三)人工瓣－患者不匹配

部分患者人工主动脉瓣有效瓣口面积与体表面积相比过小，而可造成跨瓣压明显增加及相应症状。轻度不匹配定义为有效瓣口面积指数(有效瓣口面积/体表面积)＞0.85cm²/m²，中度为≤0.85cm²/m²而＞0.6cm²/m²，重度≤0.6cm²/m²。为避免不匹配发生，主动脉瓣置换术前应选择瓣口面积＞患者体表面积×0.85cm²的人工瓣。

四、感染性心内膜炎

感染性心内膜炎为潜在致命性疾病，6个月病死率高达25%～30%。依据改良的Duke诊断标准，主要诊断标准的确立有赖于血培养和超声心动图两项辅助检查。多发于有基础器质性心脏疾病(风湿性瓣膜病、二叶式主动脉瓣畸形、二尖瓣脱垂、先天性心脏病)、人工瓣置换、心腔内器械植入(如起搏器)、静脉吸毒(右心瓣膜感染性心内膜炎)者，但在既往健康者中也不少见。瓣膜最常受累，但亦可发生于其他心内膜部位。

超声心动图检查用于发现赘生物、评价瓣膜损害所致的血流动力学异常程度及并发症(脓肿、穿孔、分流)、高危患者复查评价病情变化。经胸超声心动图检查发现赘生物的敏感性为60%～75%，经食管超声心动图敏感性可达95%以上。感染性心内膜炎的直接征象包括：①赘生物："蓬草"样不规则团块，可附着于瓣叶、腱索、起搏导线、间隔缺损的低速血流侧心内膜表面，发生部位通常为高速血流的下游。在赘生物＞10mm的患者中，50%以上至少会发生一次栓塞事件，二尖瓣赘生物要比主动脉瓣赘生物更易致栓塞。②脓肿。③新发的瓣膜反流、新发的人工瓣撕脱。

第三节　心肌梗死

一、心肌梗死概述

心肌梗死(MI)属于贫血性梗死。MI 的形态学变化是一个动态演变过程。一般梗死在 6h 后肉眼才能辨认,梗死灶呈苍白色,8~9 小时后呈土黄色。光镜下可见心肌纤维早期凝固性坏死、核碎裂、消失,胞质均质红染或不规则粗颗粒状,间质水肿,少量中性粒细胞浸润。4 天后,梗死灶外围出现充血带。7 天~2 周后,边缘区开始出现肉芽组织,或肉芽组织向梗死灶内生长并呈红色。3 周后,肉芽组织开始机化,逐渐形成瘢痕组织。

二、心肌梗死的超声检查

(一)检查方法及注意事项

1.应用切面观

冠心病经常受累部位为乳头肌水平以下,因此应采用胸骨旁左室长轴、各短轴、心尖四腔观、心尖两腔观、心尖左室长轴及左室第一斜位观,充分显示心尖前、后壁及侧壁。左室短轴观包括二尖瓣水平、腱索水平、乳头肌水平及心尖部位。通过上述切面仔细观察室壁运动是否协调。常用切面。

2.切面超声左室壁节段划分

以乳头肌为标准,将左室沿长轴分为大约等长的 3 个部分:①底部→自二尖瓣环平面至乳头肌顶端→二尖瓣水平。②中部→自乳头肌顶部至乳头肌底部→乳头肌水平。③心尖部→自乳头肌底部至心尖顶端→心尖水平。

短轴水平划分节段的解剖标志:①二尖瓣水平:以二尖瓣前后叶外侧连接处为前壁与侧壁交界,以二尖瓣后叶中部处为侧壁与后壁交界,二尖瓣前后叶连接处为后壁与后间隔交界,室间隔分为前后两部分。②乳头肌水平:以前外乳头肌与后内乳头肌中部处分室壁为左室前壁与侧壁、后壁与后间隔的分界,两乳头肌间中点后壁处为侧壁与后壁交界。③心尖部短轴观:分为室间隔、前壁、侧壁、后壁四个节段。

3.各节段与冠状动脉供血支的关系

①左前降支→前间隔、左室前壁、心尖。②左旋支→左室侧壁、后下壁。③右冠状动脉→后间隔、后下壁。

4.节段性室壁运动异常的观察与测量

正常室壁各节段收缩期振幅略有差异,变化程度为基底部<心尖部<中部;正常运动:收缩期心内膜向心腔运动幅度及收缩期增厚率均正常。

室壁运动异常分为:①收缩亢进:指运动幅度增强,收缩期增厚率增加。②运动减弱:即较正常运动幅度减小,收缩期增厚率下降(低于正常室壁运动幅度低限的 50%~75%)。③不运动:即心内膜运动及收缩率消失。④反向运动(也称矛盾运动):即心室收缩时室壁运动背离心腔,收缩期室壁变薄、明显膨出者为室壁瘤形成。

5.切面超声心动图节段性心功能检测及计算方法

(1)室壁收缩期增厚率(△T%):为检测冠心病心肌收缩功能的敏感指标,正常参考值为<35%。

(2)半轴缩短率(△H%):正常参考值平均值二尖瓣水平为27%~35%,乳头肌水平为36%~42%,室间隔略低于游离壁。

(3)局部射血分数(RAEF):正常参考值为50%~65%。

(4)室壁运动指数:各节段室壁运动计分,正常运动为0,减弱为1,不运动为2,矛盾运动为3。把全部节段得分相加并除以节段数,所得分数为0为正常,分数越大表示心功能越差。

(二)超声心动图表现

1.急性心肌梗死

(1)节段性室壁运动异常:室壁运动幅度可反映室壁活动情况,受累节段室壁变薄,运动减弱,无运动或反常运动,未受累节段室壁代偿性运动增强。

(2)室壁收缩期增厚率异常:室壁增厚率是心肌收缩期心肌最厚时心肌厚度与舒张期心肌最薄时心肌厚度的差值,与舒张期心肌最薄时心肌厚度的比值,反映心肌纤维伸展与缩短的生理状态,其预测价值较室壁运动幅度更高。

实验发现,梗死范围达到正常心肌的20%~40%时,室壁增厚率开始减小,收缩期增厚率减小或消失。

(3)局部室壁回声异常:急性心肌梗死发病数小时后局部回声减弱,以后随胶原沉着及瘢痕形成回声逐渐增强。

(4)左室功能降低左室整体心功能低下:若病变局限,则整体心功能可正常,节段性收缩功能均降低。

(5)心腔扩大:梗死心腔有不同程度的扩大。

2.陈旧性心肌梗死

心尖部局部变薄,回声增强,局部不运动。①病变区心室壁运动减弱或不运动。②收缩期室壁增厚率减小或不增厚。③病变区心肌回声增强伴室壁变薄,偶有室间隔病变区增厚。④心腔形态失常,多为乳头肌水平以下不同程度扩大,心尖圆钝,失去正常锥形。⑤左心功能减低。

3.心肌病变部位及范围的诊断

根据二维超声心动图室壁运动异常出现的节段,可确定病变部位,并了解受累冠状动脉支。

M型超声心动图室间隔运动曲线平坦。

三、诊断标准与鉴别诊断

(一)诊断标准

1.急性心肌梗死

①局部室壁运动异常。②室壁收缩期增厚率异常。③正常心肌代偿性运动幅度增强。

2.陈旧性心肌梗死

①局部室壁运动减弱或不运动,伴运动不协调。②局部室壁收缩期增厚率下降。③局部

室壁变薄,回声明显增强。

(二)鉴别诊断

急性心肌梗死的鉴别诊断,包括下列情况。

1.心绞痛

主要是不稳定型心绞痛的症状可类似于心肌梗死,但胸痛性质轻,持续时间短,服用硝酸甘油效果好,无心电图动态演变及心肌酶的序列变化。

2.缩窄性心包炎

主要表现为双房增大,左、右心室壁舒张运动受限,而收缩期向心性运动正常,心包回声增强。

3.急性肺动脉栓塞

常有突发胸痛、咯血、呼吸困难、发绀和休克,多有骨折、盆腔或前列腺手术或长期卧床史。右心室前负荷急剧增加,P_2亢进,颈静脉怒张、肝大等。心电图肺性 P 波、电轴右偏,即 I 导联出现深 S 波,Ⅲ导联有明显 Q 波(<0.03 秒)及 T 波倒置。X 射线胸片显示肺梗死阴影。放射性核素肺灌注扫描可见放射性稀疏或缺失区。急性肺栓塞与右心室心肌梗死,二者在右心形态学和血流动力学表现方面很相似,应用超声心动图很难鉴别。二者可单独发病,也可因右心室心肌梗死并发急性肺栓塞,主要是右心室心肌梗死常并发心腔内血栓,血栓脱落引起急性肺栓塞。

4.主动脉夹层动脉瘤

前胸出现剧烈撕裂样锐痛,常放射至背、肋、腹部及腰部。在颈动脉、锁骨下动脉起始部可听到杂音,两上肢血压、脉搏不对称。胸部 X 射线示纵隔增宽,血管壁增厚。超声心动图和核磁共振显像可见主动脉双重管腔图像。心电图无典型的心肌梗死演变过程。

5.急腹症

急性胰腺炎、消化性溃疡穿孔、急性胆囊炎和胆石症等均有上腹部疼痛。

四、心肌梗死并发症的超声心动图表现

(一)室壁瘤

$10\%\sim20\%$的透壁心肌梗死患者有左室室壁瘤形成,约在心肌梗死 5d 后出现,并持续数周。常见于左室前壁心肌梗死,约 80% 的位于前壁心尖部,下壁和后壁心肌梗死并发室壁瘤相对较少。

UCG 超声心动图主要表现为梗死区心肌的扩展、变薄,呈矛盾运动,在收缩期和舒张期都会膨出,瘤颈较宽。

(二)左室假性室壁瘤

急性心肌梗死(AMI)或心脏创伤、脓肿引起左室壁破裂,破口处形成局限性心包积血,称左室假性室壁瘤。

UCG 见室壁连续性回声中断,心腔外无回声区,瘤颈较窄,收缩期左室腔缩小而假性室壁瘤扩张,瘤壁由心包或血栓等组织构成。

CDFI 见破口处血流往返于心室腔和瘤腔之间,舒张晚期和收缩中期进入假性室壁瘤,收缩晚期开始回流,停止于舒张早中期。

(三)心室壁破裂

最常见的是心室游离壁破裂,多发生在 AMI 1 周内,通常导致患者立即死亡。

UCG 可发现心脏周围心包腔内液性暗区及心壁破裂处回声中断,CDFI 显示由心壁破裂处向心包腔喷射的多彩血流。据此可确定破裂口部位及大小。

(四)室间隔穿孔

室间隔穿孔发病率占 AMI 的 1‰～2‰,多发生在 AMI 后 2 周内,好发部位为室间隔前下方近心尖部,常并发前壁心肌梗死。

UCG 见室间隔下方回声中断,断端通常极不规则,无明显回声增强。缺损的直径在收缩期明显增大,舒张期减小,较小的穿孔在舒张期几乎看不到。

CDFI 见心尖部室水平自左向右分流以红色为主的多彩分流血流束。

(五)心腔附壁血栓

心腔附壁血栓是心肌梗死最常见的并发症,多发生于心肌梗死后 6～10 天。附壁血栓脱落可引起栓塞,左侧心腔血栓脱落可引起体循环动脉栓塞,右侧心脏血栓脱落可导致肺栓塞。二维超声心动图是诊断心室血栓的敏感方法。

UCG 可显示心室腔内不规则团块状回声,呈多层状、中空状等,回声强度及密度不均匀。通常位于心尖区,附着于心内膜表面,可凸向左心室腔,也可呈片状。从多个断面对同一部位进行扫查,附壁血栓位置固定。极少有蒂,团块回声附着区域室壁运动减弱或消失,呈僵硬感。边缘不规则,与心肌、心内膜无连续性,与心内膜有明确界限。动态观察附壁血栓,在形态、大小及回声强度等方面变化较大,特别是经过临床治疗后变化更显著。

经胸超声心动图检查心腔内血栓存在一定的漏诊率,采用其他超声技术可提高其检出率,如经食管超声心动图、经静脉左心超声造影、对比增强超声等。在经胸超声无法显示左心耳等部位的血栓以及新鲜血栓时,经食管超声心动图(TEE)经常作为首选检查。

(六)乳头肌功能不全和乳头肌断裂

左心室乳头肌功能障碍系乳头肌邻近心肌缺血或心肌梗死所致,是冠心病患者最常见的并发症。其发生与心肌梗死的部位有关,也是心肌梗死后发生二尖瓣反流的重要原因。

UCG 显示,前、后两组乳头肌形态变异:缺血的乳头肌比正常乳头肌增大,回声增强,形态明显不规则,收缩运动明显减弱;梗死的乳头肌形态不规整,回声不均匀、增强,收缩运动减弱或无运动。乳头肌附着和室壁运动异常;二尖瓣功能异常,二尖瓣无明显退行性病变,但运动幅度减小,瓣环扩大。在心肌梗死后首次发现二尖瓣脱垂或错位,应首先考虑乳头肌功能障碍。乳头肌功能障碍主要导致二尖瓣关闭不全,故 CDFI 显示其反流束多数呈偏心状,也可呈中心性。

(七)心肌梗死超声心动图检查的临床价值

急性心肌缺血发作时几乎立即出现室壁运动异常,早于心电图及酶学改变,是医学影像诊断急性心肌缺血及梗死的基础。

第四节　心脏肿瘤

心脏肿瘤颇为少见,可分为原发性和继发性。原发性肿瘤较继发性肿瘤罕见,可分为良性与恶性。原发性肿瘤良性约占75.0%,成人以黏液瘤多见,占50.0%;儿童和婴儿以横纹肌瘤多见,占20.0%。恶性肿瘤中,肉瘤多见,占72.0%。

一、血流动力学

心脏黏液瘤的血流动力学改变取决于瘤体的位置、大小和瘤蒂的长短。较大的有蒂左心房黏液瘤舒张期瘤体移向二尖瓣口,并经瓣口脱入左心室,使左心房排血受阻,血流动力学表现类似二尖瓣狭窄,可引起肺淤血。当心脏黏液瘤位于左心室时,可于收缩期阻塞左心室流出道或主动脉瓣口,而表现为主动脉瓣狭窄。当黏液瘤发生在右心房时,舒张期可阻塞三尖瓣口及(或)影响瓣叶活动,产生与三尖瓣狭窄相似的血流动力学改变。若瘤体近于腔静脉口而阻塞腔静脉回流,引致相应的体循环充血。如果瘤体与瓣膜反复接触,可对瓣膜造成损害,形成瘢痕,类似于风湿性瓣膜病,甚至引起腱索断裂,产生瓣膜反流的血流动力学改变。其他肿瘤累及瓣膜时,可有相应的血流动力学改变;部分患者由于肿瘤较大,可造成上下腔静脉梗阻、心室流入或流出道梗阻。

二、诊断要点

(一)黏液瘤

1.二维超声心动图

心腔内探及圆形或椭圆形边界清界的活动性团块,通常有瘤蒂,附着于卵圆窝水平的房间隔上。瘤蒂的直径长度多数在10.0mm左右。

2.彩色多普勒超声心动图

当瘤体造成瓣膜关闭不全时,心房内探及源于相应房室瓣口的反流信号。若瘤体阻塞左心室流出道或主动脉瓣口时,可于该处探及花彩射流信号。

3.频谱多普勒超声心动图

当房室瓣口出现舒张期射流信号将取样容积置于房室瓣口,可记录到舒张期高速射流信号;若瘤体阻塞左心室流出道或主动脉瓣口时,可探及收缩期高速射流信号。

(二)脂肪瘤、乳头状弹性纤维瘤及间皮瘤

1.脂肪瘤的二维超声特征

瘤体较小,边界清楚,多为类圆形,不活动,有包膜反射。

2.乳头状弹性纤维瘤二维超声特征

瘤体体积较小,形状多变,直径一般小于10.0mm,可单发或多发。瘤体借短蒂附着于瓣膜,一般是附着于半月瓣的心室面及房室瓣的心房面。

3.间皮瘤

间皮瘤以心包积液为主要表现,无回声区透声不良,内含密集细小点状回声。心包增厚,活动僵硬,并见大小不等略强回声团块,附着脏、壁层心包上。

(三)横纹肌瘤、纤维瘤及错构瘤

1.横纹肌瘤

为在室间隔或心室壁内的单个或多个强回声光团,瘤体最大直径 3.0～20.0mm,无包膜,边界清楚。较大的瘤体可突向心腔,引起不同程度的梗阻。肿瘤回声较强、均匀、界限清晰,边缘规整,无蒂多不活动。向心腔内生长,可使心腔狭小。若向流出道生长,可引起流出道受阻。若累及房室瓣口,可导致堵塞。

2.纤维瘤

呈现边界清楚、质地均匀的强回声团,几乎均为单发。瘤体大小不一,大的可达 100.0mm以上。有完整的包膜反射,无蒂,无活动。瘤体较大时压迫受累部位心肌,但无心肌浸润及破坏。

3.错构瘤

回声多较强,无活动性。

(四)畸胎瘤与心包囊肿

1.畸胎瘤

呈实质性回声增强,不均匀,并可见高回声团,后方伴声影,部分患者伴心包积液。

2.心包囊肿

一般轮廓清,内透声好,与心包腔相通者称为憩室。

(五)肉瘤

(1)心腔或心包腔内可见单个或多个结节状或息肉状肿块。

(2)瘤体大小不一,形态不规则,基底面广,边界不清,肿瘤内回声不均匀。

(3)肿瘤附着处心内膜或心外膜中断,心肌遭破坏,室壁运动减弱。

(4)上下腔静脉和肺静脉可受累,部分患者可并发心包积液。

(六)继发性心脏肿瘤

(1)心包腔内见有结节状肿块,回声不均匀、活动性极差、形态不规整、边缘较粗糙、多伴有心包腔积液。

(2)当肿块位于心肌壁时,多由心脏外侧缘突向心包腔,边界模糊,心外膜回声中断。

(3)心肌浸润时,心肌内见斑点状回声,或局部增厚呈团块状,该处室壁活动减弱或消失。

(4)房室腔内的孤立性肿块,形态不规则,边缘毛糙,可随心动周期往返于瓣口,但瘤体形态无变化。

(5)如肿瘤由静脉直接蔓延而来,可见静脉内径扩张,腔内有肿瘤回声,或可见其有蒂附着于静脉壁,肿瘤较大时,可阻塞静脉引起血流受阻。

(6)当心脏肿瘤较大时可压迫心脏,使心脏正常弧形消失,呈不规则状。主动脉、肺动脉均可受压变形。

三、诊断注意点

(1)对于肥胖及肺气肿的患者经胸壁检查显示欠佳,对形体较小的心脏肿瘤及多发性肿瘤,经胸壁超声心动图检查较易漏诊,必要时行经食管超声心动图。

(2)心脏肿瘤无论是良性或恶性,一般血流信号都不丰富或无血流信号,因此血流的多少对肿瘤的良恶性鉴别意义不大。

四、鉴别诊断

(一)黏液瘤须与血栓和脂肪瘤鉴别

(1)左心房黏液瘤与左心房血栓的鉴别要点在于黏液瘤通常有蒂,附着面小,可活动;血栓形态不规则,无蒂,附着面大,无活动。

(2)脂肪瘤与黏液瘤鉴别要点在于脂肪瘤多发生在左心室或左心房,而且活动度较小有漂浮感,肿瘤边缘光滑,回声较强,没有分叶。

(二)乳头状弹性纤维瘤与心脏黏液瘤和瓣膜赘生物鉴别

(1)乳头状弹性纤维瘤与黏液瘤的鉴别要点主要是乳头状弹性纤维瘤多附着于瓣膜,而黏液瘤多数附着于房间隔卵圆窝周围。

(2)乳头状弹性纤维瘤与瓣膜赘生物的鉴别要点在于瓣膜赘生物患者多有心内膜炎等病变。

(三)心脏肉瘤需与心脏良性肿瘤鉴别

(1)良性肿瘤通常边界清楚,有蒂,活动度较大,心脏肉瘤则边界模糊,固定在心脏结构上,无运动。

(2)良性肿瘤不直接浸润周围组织,心脏肉瘤直接浸润周边心脏组织、瓣膜、上下腔静脉、肺静脉。

第十六章　消化系统疾病超声诊断

第一节　胃癌

胃癌是发生于胃黏膜的恶性肿瘤,是最常见的恶性肿瘤之一,占我国消化道肿瘤的第一位,发病年龄多见于 40～60 岁,男女比约为 3∶1。

胃癌可以发生于胃的任何部位,最常见于胃窦,其余依次为胃小弯、贲门区、胃底及胃体;以腺癌和黏液癌最多见。胃癌的病理变化分为早期胃癌和进展期胃癌两大类。局限于黏膜层的小胃癌称为原位癌,浸润深度未超过黏膜下层的称为早期胃癌,超过黏膜下层的称为进展期胃癌,也叫中晚期胃癌。

早期胃癌常无明显症状,随着病情进展,逐渐出现胃区不适、疼痛、呕吐、消化道出血等,晚期胃癌可引起腹腔积液、恶病质。进展期胃癌易侵及周围脏器和转移到附近淋巴结。

一、超声表现

(一)二维灰阶超声

早期胃癌胃壁局部增厚常＞1.0cm,肿瘤位于胃壁的第 1 至第 2 层内,超声检查显示困难。

我国胃癌研究协作组 1981 年在 Borrmann 胃癌分型的基础上提出的 6 种胃癌分型有许多优点,超声依据其特点的分型也较其他方法准确。两种分型的超声表现如下。

1.结节蕈伞型(Borrmann Ⅰ)

肿瘤向腔内生长,呈结节状或不规则蕈伞状,无明显溃疡凹陷。表面粗糙如菜花样、桑葚状,其基底较宽。

2.局限增厚型(盘状蕈伞型)

肿瘤所在处胃壁增厚,范围局限,与正常胃壁分界清楚。

3.局限溃疡型(Borrmann Ⅱ)

肿瘤呈低回声,中央凹陷呈火山口状,溃疡底一般不平,边缘隆起与正常胃壁分界清楚。

4.浸润溃疡型(Borrmann Ⅲ)

溃疡凹陷明显,溃疡周围的胃壁不规则增厚区较大,与正常胃壁分界欠清楚。

5.局限浸润型

壁局部区域受侵,全周增厚伴腔狭窄,但内膜面无明显凹陷。

6.弥漫浸润型(Borrmann Ⅳ)

病变范围广泛,侵及胃大部或全胃,壁增厚明显,胃腔狭窄,部分病例可见胃黏膜层残存,呈断续状,胃壁第 3 层强回声线(黏膜下层)紊乱、增厚,回声减低、不均匀。

(二)彩色多普勒超声

较大肿瘤实质内常发现有不规则的血流信号。

（三）超声对胃癌侵及深度的判断

1.早期胃癌

肿瘤范围小、局限、胃壁第3层（黏膜下层）存在。当黏膜下层受侵时此层次则呈断续状。对此类型中隆起型和浅表隆起型显示较好，对浅表凹陷型和凹陷型显示率低。早期胃癌的确诊要依靠胃镜活检。

2.肌层受侵

胃壁第3、4层回声线消失，但第5层线尚完整，胃壁趋于僵硬。

3.浆膜受侵

胃壁最外层强回声线外隆或不光滑。

4.侵出浆膜

胃壁第5层强回声线中断，肿瘤外侵生长，和相邻结构不易分辨。

（四）**胃癌转移征象**

1.淋巴结转移

容易累及的淋巴结。主要包括：贲门旁，胃上、下淋巴结，幽门上、下淋巴结，腹腔动脉干旁淋巴结，大网膜淋巴结等。肿大的淋巴结多呈低回声，部分与肿瘤融合，呈现肿瘤向外突出的结节。

2.其他转移

肝脏、脐周围、腹膜、盆腔及卵巢是胃癌转移的常见部位，胃癌的卵巢转移称为克鲁肯贝格瘤，表现为囊实性肿瘤，多是双侧受累。

二、诊断要点

管壁不规则增厚或肿块形成，肿瘤实质呈低回声，欠均匀；溃疡凹陷出现"火山口"征。病变未侵及固有肌层时胃壁蠕动减缓，幅度减低，随着病变向固有肌层浸润和管壁明显增厚，则出现胃壁僵硬、蠕动消失；胃排空延迟甚至胃潴留。较大肿瘤常造成管腔狭窄。

三、鉴别诊断

超声诊断胃癌常须鉴别的疾病有胃炎、胃溃疡、胃嗜酸性肉芽肿等非肿瘤性胃壁增厚性疾病，另外尚需与其他类型胃部肿瘤相鉴别。

四、临床评价

超声检查作为无创性检查方法，具有操作简便、无痛苦，可以反复检查等优点，除进行筛选检查外，对因病重或年老体弱等不宜做X线或胃镜检查者，尤具实用价值。早期胃癌的超声诊断效果稍差，常需胃镜检查确诊。

超声检查主要用于进展期胃癌的诊断，能显示胃癌的断面形态，测量肿瘤的大小，判断癌组织的浸润深度，发现肿瘤的周围和远处转移等，从而确定临床治疗方案，减少晚期胃癌的剖腹探查率。但超声显示胃部肿瘤的能力决定于肿瘤本身的大小、形态和位置，小于10mm的肿瘤难以在空腹时显示，肿块型比管壁增厚型容易发现。胃底及小弯垂直部扫查易受气体干扰及声窗局限，此处胃癌容易漏诊。

第二节　胃间质瘤

胃肠道间质瘤(GIST)是来源于胃肠道原始间叶组织的肿瘤,是近年来随着免疫组化及电镜技术发展而提出的新的病理学概念。GIST 具有非定向分化的特征,是一种有潜在恶性倾向的侵袭性肿瘤,占胃肠道恶性肿瘤的 1%～3%,其中 50%～70% 的 GIST 发生于胃。

一、病理

胃间质瘤大多数起源于胃壁第 4 层肌层,少数起源于第 2 层黏膜层。好发部位依次为胃体、胃窦、胃底部、贲门等部位,多为单发亦可多发;肿瘤大小不等,直径多在 5cm,但也有大到 10cm 以上者。良性肿瘤呈圆形或椭圆形,边界清晰,呈膨胀性生长,向胃腔内外突起,但不向周围胃壁及胃周组织浸润;恶性间质瘤呈不规则或分叶状,肿瘤黏膜面常可形成溃疡灶,瘤体内可见液化坏死灶和钙化斑块。

二、临床表现

胃间质瘤可发生于任何年龄,多发于 50～70 岁中老年人,男女发病率基本相同。大多数无临床症状,在体检超声检查中意外发现。当肿瘤较大或伴表面溃疡形成时,可出现上腹部不适或消化道出血等症状,并可在上腹部触及肿块。

三、超声检查

(一)良性胃间质瘤声像图表现

(1)肿物源于胃壁肌层,形态规则,呈圆形、椭圆形。

(2)肿物内一般呈均质低回声,境界清楚。

(3)肿物好发于胃体,以单发为主,直径小于 5cm。

(4)肿物黏膜面一般光滑,少数肿物表面可有溃疡凹陷。

(5)肿物可以位于胃壁间、突入腔内或凸向腔外。

(6)CDFI 可检出点状血流信号。

(二)恶性胃间质瘤声像图表现

(1)肿物直径常在 5cm 以上,以单发多见。

(2)肿物形态不规则或呈分叶状,内部回声不均质,较大的瘤体内可见液性区或强回声光团,后方伴声影。

(3)肿物黏膜面可完整或破坏,常伴较大的溃疡凹陷。

(4)CDFI 可检出较丰富血流信号。

(5)转移征象:①与周围组织界限不清;②淋巴结转移;③脏器转移,主要是肝脏,典型的转移瘤可见"靶环征"或"牛眼征"。

四、鉴别诊断

(一)胃息肉

与突入腔内的胃间质瘤鉴别。胃息肉向胃腔凸出,直径较小,多在 1～2cm,基底窄,有蒂和胃壁相连,内多呈中等回声。

（二）淋巴瘤

与胃壁间的胃间质瘤鉴别。淋巴瘤源自黏膜下层,肿瘤呈浸润性生长,侵及范围广,肿瘤内部回声较低,近似于无回声。

（三）胃癌

与恶性胃间质瘤鉴别。胃癌呈浸润性生长,胃壁层次破坏明显,范围广泛。

第三节　先天性肥厚性幽门狭窄

先天性肥厚性幽门狭窄(CHPS)是婴儿时期原因不明的胃幽门肌层肥厚、幽门管狭窄,造成胃幽门不全性梗阻的外科疾病。见于新生儿,发病率约为 1/1000,以男婴多见。目前病因有几种假说:先天性肌层发育异常、神经发育异常、遗传或内分泌因素的影响等。

一、病理

病理改变主要是幽门环肌肥厚,幽门增大呈橄榄形,幽门管变窄并增长,胃蠕动增强,幽门管部分突入十二指肠球部,形成"子宫颈样"改变。

二、临床表现

临床症状主要是呕吐。患儿在出生后三周左右开始呕吐,呈喷射状,进行性加重,呕吐物为食物,不含胆汁。多数患儿右上腹可触及橄榄形肿物。患儿表现为消瘦,体重无明显增加或反而减轻。

三、超声检查

声像图表现如下。

(1)胃幽门部胃壁呈对称性环状增厚,以肌层低回声增厚为主。纵切面呈"梭形"或"宫颈征",横切面似"靶环征"。

(2)增厚胃壁厚度≥0.4cm,长度≥2.0cm,前后径≥1.5cm。

(3)幽门管腔明显变窄,胃内容物通过受阻,胃体腔可扩张,内可见较多的潴留物回声。胃幽门部可见逆蠕动。

四、鉴别诊断

新生儿胃幽门部肌层增厚伴喷射状呕吐即可做出正确诊断。

（一）先天性十二指肠梗阻

先天性十二指肠梗阻亦可引起胃腔的扩张,但无幽门壁增厚及管腔狭窄的超声表现,一般不难鉴别。

（二）幽门痉挛

幽门痉挛时会出现一过性胃幽门部肥厚、幽门管增长,动态观察可以帮助鉴别。

五、临床价值

超声检查先天性肥厚性幽门狭窄具有特征性声像图表现,方法简单、安全,且诊断准确率高,是本病的首选检查方法。

第四节　肠梗阻

肠内容物不能正常向下运行通过,称为肠梗阻,是临床常见而又严重的一种急腹症。

肠梗阻根据病因和病理表现,分为机械性肠梗阻和麻痹性肠梗阻;根据梗阻的程度,分为完全性和不完全性肠梗阻。梗阻部位以上肠管扩张、积液、积气,严重者并发肠穿孔和肠壁坏死。机械性肠梗阻的扩张肠管蠕动活跃,梗阻远端常见肿瘤、结石、肠套叠等;麻痹性肠梗阻的肠壁蠕动波减缓甚至消失。肠梗阻主要症状有阵发性腹部绞痛、腹胀、呕吐,机械性肠梗阻肠鸣音亢进,完全性肠梗阻时无排便和排气。梗阻晚期常发生水、电解质紊乱。

一、超声表现

(1)肠管扩张,腔内积气、积液。

(2)肠壁黏膜皱襞水肿、增厚,排列呈鱼刺状(又称"琴键"征)。

(3)机械性肠梗阻肠壁蠕动增强,幅度增大,频率加快,甚至出现逆蠕动,肠内容物反向流动;麻痹性肠梗阻肠管扩张,肠蠕动减弱或消失。

(4)绞窄性肠梗阻时肠蠕动减弱,腹腔内出现液体回声。

(5)梗阻病因的诊断:机械性肠梗阻远端出现异常回声对于病因的确定有重要帮助,常见病因有肿瘤、异物、肠套叠、肠疝等;麻痹性肠梗阻可以出现在机械性肠梗阻晚期,更多见于手术后或其他急腹症,手术后表现为全肠管扩张,继发于其他急腹症时肠管的扩张局限而轻微。

二、诊断要点

肠管扩张,腔内积液、积气,肠壁蠕动增强或减缓,伴有腹痛、腹胀、呕吐、排气排便减少或无。

三、鉴别诊断

肠梗阻需与肠套叠、急性阑尾炎、急性腹膜炎、急性胰腺炎等急腹症鉴别。

四、临床评价

超声检查能够重复多次,若能持续发现肠管扩张,即可诊断肠梗阻。超声检查肠梗阻的意义在于能够确定梗阻的部位、程度、原因等,简便易行。

第五节　慢性胃炎

一、临床特征

慢性胃炎占胃病患者50%,据统计成人胃镜检查,几乎90%以上有程度不一的胃黏膜慢性炎症。慢性胃炎的病理组织学分浅表性、萎缩性和肥厚性胃炎三种。浅表性胃炎为黏膜浅层充血水肿、炎性细胞浸润,渗出,伴糜烂及出血,黏膜腺体正常。萎缩性胃炎黏膜萎缩变薄,腺体减少或消失,黏膜肌层肥厚,并向固有膜延伸,进而出现肠上皮化生。肥厚性胃炎为黏膜层弥漫性炎性改变,明显增厚,表面可糜烂和出血,但肌层不受侵犯,若局限于一部分胃壁,则可形成息肉状、乳头状、似脑回样外观。

慢性胃炎主要症状为上腹部不适或疼痛,轻者常无任何症状,临床表现似溃疡病,以上腹痛为主,进食后疼痛可暂缓,可消化道反复少量出血。

二、声像图特征

(一)浅表性胃炎

胃壁厚度正常,层次清晰,仅黏膜层稍增厚,回声减弱,表面毛糙,若糜烂则黏膜回声中断,不规则,回声增强,可弥漫全胃,胃蠕动正常。

(二)萎缩性胃炎

胃壁黏膜层变薄,黏膜肌层增厚,回声减弱,黏膜下层粗糙回声增强,肌层和浆膜层正常,胃蠕动减少。

(三)肥厚性胃炎

胃壁黏膜层增厚,其余四层结构正常,增厚的黏膜并见多发性球形、乳头状低回声隆起突向胃腔,黏膜层覆盖其上,轮廓清晰,胃壁蠕动见黏膜层有海潮浪样运动,好似黏膜滑动,幽门窦区黏膜肥大可发生黏膜脱垂,部分黏膜进入十二指肠。

(四)多普勒超声

胃壁内血流可略有增多或无明显显示。

三、鉴别诊断

(1)慢性肥厚性胃炎与胃黏膜巨大肥厚症鉴别:两者黏膜均增厚,胃炎黏膜回声增强,基底窄,而胃黏膜肥大症黏膜为弱回声,常见多发性小囊样暗区。

(2)慢性肥厚性胃炎瘤型与胃息肉鉴别同前。

四、检查技巧

三种慢性胃炎在组织学上的改变有明确的界限,凸阵探头观察辨别其细微变化有一定的难度,采用局部放大或高频探头扫查,胃的五层结构和异常改变显示更清楚,有助于三种典型胃炎的鉴别诊断。

五、点评

胃炎的诊断一直是内镜检查的专利,随着高分辨力的超声普及以及胃造影剂的临床应用,使胃炎病变的超声诊断成为可能,而且具有较高准确率,特别适宜不愿接受内镜检查的患者。

第六节 急性胃炎

一、临床特征

急性胃炎是由于多种病因引起的急性黏膜充血、水肿、黏液增多、可局限于胃窦,也可弥漫全胃,有时伴点状出血或糜烂。多因酗酒、刺激性食物或全身性感染发病。临床表现上腹部不适、疼痛、恶心呕吐。

二、声像图特征

(1)胃壁全层呈广泛性增厚,黏液增多,各层次可显示但结构不甚清楚,黏膜及黏膜下层回声增粗增强,胃区压痛明显,胃壁血流信号明显增多,以静脉频谱多见。

(2)胃蠕动正常,胃腔多无明显变化,若皱襞肥大胃腔则会变形,如急性炎症局限于胃窦,胃窦部明显增厚,幽门区管腔变狭,则胃液潴留和胃腔扩张。

三、鉴别诊断

急性胃窦炎与胃癌鉴别,后者胃壁层次消失,蠕动僵硬,胃腔狭小;前者显示胃壁层次,蠕动正常,胃腔不狭,压痛明显,发病急。与肥厚型幽门狭窄鉴别,后者增厚主要在肌层,位于幽门区,层次结构清晰,回声减低,幽门管狭窄。

四、检查技巧

急性胃炎时应空腹状态下检查,常规凸阵探头扫查后,建议选用高频探头检查,便于观察胃壁全层回声及结构变化,也易于观察胃壁充血情况。

五、点评

急性胃炎发作时,内镜检查和钡餐检查绝对禁忌证,超声检查是唯一实用而有效的检查手段,了解掌握急性胃炎的病理改变和声像图特征,不难做出诊断。

第七节 胃溃疡

一、临床特征

胃溃疡是在胃内形成慢性圆形的溃疡为特征,常位于胃小弯,越近幽门越多见,常为单发,少数可多发,亦可累及十二指肠发生复合性溃疡。溃疡呈圆形或椭圆形深浅不一,可仅限于黏膜,深者也可贯穿全层。壁陡直或倾斜,边缘略高于周围黏膜,底光滑,有时可有纤维膜或纤脓膜覆盖。临床表现上腹痛,呈反复周期性及长期性,多为烧灼性,并与饮食有关。可伴有恶心、呕吐、反酸、便秘等消化道症状。

二、声像图特征

(1)胃或幽门管局限性增厚,厚度常<1.5cm,范围<5cm。其黏膜面局限性中断,出现凹陷,凹陷处胃壁厚度变薄,除凹陷处局部层次消失外,其余胃壁层次清晰,周围胃壁略增厚。

(2)增厚的胃壁回声低,部分可呈高回声。

(3)凹陷形态规整,边缘对称略高出周围,底部光滑,可见附着物强回声。

(4)多普勒超声溃疡周围增厚的胃壁血流可有增多,测及动静脉频谱。

(5)各种类型溃疡超声特征

浅表性溃疡:病变处黏膜局灶性轻微增厚,黏膜粗糙不平整或凹陷不明显,黏膜表面呈斑点状强回声,不随蠕动消失。

慢性溃疡:黏膜略增厚,回声较高,凹陷规则平滑,边缘不隆起。

活动性溃疡:病变胃壁明显增厚,内部回声低～中等回声,黏膜凹陷深大,凹陷口直径>凹陷底直径,凹陷较规则。

愈合性溃疡:病变管壁轻度增厚,黏膜凹陷直径<0.5cm,凹陷形态呈裂隙状或条索状,表面强回声斑块较少。

较大溃疡:胃壁凹陷可突出胃壁,底部变薄向外凸出,周缘可显示"黏膜纠集征"。

多发性溃疡:出现2处以上病变,壁厚,黏膜凹陷,互不相连。

溃疡穿孔:穿孔局部胃壁明显增厚,呈元宝形或梭形低回声,中央可见全层回声中断,并见气体强回声贯穿腔内外,直径多<5mm,胃周围可见气体强回声包绕,肝前和膈下可见游离气体强回声。

三、鉴别诊断

(一)胃溃疡与溃疡型胃癌鉴别

胃溃疡缺损较小,凹陷规则,底部可见高回声斑块,周围胃壁层次清晰;胃癌溃疡缺损较大,形态不规则,边缘隆起明显,底部无高回声斑块,周围胃壁增厚,结构部分或全部消失。与其他胃壁溃疡较难鉴别,有血吸虫溃疡、结核性溃疡、溃疡性肉瘤、类癌溃疡等。

(二)浅表型溃疡与糜烂性胃炎鉴别

浅表溃疡病变范围较小,周围胃壁正常;糜烂性胃炎则病变范围较广,周围胃壁增厚。

(三)胃穿孔型溃疡的良恶性鉴别

主要注意观察病灶穿孔处的形态、大小及气体强回声形态,胃溃疡一般穿孔直径较小,多<5mm,孔道规则,贯穿的气体呈细线或细带状,边缘整齐;而癌性溃疡穿孔直径较大,边缘形态不规则,孔道及贯穿气体粗大不规则。

四、检查技巧

胃溃疡空腹状态检查较难发现病灶,胃超声造影不难发现病灶。寻找穿孔部位,应重点扫查固定疼痛部位,观察胃壁回声有无中断和气体贯穿全层,观察胃周、肝前及膈下,一定会发现有价值声像图表现。

五、点评

胃溃疡内镜检查诊断是金标准,但如发生出血或穿孔时,内镜检查是绝对禁忌,超声是一种很好的替代检查,仔细扫查不难发现溃疡病灶,同时可以显示溃疡周围胃壁水肿及充血情况。目前对于胃肠穿孔,超声检查是唯一能对穿孔做出定位的影像学检查。

第十七章　妇产科疾病的超声诊断

第一节　先天性生殖道发育异常

一、幼稚子宫、始基子宫和先天性无子宫

幼稚子宫为两侧副中肾管在会合后短时间内即停止发育所致。青春后期妇女,若子宫各径线、子宫体明显比正常小,前后径在 20mm 以下,子宫颈相对较长,子宫体与子宫颈之比为 1:(1～2),并有明显的位置异常,若过度前屈或后屈,则可提示为幼稚子宫。

始基子宫为两侧副中肾管会合后不久即停止发育,子宫多数无腔,或有腔无内膜,可有卵巢。若仅能在盆腔膀胱后方见一细带状痕迹般低回声,长 10～30mm,大多无子宫腔及子宫内膜回声,则为始基子宫。先天性无子宫为两侧副中肾管完全未发育,常合并无阴道,但可以有正常卵巢和输卵管。

临床表现为原发闭经,第二性征和乳房发育可以正常。超声检查时,无论在纵向或横向扫查各切面上均不能显示子宫声像,有时可发现两侧的卵巢声像。

二、残角子宫

一侧副中肾管发育完好,形成单角子宫及一侧正常的输卵管,另一侧副中肾管发育不全形成一小的残角子宫。声像图上见一侧发育正常的子宫,横切面检查时在另一侧见一等回声包块突起,须与浆膜下肌瘤和附件包块鉴别。残角内有时也可见无回声积血或妊娠声像。

三、双子宫

双子宫为两侧副中肾管发育后会合受阻,完全未会合所形成,发育成为两组子宫体和子宫颈,常伴有双阴道或阴道纵隔,各有单一的输卵管和卵巢。纵切面扫查,见两个狭长的子宫回声;横切面扫查,见左右对称的两个子宫体,呈"眼镜状",见两条独立的内膜线;子宫颈水平见双子宫颈管回声。

四、双角子宫

双角子宫为两侧副中肾管尾端大部分会合,子宫底部会合不全,故子宫底部两侧各有一个角。纵切面移动扫查,子宫底部形似双子宫,但只有一个子宫颈;横切而扫查,子宫底较宽,子宫底部子宫分为两部分,分别有内膜存在,左右各存一角状突起,呈"马鞍状"或"蝴蝶状",子宫下段内膜正常。

五、纵隔子宫

纵隔子宫分为完全性和部分性纵隔子宫。子宫大小及形态无明显异常,超声常常首先发现子宫横径增宽,子宫底部中央无凹陷,可见倒"八"字或平行的两条内膜。部分性纵隔子宫下段内膜基本正常,在子宫上段及中段呈两团子宫内膜回声,其间距随扫查切面下移而缩小至消失;完全性纵隔,子宫腔显示两条内膜回声,其间有宽窄、长短不一的纵隔,呈中等回声。

六、处女膜闭锁

处女膜闭锁为尿生殖窦上皮未能向前部贯穿所致,临床表现为原发性闭经,伴有周期性下

腹痛。若子宫及阴道发育正常，则初潮后经血潴留于阴道内，使阴道逐渐扩张，形成阴道积血。

声像图可见阴道内为液性暗区，可见细小点状回声随体位改变移动，子宫、子宫颈被推挤在液性无回声区的上方。随着时间延长，子宫腔内亦有潴留的经血，可见子宫腔扩张，内有液性暗区与子宫颈及阴道内液性暗区相通，最后，输卵管亦被经血扩张。

第二节　子宫疾病

一、子宫肌瘤

子宫肌瘤是女性生殖器最常见的良性肿瘤，可发生于生育年龄的各个时期，以 30～50 岁妇女多见，绝经后肌瘤大多能停止生长，自然退化萎缩。

(一)病因与病理

本病病因尚未明确。现代研究发现，肌瘤组织中的雌激素受体量较正常子宫肌层组织多，提示子宫肌瘤的发生与长期的雌激素含量过高导致内分泌失调有关。其次激素代谢受高级神经中枢调控，故神经中枢活动对促进本病也可能起很重要的作用。此外，细胞遗传学研究显示，部分肌瘤存在细胞遗传学的异常。

子宫肌瘤一般呈实质球形肿块，肌瘤组织主要为平滑肌细胞增生形成，含有少量纤维结缔组织，肌瘤周围有被压缩的肌瘤纤维所组成的假包膜，假包膜与肌瘤间有疏松结缔组织。肌瘤一般为白色或略红，切面呈漩涡状结构，4cm 以上较大的肌瘤由于血供障碍、营养缺乏可发生各种继发变性。常见的变性有玻璃变性、囊性变、红色变性、脂肪变性、钙化、肉瘤变性，其中肉瘤变性甚为少见，为肌瘤恶性变。

根据肌瘤与子宫肌壁的关系不同可分为如下。

(1)肌壁间肌瘤，最为多见。

(2)浆膜下肌瘤，带蒂的浆膜下肌瘤若其蒂长，易致扭转而引起急腹症；若浆膜下肌瘤向阔韧带内生长，则称为继发性阔韧带内肌瘤。

(3)黏膜下肌瘤，为肌壁间肌瘤向黏膜下突出于子宫腔内，带蒂的黏膜下肌瘤有时可脱落至子宫颈或阴道内。另外还有较少见的子宫颈肌瘤。

(二)临床表现

子宫肌瘤临床表现与肌瘤的生长部位、大小、有无变性等有关。主要症状为月经过多、经期延长。肌瘤增大可压迫膀胱或直肠引起大小便异常，出现尿频、尿潴留、便秘、里急后重等症状。肌瘤变性可有下腹痛或伴体温升高。如果黏膜下肌瘤脱入阴道，可有阴道肿物或性交后阴道出血、不规则阴道出血。

(三)超声表现

1.二维超声

受肌瘤的数目、大小、位置的影响较大。

(1)子宫形态：较小的肌壁间或黏膜下肌瘤，子宫大小、形态无明显改变；肌瘤较大时，子宫增大或出现局限性隆起，致子宫切面形态失常，轮廓线不规则。

(2)肌瘤内部回声：多为低回声或等回声的实性结节，也可以呈高回声，内部回声可呈漩涡状、栅栏样或不均质杂乱状,边界清晰,周边可能有声晕环绕。如肌瘤变性,回声可减弱,漩涡状结构消失;液化时见无回声区;钙化时出现高回声或强回声环状或团块结构。

(3)黏膜下肌瘤:可见"子宫腔分离征",子宫腔内见等回声或弱回声团块,周边可有暗区,若肌瘤脱入子宫颈或阴道,可使子宫颈管扩张,内见回声强弱不等团块;肌壁间肌瘤结节向黏膜下突出可压迫和推挤子宫腔,使子宫腔内膜回声移位或变形。

(4)较小的肌瘤,对周围器官无影响。大的肌瘤,特别是浆膜下肌瘤,可明显使膀胱移位、变形和引起尿潴留。

(5)子宫颈肌瘤:子宫内膜线下方即子宫颈唇部有一实性肿块回声,一般有较清晰的边界。子宫颈肌瘤向前壁生长须与子宫峡肌瘤及蒂较长而脱入子宫颈的黏膜下肌瘤鉴别。

(6)阔韧带肌瘤:多系由带蒂的浆膜下肌瘤突入阔韧带两叶之间。阔韧带肌瘤一般体积较大,超声显示子宫某一侧实质性肿块,将子宫推向对侧,常被误诊为附件肿瘤。

(7)肌瘤继发性声像表现:玻璃样变性常见于较大而生长迅速的肌瘤;肌瘤内囊性变,声像图显示为边界清晰的圆形无回声区,后方回声增强;肌瘤钙化,表现为强回声光团或弧形光带,其后伴声影;肌瘤局限性的脂肪变性亦表现为强回声,但无声影;肌瘤红色变性与妊娠有关,为一种无菌性组织分解,细胞间陈液体渗出形成囊腔,声像图上与肌瘤液化相类似,可从病史资料加以区别;肉瘤变性为肌瘤恶变,声像图无明显特异性表现,若绝经后肌瘤迅速生长,内部回声不均匀,边界不规则,或绝经后再出现肌瘤的患者,应考虑肉瘤变性可能。

2.彩色多普勒超声

肌瘤内血管与肌瘤的大小,位置,变性有关。彩色多普勒检查瘤体周围多能显示血流信号,呈环绕状或半环状,瘤体内部可见星状、条状或网状血流,部分内部血流信号丰富,似五彩花球,称"彩球征"。频谱多普勒多可测及肌瘤周边及内部动、静脉频谱,阻力指数约 0.60 ± 0.10,介于高阻力子宫动脉频谱与恶性肿瘤内部低阻力动脉频谱之间。当肌瘤内部出现坏死和炎症改变时,则引起血管明显增加和低阻力波形(RI 0.40 ± 0.05)。肌瘤钙化时,其周边及内部血流信号稀少或无血流信号。玻璃样变性、囊性变时,瘤体内及周围彩色血流呈网状血流动脉频谱为高阻力型。肌瘤恶变时则血流信号丰富,为极低阻力型频谱。

(四)鉴别诊断

子宫肌瘤须与其他原因所致的子宫增大和盆腔肿块相鉴别。

1.子宫肥大症

子宫肥大症主要发生于经产妇或多产妇,为子宫均匀性增大,但很少超过 2 个月妊娠子宫,表面无凸起,子宫腔无变形,子宫切面内无结节状低回声区或团块状高回声,从而可与子宫肌瘤鉴别。

2.子宫腺肌病

子宫腺肌病即子宫肌层子宫内膜异位症,其临床特点为月经多、痛经明显。声像图表现为月经期子宫增大,月经后子宫缩小,子宫增大为均匀性增大,肌层光点回声增粗,强弱不均,病变区域多位于后壁,则可见子宫内膜线前移,动态观察子宫声像变化有助于与子宫肌瘤相鉴别。

3.卵巢肿瘤

卵巢实性肿块须与浆膜下肌瘤、阔韧带肌瘤鉴别。卵巢肿瘤多见于老年妇女,尤其是绝经后妇女,因此绝经后妇女附件区实性肿块首先应考虑为卵巢恶性肿瘤,若超声能清晰显示正常形态的卵巢,基本可排除卵巢肿瘤。另外,可根据经阴道超声检查肌瘤内螺旋状或栅栏样回声鉴别。

4.盆腔炎性包块

炎性包块与子宫粘连易误诊为子宫肌瘤,但炎性肿块多为实性不均质性,有时可见到无回声区肿块无包膜,外形不规则,可与周围组织粘连,结合病史可进一步鉴别。

5.子宫内膜病变

黏膜下肌瘤与内膜息肉的鉴别比较困难。肌瘤及息肉均可使子宫腔分离,常可见包块周围有暗区,但内膜息肉的回声较高,内部可有扩张腺体形成的囊腔,形态较不规则。

二、子宫腺肌病

子宫腺肌病是具有功能的子宫内膜腺体细胞及间质细胞向肌层侵蚀,伴随子宫平滑肌细胞增生而引起的一种良性病变,多发生在 30～50 岁经产妇,约 50％的患者合并子宫肌瘤,约 15％的患者合并附件及其他部位子宫内膜异位症,如卵巢、直肠子宫陷凹、输卵管、膀胱、手术瘢痕处等。

(一)病因与病理

子宫腺肌病的发病机制尚未完全明确,一般认为是由于妊娠损伤、子宫腔手术或过度刮宫等造成子宫内膜或浅肌层损伤,基底层内膜侵入子宫肌层生长所致。亦有学者认为,雌激素刺激子宫内膜过度生长,子宫内膜无黏膜下层屏障,内膜过度生长容易侵入子宫肌层。

子宫腺肌病有弥散型和局限型两种,多为弥散性生长,子宫呈均匀性增大,但一般不超过3 个月妊娠大小,且多累及后壁,故后壁常较前壁厚。解剖可见子宫壁明显增厚且硬,肌壁中见粗厚的肌纤维带和微囊腔,腔中偶可见陈旧血液,少数子宫内膜在子宫肌层中呈局限性生长形成结节或团块,类似肌壁间肌瘤,称子宫腺肌瘤。镜检可见肌层内有岛状分布的子宫内膜腺体与间质。

(二)临床表现

子宫增大质硬,50％以上患者有痛经,并可进行性加重,月经过多、经期延长或出现不规则出血,甚至不孕不育。

(三)超声表现

1.二维超声

子宫大小和内部回声均随月经周期变化。子宫壁因异位内膜周期性出血,局部纤维组织增生,造成子宫壁增厚,子宫呈均匀性增大,轮廓线尚规则;肌层内见实质性低回声区及强回声区,有时可见小的无回声区,这是由于小的囊状积血所致;若子宫后壁病变明显时,子宫内膜线前移。子宫腺肌病合并腺肌瘤时,腺肌瘤表现为局限性回声异常区,内有小的无回声区,边界欠规则,无包膜回声,子宫可局限性隆起,呈非对称性增大。

2.彩色多普勒超声

彩色多普勒一般无特异性表现,腺肌瘤肿块血流来源于子宫正常血管,肿块周围无环绕状或半环状血流环绕,频谱显示为中等阻力指数。

(四)鉴别诊断

主要与子宫肌瘤相鉴别。超声检查可从子宫均匀性增大、积血小囊的出现、声像图在月经前后有变化,典型的临床表现等做出鉴别。但本病病理变化多变,声像图表现具有复杂性和多样性,需密切结合临床,进行动态对比观察非常重要,当子宫大于孕 2 个月以上者,应考虑合并有子宫肌瘤的可能。

三、子宫内膜增生症

子宫内膜增生症是由于大量雌激素刺激子宫内膜引起的内膜过度生长。可发生于青春期至更年期任何年龄的妇女,以更年期妇女多见。

(一)病因与病理

子宫内膜增厚,厚度不等,颜色呈灰白色或淡黄色,表面平坦或息肉状突起,可伴有水肿,切面有时可见扩张的腺体形成的囊隙。按子宫内膜增生程度的不同,可分4种类型:单纯性增生、腺囊性增生、腺瘤样增生和非典型增生。单纯性增生及腺囊性增生属于良性病变,腺瘤样增生及非典型增生常发生于绝经期妇女,二者均是内膜癌的癌前病变。

(二)临床表现

子宫内膜增生过长最常见症状为不规则子宫出血,可出现停经后持续子宫出血,月经过频或月经周期紊乱,经期缩短或明显延长,月经量增多,一般无痛经,部分患者可出现不同程度的贫血症状。妇科检查可见子宫正常或轻度增大,可伴有卵巢轻度增大。

(三)超声表现

1.二维超声

子宫正常大小或轻度增大,肌层回声均匀,子宫内膜明显增厚,绝经前妇女子宫内膜增厚超过12mm,绝经后妇女子宫内膜厚度超过5mm。单纯型内膜增生过长内膜切面上呈梭形、椭圆形或球形均匀高回声团;腺囊型增生过长表现为内膜见散在小囊状或筛孔状物回声暗区,暗区可大小相等排列整齐,亦可大小不等分布不均,呈蜂窝状;不典型增生表现为内膜不均质增厚,可见片状增强回声和低回声相间。子宫内膜增生过长多数伴有单侧或双侧卵巢增大或卵巢内潴留囊肿。

2.彩色多普勒超声

轻度子宫内膜增生过长的子宫血流动力学无明显变化,子宫内膜内无彩色血流信号,或偶见星状血流信号,难以测及血流频谱,但重度增生时,内膜内可见到短带状血流信号,并测及动脉频谱,RI值在0.50左右。

(四)鉴别诊断

超声检查对子宫内膜增生过长的检出有良好的敏感性,但无特异性。子宫内膜增生过长须与子宫内膜息肉、黏膜下肌瘤及子宫内膜癌等鉴别。子宫内膜息肉病灶呈团块状,周边有细条状暗区环绕;黏膜下肌瘤为子宫腔内类圆形的低回声团,肿块周边可见线状高回声假包膜反射,轮廓较清楚;子宫腔造影有助于以上疾病鉴别。子宫内膜癌多见于绝经后妇女,内膜增厚,回声不均匀、杂乱,肌层受累时可显示肌层不均回声区,病灶内或受累肌层中血流信号丰富,RIO.40左右。

四、子宫内膜息肉

子宫内膜息肉是子宫内膜腺体与间质形成的赘生物突向子宫腔,多发生于40~50岁妇女,单发或多发,形状、大小不一,直径一般不超过20mm,有蒂或无蒂。

(一)病因与病理

主要与炎症及内分泌紊乱等因素有关。子宫内膜息肉多发生于子宫底,肉眼呈粉红色,类圆形,质柔软,有光泽,表面光滑,也可继发出血、坏死。镜检示息肉由内膜腺体及含胶原纤维的间质组成,表面被覆子宫内膜上皮。子宫内膜息肉恶变率为0.5%~3.5%。

（二）临床表现

临床上部分患者可出现月经量增多，经期延长，月经淋漓不尽，白带增多，绝经后妇女可出现绝经后子宫出血。妇科检查时部分患者可见粉红色息肉状物脱至子宫颈口外，类似子宫颈息肉。

（三）超声表现

1.二维超声

子宫无明显增大，子宫腔线发生变形或消失，子宫内膜局限性增厚隆起，呈中等回声，亦可见低回声或增强回声，基底较窄，或有蒂与之相连。合并子宫腔积液或行子宫腔造影时，可显示息肉形态及其蒂。

2.彩色多普勒超声

大部分息肉难以显示彩色血流信号，少数病例息肉基底部可显示散在点状或短带状血流信号。

（四）鉴别诊断

子宫内膜息肉主要与黏膜下肌瘤及子宫内膜癌相鉴别。经阴道超声在子宫内膜息肉与黏膜下肌瘤鉴别上有较大的价值，其可清晰显示病灶的边界和内部回声，一般情况下子宫内膜息肉回声较高，黏膜下肌瘤回声偏低，息肉内部可见扩张的小腺体形成的囊腔，壁薄清晰，黏膜下肌瘤多为实性肿块。子宫内膜息肉与子宫内膜癌鉴别主要在于，子宫内膜息肉可发生在任何年龄妇女，而子宫内膜癌常发生在老年绝经后妇女，子宫内膜息肉回声较高，内部回声均匀，边界清晰，子宫内膜癌形态不规则，回声强弱不等，可侵犯肌层。

五、子宫内膜癌

子宫内膜癌又称子宫体癌，多为腺癌，多发生于 60～70 岁，是女性生殖系统常见的五大恶性肿瘤之一，占女性生殖系统恶性肿瘤的 20％～30％。80％的发生于 50 岁以上绝经前后的妇女。

（一）病因与病理

确切病因尚未明确，目前研究表明，其发病可能与以下因素有关：长期使用雌激素、肥胖、高血压病、糖尿病、晚绝经及未婚妇女，并有一定的家族遗传史。

病理表现为子宫内膜局限或弥散性增厚。呈菜花状或肿块状，其表面可有溃疡，出血及坏死。弥散型侵犯肌层较晚，局限型较容易侵犯肌层。子宫内膜癌的组织分型较多，有腺癌、腺角化癌，鳞腺癌和透明细胞癌。

（二）临床表现

约有 90％的患者以绝经后不规则阴道出血、流黄水或血性白带就诊，如肿瘤坏死和感染，可排出恶臭液体，子宫颈管被阻塞时可造成子宫腔积脓。晚期癌组织侵入淋巴结，压迫神经，可导致严重的下腹坠胀、疼痛。

（三）超声表现

1.二维超声

早期检查时子宫大小、形态正常，有时可见内膜增厚，部分子宫内膜回声增强，不均匀。中晚期常呈现子宫增大，形态不规则，子宫内膜增厚，边缘不规则，回声强弱不等，可见局部的低回声团块和息肉样隆起。当癌肿组织出血坏死时，子宫腔回声杂乱，癌肿阻塞子宫颈时，子宫腔可有积液、积脓。侵犯子宫肌层时可使子宫轮廓不规则，呈实质不均匀回声。若肿瘤组织宫旁转移时可见附件区均匀或不均匀低回声包块、腹腔积液,腹膜后大血管旁可有肿大的淋巴结。

2.彩色多普勒超声

增厚的子宫内膜内或内膜基底部可显示散在的短带状或点状血流信号,当肌层浸润时,浸润处的肌层内血供明显丰富,血流信号增多紊乱。病变区域血管扩张,血管阻力下降,可测及异常高速低阻力型的动脉血流频谱,RI<0.40,最高峰值流速可达 40cm/s 以上。

早期子宫内膜癌缺乏典型声像表现,经阴道超声检查能较准确地观察子宫内膜厚度、声像特点,是早期诊断子宫内膜癌敏感有效的方法。临床上对于那些有不规则阴道出血的老年妇女,超声提示子宫内膜厚度>5mm 时,应考虑做诊断性刮宫。

(四)鉴别诊断

1.局限型子宫内膜癌须与子宫内膜息肉鉴别

子宫内膜癌病灶以弱回声或强弱不均回声多见,而子宫内膜息肉则以高回声常见,局灶型内膜癌常有肌层侵犯,病灶部位与肌层分界模糊不清,而内膜息肉时内膜与肌层分界清楚。彩色多普勒超声检查子宫内膜癌内呈低阻力型动脉频谱,而内膜息肉血流频谱 RI>0.40。

2.弥散型子宫内膜癌与子宫内膜增生症鉴别

子宫内膜增生症多见于更年期妇女和青春期女性,声像图表现为子宫均匀性增大,肌壁回声均匀,内膜增厚,回声增强,周边有低回声晕环,边界清晰,可见子宫腔线回声;彩色多普勒显示血流从肌壁伸向内膜内。内膜癌多发生在绝经后妇女,内膜呈不均质,不对称增厚,内膜内回声杂乱无序,晚期累及肌层时,与肌层分界不清;彩色多普勒显示内膜基底部丰富血流信号,呈低阻力动脉频谱。

六、子宫颈腺囊肿

子宫颈腺囊肿又称纳氏囊肿,是慢性炎症时子宫颈腺体管口被阻塞或压迫后变窄,腺体分泌物引流受阻而造成腺体扩张、分泌物潴留而形成的囊肿。二维超声可见子宫颈肥大,前唇和后唇内单一或多个圆形无回声区,直径可从数毫米到数厘米,边界清,较大时可使子宫颈管变形,有时合并感染囊肿内呈低回声。

七、子宫颈癌

子宫颈癌是妇科最常见、发病率最高的恶性肿瘤之一,居女性生殖器官癌肿之首,35～55岁妇女发病率最高。

(一)病因与病理

子宫颈癌的病因至今尚未完全明了,早婚、过早妊娠、性生活紊乱、多产等是子宫颈癌的高危因素。

子宫颈癌在病理学上包括子宫颈不典型增生、子宫颈原位癌和子宫颈浸润癌。其病变发生部位多为子宫颈单层柱状上皮与子宫颈外口的鳞状上皮之间的移行带区,当子宫颈上皮化生过度活跃,伴各种致癌因素刺激时,移行带区鳞状上皮不典型增生,病因继续存在时,病变可继续发展为原位癌,最后形成浸润癌。

(二)临床表现

早期子宫颈癌常无症状,查体时偶然发现,早期常见症状有接触性出血和阴道排液。晚期出现不规则阴道流血、排液,有恶臭,肿瘤侵犯周围组织可出现继发症状,如尿频、尿急、大便异常、肾盂积水、下肢肿痛等。

（三）超声表现

子宫颈癌早期病灶较小，子宫颈大小、形态、子宫颈管梭形结构仍正常，无论是经腹部还是经阴道超声检查对诊断意义不大，癌肿增大造成子宫颈形态学改变时，经阴道超声结合彩超检查有助于判断病变大小。

1.二维超声

子宫颈增大，病变早期肿块局限于子宫颈部，超声显示子宫颈内、外口处可见低回声实性肿块，子宫颈形态不规则，子宫颈管结构消失。子宫颈癌侵犯子宫体时，子宫体正常结构消失，有时与子宫内膜癌侵犯子宫体难以区别。子宫颈癌累及膀胱、输尿管时，可见膀胱壁增厚、不规整、肾积水、输尿管扩张，子宫旁可见肿大淋巴结。

2.彩色多普勒超声

瘤体内部血流信号丰富，分布紊乱，可测及高速低阻的动脉频谱，RI＜0.40。

（四）鉴别诊断

子宫黏膜下肌瘤脱出于子宫颈口或子宫颈黏膜下肌瘤伴有感染时，均可表现为不规则阴道出血、白带增多或有恶臭的阴道排液，肿物表面溃烂、坏死，外观似菜花状子宫颈癌。但子宫颈癌的子宫颈增大、硬、肿物表面脆，穹窿部往往也被累及变硬，而黏膜下肌瘤表面光滑，子宫颈质软，穹窿完整质软，彩色多普勒超声可探及肌瘤蒂部血流信号来自子宫体部。

第三节　卵巢肿瘤

卵巢是妇科疾病的好发器官之一。卵巢作为妇女的性激素、卵子的产生器官，其表面生发上皮细胞具有向多方向分化的功能。因此，卵巢肿瘤的病理种类繁多，而且在妇女的生中不同时期功能变化上均有差异造成超声诊断的困难。

一、卵巢肿瘤的病理分类及常见声像图表现

卵巢肿瘤是妇科常见的肿瘤，可发生于任何年龄，以 20～50 岁最为常见。由于卵巢胚脉发生学的特殊性，卵巢肿瘤组织形态的复杂性超过任何器官。形态学上大部分卵巢肿瘤呈囊性，少数为囊实性或实质性。掌握其病理变化对超声诊断具有较大帮助。

（一）病理类型

按照世界卫生组织（WHO）制订的国际统一的卵巢肿瘤组织学分类法，主要有体腔上皮性肿瘤、性索（性腺）间质肿瘤、生殖细胞肿瘤、转移性的卵巢肿瘤、卵巢瘤样病变。超声声像图上尚无法按组织发生进行分类，但根据其分类病变的物理性质不同，声像图的表现大致可分为 3 大类，即囊性、混合性和实质性肿块图像。常见的良性肿瘤为卵巢囊肿、卵巢囊腺瘤、卵巢囊性畸胎瘤；恶性肿瘤以卵巢囊腺癌、卵巢转移瘤多见。

（二）卵巢肿瘤的临床特征

卵巢良性肿瘤病程长、发展慢、多无症状，常在体格检查时被发现。部分患者可有周期性下腹疼痛或坠胀感；当肿瘤增大时可有腹胀或腹部摸到包块，但无疼痛，可出现压迫症状，如尿频、排尿困难。恶性肿瘤生长快，但在早期无明显症状，一旦为晚期，患者可出现消瘦、腹腔积液、疼痛、严重贫血，盆腔内触及质硬肿块，多为双侧。

临床上囊性肿瘤比实性肿瘤多,良性肿瘤比恶性肿瘤多,囊性肿瘤多为良性。

(三)卵巢良性肿瘤声像图特点

(1)肿块边界清晰,形态规则,壁光滑完整。

(2)多为囊性或以囊性为主的混合性,少数为实质性。

(3)多房性囊肿,隔薄而规则,或有子囊显示。

(4)肿块内实质性部分形态规则,内回声均匀。

(5)彩色多普勒显示肿块内部和周边少量血流信号,或走行规则。

(四)卵巢恶性肿瘤声像图特点

(1)肿块以实质性居多,形态多不规则。

(2)内部回声强弱不均或量融合性光团。

(3)囊壁不规则,或有突向囊腔的实性区,多呈乳头状突起,隔厚薄不均。

(4)有浸润或肿瘤向外生长时,肿块轮廓不清,边缘不整。

(5)约70%的恶性卵巢肿瘤合并有腹腔积液。

(6)彩色多普勒显示肿块实质内或周边较丰富血流信号,呈高速低阻特点。

由于卵巢肿瘤结构的复杂性,单以物理特性的图像特征做出确切诊断有时是困难的。如囊肿内小片区域恶变易于漏诊,成分复杂的囊性畸胎瘤或粘连严重的炎性包块,也可因其回声复杂、轮廓不清易误为恶性病变。因此,超声鉴别卵巢肿瘤良恶性有一定的局限性,应结合有关临床资料综合分析,以提高诊断符合率。

二、卵巢非赘生性囊肿

卵巢非赘生性囊肿系一种特殊的囊性结构而非真性的卵巢肿瘤,又称卵巢瘤样病变。

卵巢非赘生性囊肿包括卵泡囊肿、黄体囊肿(血肿)、卵巢冠囊肿、多囊性卵巢、黄素化囊肿。此类病变临床上无明显症状,多为良性的功能性囊肿,一般小于5cm,随访3个月左右或随疾病治愈多数都会消失。

(一)卵泡囊肿

1.病因与病理

卵泡囊肿来自卵巢的生理性囊肿,卵泡未成熟或成熟后不发生排卵,卵泡内液体潴留而形成。多发生在青春期,无症状,壁薄光滑,囊内液清亮透明,最大不超过5cm,常为单发性,多数在4～6周逐渐吸收或自行破裂。

2.超声表现

卵巢部位见圆形或椭圆形的无回声区,边界清,壁薄,后方回声增强,一般大小不超过5cm,大小可随着月经周期发生改变,甚至消失。

(二)黄体囊肿

1.病因与病理

黄体囊肿,正常黄体有间期性的发育、退化。囊性黄体持续存在或增长即形成黄体囊肿。其直径一般小于5cm。囊液为透亮或褐色浆液。黄体囊肿可发生在月经期和妊娠期,月经期黄体囊肿持续分泌孕激素,常使月经周期延迟;早期妊娠卵巢内常见到黄体囊肿,持续到妊娠3～4个月消失。

2.超声表现

卵巢部位见圆形或椭圆形的无回声区,边界清,壁薄,后方回声增强,若有出血时囊内见细小的光点。一般大小不超过 5cm。妊娠时合并卵巢囊肿,子宫内可见妊娠囊。

(三)黄素化囊肿

1.病因与病理

黄素化囊肿是滋养性细胞疾病的一种特殊性囊肿,由体内大量绒毛膜促性腺激素的刺激使卵巢发生黄素化反应形成的囊肿。如葡萄胎时 50%～60% 有之。一般为双侧性、多房性。随滋养层细胞疾病治愈而消退。

2.超声表现

双侧附件区见多房性肿块,大小不一,包膜清晰,囊内有车轮样分隔,呈放射状分布,隔纤细光滑,囊为无回声,透声好。

(四)卵巢冠囊肿

1.病因与病理

卵巢冠囊肿即中肾管囊肿,中肾管是胚胎发育时期残留下来的组织,正常情况下位于输卵管系膜内,与输卵管系膜中的结缔组织无法区分。偶尔这些残存组织内部发生液体聚集,形成囊肿。

2.超声表现

卵巢冠囊肿位于双侧附件区,位置较高,位于同侧卵巢的上方,有时可见正常卵巢结构。囊肿大小不一,一般不超过 5cm,边界清晰,壁薄光滑,内部为无回声。

(五)多囊卵巢综合征

1.病因与病理

多囊卵巢综合征(PCOS)又称施－李综合征是因为月经调节机制失常所产生的一种疾病,多见于 17～30 岁妇女。其病因可能与下丘脑－垂体－卵巢轴的调节功能紊乱有关,常合并排卵异常、雄激素增多等内分泌功能障碍。临床常伴有月经稀发或闭经、不孕、多毛、肥胖等。双侧卵巢增大,卵巢皮质增厚,内有许多小囊泡。

2.超声表现

子宫正常大小或稍小于正常,内膜较薄,无明显的周期性改变。双侧卵巢均匀性增大,轮廓清晰,包膜较厚回声增强,卵巢内见多个大小相近的无回声区,位于包膜下卵巢皮质内,呈放射状排列,多数无回声区小于 1cm。卵巢髓质增厚,回声增强,似肾脏回声。

三、卵巢囊性肿瘤

(一)卵巢子宫内膜异位囊肿(巧克力囊肿)

1.病因与病理

卵巢子宫内膜异位囊肿主要病理变化为异位内膜随卵巢的功能变化,周期性出血和其周围组织纤维化而逐渐形成囊肿,囊内含巧克力样陈旧性血液,临床称为"巧克力囊肿",是子宫外子宫内膜异位症中最常见的部位,占 80%。大多累及双侧卵巢。临床上常有进行性痛经、下腹部疼痛等症状。

2.超声表现

双侧或一侧附件区见圆形或不规则形无回声区。低回声区。根据病程长短,一般有 3 种表现类型。

(1)囊肿型:似单纯性囊肿声像图改变,壁薄,光滑,无回声内部见均匀稀疏细小光点,探头加压后囊肿内光点可移动,后方回声增强。

(2)混合型:囊壁厚、内壁欠光滑,轮廓因粘连而欠清,囊液内光点密集,且回声增强,囊内可见粘连光带、附壁光斑。

(3)实性包块型:病程较长时,囊肿壁增厚,囊液稠厚,声像图似实性低回声包块。在月经期探测时,尚可显示肿块的增大。彩色多普勒超声仅在肿块周边探及较高阻力血流信号。

(二)卵巢囊性畸胎瘤

1.病因与病理

卵巢囊性畸胎瘤又称皮样囊肿,为来源于原始生殖细胞的肿瘤,是最常见的卵巢肿瘤之一,由于向内、中、外三胚层混合分化,其形态多样,结构复杂。依据组织成分可分为成熟型和不成熟型畸胎瘤。成熟型畸胎瘤直径一般 5～10cm,星圆形或椭圆形,囊内可见不等的黏液、浆液、皮脂、毛发、脂肪、软骨、牙齿、平滑肌和纤维脂肪组织。肿瘤可发生于任何年龄,但80%～90%患者为生育年龄的年轻妇女。

2.超声表现

(1)二维超声:卵巢囊性成熟畸胎瘤因内部成分较多,声像图表现亦错综复杂,特征性声像图表现有肿瘤包膜完整,边界清晰,后方回声增强。瘤内回声多样化,但以无回声为主,并见光点、光斑、光团、光带等。具体可归纳如下。

类囊肿型:卵巢内见一囊性包块,包膜完整,囊壁较厚,边界清晰,内部见密集增强细小光点、短光带,后方回声明显增强。

面团征:表现为无回声包块内见强光团回声,为脂肪颗粒黏集成脂团,附于囊肿内壁,若脂团内含有发团,表现为后方回声衰减伴声影,星月牙形。

脂液分层型:囊内见液平面,上方是脂质成分,为均质密集强光点,液平面下方是液性,为无回声区。

混合型:囊内可含有牙齿、骨组织、钙化及油脂样物质,声像图表现无回声区内有明显增强的光点、光团、光斑,并伴有声衰减或声影和脂液分层。

(2)彩色多普勒超声:卵巢囊性成熟畸胎瘤因内部特殊的结构组成,肿块内部很少显示血流信号,包膜上可显示少量血流信号。此血流特征有利于和其他类型的附件包块鉴别。

(三)卵巢浆液性囊腺瘤

1.病因与病理

卵巢浆液性囊腺瘤为最常见的卵巢肿瘤,占所有卵巢肿瘤的 20%～30%,主要发生于育龄妇女,多为单侧,一般直径在 5cm 左右,很少大于 10cm。肿瘤表面光滑,囊壁较薄、光滑,囊液呈淡黄色较为清亮。可分为单纯性及乳头状两种,前者多为单房,最多见,后者常为多个囊腔,呈多房性,囊内有乳头状物。

2.超声表现

(1)二维超声:单房性浆液性囊腺瘤声像等同卵巢单纯性囊肿,内呈无回声或见稀疏细小光点,边界清晰,壁薄而完整,后方回声增强。多房者囊内有纤细的光带回声,光带光滑、粗细均匀;浆液性乳头状囊腺瘤,囊内为无回声,透声好,内壁上可见乳头隆起,乳头表面光滑,基底窄。

（2）彩色多普勒超声：浆液性囊腺瘤囊壁、隔上或乳头上可见点状或短带状血流信号。

（四）卵巢浆液性囊腺癌

1.病因与病理

浆液性囊腺癌是成年人最常见的恶性卵巢肿瘤，切面为多房，囊液混浊，往往为血性液体，多为部分囊性部分实性，呈乳头状生长，此瘤生长很快，常伴有出血坏死。晚期癌组织可以向周围浸润，造成局部粘连，从而边界不清。

2.超声表现

（1）二维超声：浆液性囊腺癌是以囊性为主的囊实性肿块，囊壁厚而不均，囊壁上附着条状或团块状实性肿块，分隔光带厚薄不均，增厚处呈实性肿块回声；囊壁内布满大小不等乳头突入囊内或侵犯壁外。晚期实性肿块和乳头可充满囊腔，子宫和肠管浸润或有腹膜广泛性转移，粘连的肠管强光团多固定于腹后壁，常可探及腹腔积液。

（2）彩色多普勒超声：示肿块边缘，隔上和实性肿块可探及丰富血流信号，呈低阻力血流频谱。

（五）卵巢黏液性囊腺瘤

1.病因与病理

黏液性囊腺瘤较浆液性为少，占所有卵巢良性肿瘤的 15％～25％，多为单侧。黏液性囊腺瘤突出特点是体积较大，以隔为主，呈多房性，内含透明的黏液或胶冻样黏液，囊内乳头较少。如果破裂可引起腹膜种植，产生大量黏液称腹膜黏液瘤。

2.超声表现

肿瘤呈圆形或椭圆形，多为单侧；肿瘤体积较大，内径多在 10cm 以上，甚至占满整个腹腔；边缘光滑，轮廓清晰，呈多房结构，隔纤细光滑，分布清晰；无回声区内大多有云雾状或稀疏光点，少数肿瘤有乳头状物生长时，囊壁上可见乳头状突起。彩色多普勒超声显示乳头状光团内可探及少许血流信号。

（六）黏液性囊腺癌

1.病因与病理

黏液性囊腺癌常为单侧，多由黏液性囊腺瘤演变而来，其特点是分隔较多，分布杂乱，间隔增厚，有增生的乳头状物。切面多房，状如冻豆腐，囊液混浊或血性。

2.超声表现

肿瘤呈椭圆形或分叶状，壁增厚且不规则；囊内有较多分隔光带，粗细不均，似芦苇样或羽毛状，杂乱分布，隔之间见散在光点、光斑和实性结节，多伴有腹腔积液。彩色多普勒超声显示囊壁及隔上常见星点状低速血流。

（七）卵巢囊性肿瘤的鉴别诊断

1.卵巢非赘生性囊肿与赘生性囊肿的鉴别

非赘生性囊肿的内径一般不超过 5cm，且壁薄、光滑完整。随访 2～3 个月经周期，如果大小发生改变甚至消失，考虑为非赘生性囊肿；如果不断增大或大小无明显改变，应考虑为赘生性囊肿。

2.卵巢浆液性、黏液性囊腺瘤以及卵巢皮样囊肿的鉴别

卵巢浆液性囊腺瘤大小 5cm 左右,单房性囊肿;黏液性囊腺瘤巨大 10cm 以上,内有分隔,多房。皮样囊肿大小 5～10cm,壁厚,无回声内见强回声光点、光斑、光团或伴声影。

3.膀胱尿潴留与卵巢囊肿的鉴别

当有尿潴留膀胱极度充盈时,超声检查可见圆形巨大无回声区,酷似卵巢囊肿,容易误诊为囊肿,但从膀胱位置表浅、居中、纵切面的形态为上窄下宽,其后方有子宫图像等可进行识别。必要时,可在导尿后再行探测,无回声区变小或消失,或无回声区内显现导尿管双线状光带回声,即可确定为膀胱。

4.卵巢肿瘤蒂扭转与其他急腹症的鉴别

卵巢肿瘤蒂扭转是较为常见的妇科急腹症,一旦发生蒂扭转可引起血管扭曲,血供受阻,从而导致瘤体的水肿、出血坏死。临床上易与异位妊娠破裂、黄体破裂、阑尾脓肿等急腹症混淆。

患者有附件肿瘤病史,超声检查附件区可见轮廓清晰的肿块,位置多较高,体积较大,肿瘤蒂扭转时,囊性肿块的无回声区内可因出血坏死有不规则光团出现,无腹腔积液或极少量腹腔积液。异位妊娠破裂,阑尾脓肿在附件区可以见到边界不清、不规则的混合性包块,异位妊娠破裂合并有中等或大量腹腔积液;黄体破裂时一般附件区见不到包块,仅有少许腹腔积液。

四、卵巢实质性肿瘤

(一)病理类型和声像图的一般表现

1.良性者

有纤维瘤、平滑肌瘤、纤维上皮瘤、甲状腺瘤、卵泡膜细胞瘤等。

2.交界性者

腺瘤、腺纤维瘤、颗粒细胞瘤、实质性畸胎瘤等。

3.恶性者

卵巢腺癌、无性细胞瘤、内胚窦瘤、肉瘤和绒毛膜上皮癌等。

超声检查仅能从这些肿瘤大体病理结构所致的物理界面反射特征提示诊断。根据某些规律性的特征、结合临床提示为某种病变可能,但不能做出病理组织学的诊断。

怎样分析卵巢实质性肿瘤声像图特征:①肿瘤的形态、轮廓、边界;②边缘特点;③内部回声;④后方回声、侧方声影;⑤肿瘤与子宫及邻近组织关系;⑥血流分布及频谱多普勒特点。晚期多出现腹腔积液征象。经阴道彩色多普勒超声,能明显改善二维超声的图像质量,可以很好地判断肿瘤内部的血流分布情况,测定肿瘤内血管的各项参数,有利于肿瘤的准确诊断和良恶性的鉴别。

(二)卵巢良性实质性肿瘤的病理及超声表现

1.卵巢纤维瘤

卵巢纤维瘤为最多见的卵巢良性实质性肿瘤,由梭形成纤维细胞及纤维细胞组成,切面见组织排列呈漩涡状,直径 10cm 左右。多见于中年妇女,单侧多见。

二维超声表现:显示卵巢内圆形或椭圆形实性肿块,边界轮廓清晰,无包膜回声,内部回声似肌瘤,为不均质高回声,伴较重声衰减。此肿瘤常伴有腹腔积液和胸腔积液,称梅格综合征。

彩色多普勒超声显示肿块的近场可见少许血流信号,呈中等阻力动脉频谱。

2.卵泡膜细胞瘤

一般为良性肿瘤,多为单侧,常发生于绝经后妇女,肿瘤表面光滑有包膜,质硬,切面灰白色,可见黄色斑点,常伴有不同程度囊性变。可引起内分泌症状,即绝经后妇女子宫内膜增生。

二维超声显示卵巢内见圆形实质性肿块,边界清晰,内部为密集均匀的光点,透声性良好,后方回声轻度增强,酷似囊性肿物,但无明显的囊壁回声。彩色多普勒超声显示肿瘤内部有散在分布的点状血流信号,可测及低速中等阻力的血流频谱,RI 约为 0.50。

(三)卵巢恶性实质性肿瘤的病理及超声表现

卵巢恶性实质性肿瘤为多来源于生殖细胞的肿瘤,主要见于儿童及年轻的女性,除实质性畸胎瘤外,还有无性细胞瘤和内胚窦瘤。这几种肿瘤除皆具有一般恶性肿瘤的图像特征外,无其他更多的特异指征。

二维超声显示未成熟型恶性畸胎瘤声像图表现极为复杂,如在肿瘤中发现良性囊性畸胎瘤中任一特征,其余部分呈实性或混合性表现者,即可提示其诊断。无性细胞瘤多为中等大小,表面形态呈圆形或分叶状,内部常有出血坏死呈不规则的无回声区。

(四)鉴别诊断

1.卵巢纤维瘤应与浆膜下子宫肌瘤鉴别

前者子宫大小形态正常,肿块与子宫有明显分界,有的可有胸腔积液、腹腔积液出现;后者子宫大小外形不规则,肿块与子宫无明显分界,无胸腔积液、腹腔积液,CDFI 显示子宫肌壁内彩色血流信号延伸至浆膜下肌瘤内。

2.卵巢纤维瘤与巧克力囊肿、实质性畸胎瘤的鉴别

巧克力囊肿有进行性加剧的痛经史,囊肿边缘毛糙、外形欠规则;畸胎瘤有厚壁包膜,二者内部均有细密光点,回声似实质不均质性,但加压后可移动,且后方回声均增强。而卵巢纤维瘤内部回声加压无移动,后方回声衰减,可作为鉴别点。

3.卵泡膜细胞瘤、颗粒细胞瘤

因常伴有出血坏死或囊性变,易与卵巢囊性肿块混淆,应结合临床妇科检查双合诊扪及的肿块质地予以鉴别。

(五)临床意义

根据有关文献报道,近 10 年来卵巢恶性肿瘤的发病率增加了 2~3 倍。但由于卵巢位于盆腔内,多数肿瘤在早期无症状,所以 50% 以上的卵巢恶性肿瘤发现时已属晚期,其治愈率低。超声检查能较准确地判断肿块的囊性、混合性或实质性等物理特性,结合其他征象可提示其病理性质。尤其是经阴道超声检查对较早期的、妇科检查较难扪及的或经腹超声扫查显示不清的卵巢肿瘤,可提高其检出率。彩色多普勒超声,增加了血流动力学的信息,更有助于对卵巢肿瘤的定性诊断。

五、卵巢转移性肿瘤

(一)病因与病理

卵巢转移性恶性肿瘤约占全部卵巢恶性肿瘤的 10%,主要来自胃肠道、乳腺及子宫内膜的原发性肿瘤。由胃肠道或乳腺转移到卵巢者称为库肯勃瘤,常为双侧性,外形似肾脏的实质

性肿块,直径5～10cm,内有印戒细胞分泌黏液形成的潴留性囊肿或黏液池,多伴有腹腔积液。因此,超声检查常可见瘤体内有含液性的圆形无回声区,边界清晰,且有一定特征性。

(二)超声表现

多呈肾形,轮廓较规则;边界回声清晰、完整;内可有散在分布、大小不等的圆形无回声区;后方回声轻度增强;常伴有腹腔积液征。彩色多普勒显示肿瘤内部血管分布较原发性卵巢恶性肿瘤明显减少,血管阻力降低不明显。结合原有胃肠道或乳腺肿瘤的病史和临床症状与体征,可提示其诊断。

第六篇　核医学临床诊断

第十八章　呼吸系统核医学诊断

核医学在呼吸系统中的应用主要是肺显像。肺显像是基于肺的气体交换途径和肺的血流通路建立起来的一种检查方法。它可分为肺通气显像和肺灌注显像，前者主要是观察气道的通畅与否，了解肺局部通气功能，而后者则反映肺的血流灌注和分布情况。近几年，由于方法学上的不断改进，肺显像在心肺疾病的诊断中发挥了重要作用。

第一节　肺灌注显像

一、原理

肺具有丰富的小动脉和毛细血管系统，其直径为 $7\sim9\mu m$。当静脉缓慢注入直径 $10\sim60\mu m$ 大小的放射性核素标记颗粒时，经右心随肺动脉血流到达肺脏，一过性均匀地嵌顿于部分肺的小毛细血管。这些暂时栓塞在小毛细血管内的放射性颗粒数与肺血流灌注量成正比，能反映肺动脉的血流灌注情况。此时用显像仪器在体外进行多体位平面显像或断层显像，可以观察肺内病变对肺血流分布的影响和受损情况。

二、显像剂

肺血流灌注最常用的显像剂是 ^{99m}Tc 标记的大颗粒聚合人白蛋白（MAA），颗粒直径大小 $10\sim90\mu m$；另一种是 ^{99m}Tc 标记的人白蛋白微球（HAM），颗粒直径大小 $10\sim30\mu m$。HAM 的优点是在一定范围内颗粒大小易于控制，分布比较均匀。两种显像剂的实际应用效果无明显差别，只是注入颗粒数量相同时，前者的蛋白重量明显低于后者，因此临床上以 ^{99m}Tc－MAA 应用较为普遍。在 MAA 药盒标记时，一般取新鲜的 ^{99m}TcO4－洗脱液，体积 $3\sim6$mL（放射性活度应 >148MBq/mL）缓慢加入 MAA 药盒内轻摇混匀，避免产生大量泡沫，室温下放置 $5\sim10$ 分钟后待用。一般标记后的 ^{99m}Tc－MAA 限制在 6 小时内使用为宜。

三、显像方法

（一）注射体位

受检者常规仰卧于检查床上，经肘静脉或双侧足背静脉（后者常用于双下肢深静脉显像，需扎紧止血带注射）缓慢注射 ^{99m}Tc－MAA $111\sim185$MBq（$3\sim5$mCi），体积 $\geqslant1$mL，含颗粒数约为 $2\times10^5\sim5\times10^5$ 个。静脉注射前应再次将注射器内的显像剂轻轻混匀，注射时避免抽回血，同时让患者深呼吸及观察患者有无胸闷、气短等不适症状发生。如有不适，应立即停止注射，及时给患者吸氧，服用镇静剂和平卧休息处理。注射显像剂 $5\sim10$ 分钟后可进行肺灌注显像。

（二）平面显像

肺平面显像常规取 $6\sim8$ 个体位，即前位（ANT）、后位（POST）、左侧位（LL）、右侧位

(RL)、左后斜位(LPO)和右后斜位(RPO)。必要时加做左前斜位(LAO)、右前斜位(RAO)。显像采集条件：选用 γ 照相机或 SPECT，探头配低能通用平行孔或低能高分辨平行孔准直器，探测的有效视野应包括双肺全部，避免手臂对采集的影响。每个体位采集 $5×105$ 计数，矩阵为 $128×128$ 或 $256×256$；窗宽 20%，能峰 140keV，放大倍数 1.3～1.6。

(三)断层显像

患者取仰卧位，双手抱头。仪器采用 SPECT，探头配置同平面显像。采集条件：探头沿肺部体表旋转 360°，5.6°～6°/帧，采集时间 15～30s/帧，矩阵 $64×64$ 或 $128×128$，放大倍数同平面显像。采集的数据信息经计算机滤波和平滑处理，以反向投影方式重建肺横断面、冠状面和矢状面分析。

四、适应证

(1)肺动脉血栓栓塞的诊断及溶栓、抗凝后的疗效评价。

(2)原因不明的肺动脉高压的诊断与鉴别诊断。

(3)肺肿瘤术前可切除范围的判断及术后残留肺功能的预测。

(4)肺部疾病的肺血运受损情况和治疗后的疗效观察。

(5)疑大动脉炎或结缔组织病等累及肺动脉者。

(6)先天性肺血管疾病及先天性心脏病右向左分流的诊断及定量分析。

(7)肺移植前肺功能及移植后排异反应的检测。

五、正常影像分析

(一)平面影像

1.前位

右肺影像似长三角形，形态完整，肺底部呈弧形，受呼吸影响边缘略有不齐。左肺上部与右肺对称，下部受心脏挤压较窄而长。双肺尖、周边和肺底显像剂分布略显稀疏，其余部分显像剂分布均匀。双肺间空白区为心脏和纵隔位置。左肺显像剂分布较右肺稍淡，其下叶受心脏的影响稀疏区更为明显。临床上在诊断肺部疾病时，有时以肺段为基础观察病变侵及的范围和进一步施行治疗方案。所以选择合适的显像位置能清楚地观察各个肺段病变。前位像以暴露右肺的上、中叶和左肺上叶为主。所以，在此位置观察右肺尖段、前段、外段、内段、前基底段和左肺尖段、前段、上、下舌段、内基底段较清晰。

2.后位

左右肺影像大小基本相同，中间呈条状空白区，为脊柱及脊柱旁组织所构成，双肺内显像剂分布均匀，上部及周边稍稀疏。该体位显露双肺叶最充分，对全面观察肺内血流分布较好。后位像有助于右肺后段、背段、后基底段及外基底段和左肺后段、背段、内、外基底段及后基底段病变的观察。

3.侧位

右侧位肺影像似三角形，前缘较弯向前突出，约呈 120° 弧线，后缘向下垂直约呈 160° 弧线。左侧位形态似椭圆形，前下缘受心脏影响略向内凹陷。因受重力的影响双肺下部显像剂分布较上部略高，中部显像剂分布稀疏区是由于肺门的影响所致。分析侧位像时，应注意对侧肺内显像剂分布干扰。借助右侧位像可以观察右肺前段、后段、内、外段和前、后、外基底段病变。在观察左侧位像时,以显示前段、上、下舌段、内、外基底段和后基底段的病变较清楚。

4.斜位

双肺的斜位像大致类似一个长三角形。双肺内的显像剂分布下部高于上部,肺的叶间裂处常显示长条状显像剂分布稀疏带,边缘处向内略凹陷。前斜位时,双侧肺门区呈显像剂分布减低区。左前斜位像肺前缘可显示弧形显像剂分布缺损区,是心脏位置影响所致。双侧后斜位的后上部可因肩胛骨和肌肉的重叠常显示显像剂分布减低区。图像分析时应注意上述显像剂分布的变化。左前斜位是显示左肺舌段病变最为清晰的位置,同时也可观察前段、内、外基底段病变。右前斜位显示右肺中叶内、外段病变最清晰,借助此位置还可以观察右叶前段、后段、外基底段及后基底段的病变。左后斜位显示舌段、内、外基底段和后基底段病变最清晰,同时还能观察左叶背段和部分前段的病变。右后斜位显示右肺后段、背段、后基底段、外基底段和前基底段病变较清晰。

(二)断层显像

肺断层显像通常以人体纵向为长轴,重建双肺的横断面、冠状面和矢状面。以此种方式克服肺组织间的重叠干扰,更清楚地显示双肺各部的显像剂分布、形态变化和观察病变的位置及范围。

1.横断面

双肺的横断面形状似一对平放的"蚕豆",其断面自上而下依次排列。最先显示的断面为肺尖、中间的空白区为脊柱;随着肺影增大,双侧对称的肺门影出现,前方逐渐增宽的空白区是纵隔和心影。在接近肺底时因膈肌的影响仅显露双肺外缘轮廓。

2.冠状面

该层面的方向是从前向后依次排列,外形近似于前位像。起初的右肺冠状面类似椭圆形,左肺似长条状。随着肺影逐渐增宽,双肺呈对称的长椭圆形,之后逐渐似长三角形,中间的空白区是心影和纵隔,其后的空白区为脊柱影。

3.矢状面

肺矢状面是从右肺至左肺方向依次进行排列。开始为右肺下角影,随切面增加肺影变大,近似右侧位肺影。之后右肺中心逐渐出现扩大的显像剂分布稀疏区和缺损区,依次为肺门、纵隔和心影位置。随着心影空白区增大,右肺纵隔面影像似钩状。左肺矢状面与右肺相似,并与右肺断面相对应。

六、异常影像分析

肺灌注显像的异常影像分析,主要依据肺内显像剂分布、肺的形态以及左右肺的相对位置变化来判断。

(一)显像剂分布异常

可见于下列几种情况:①一侧或部分肺不显影,多见于肺门部肿块压迫肺动脉,一侧肺动脉发育不良或由于心脏扩大压迫左下肺动脉等因素所致,少数人见于肺发育不全。②肺叶或肺节段性显像剂分布缺损区,此种情况是肺动脉血栓栓塞形成的特殊表现。③散在性显像剂分布不均,常见于肺部充血、水肿或炎症等。④条索状、圆球状或不规则局限性显像剂分布缺损区,主要见于肺部炎症和肺内占位性病变。⑤显像剂逆向分布,即肺尖部的显像剂分布高于肺底部。常见于肺动脉高压时肺血流分布逆转、肺心病和二尖瓣狭窄等情况。

(二)形态和位置异常

双肺可因周边器官或组织的病变导致灌注影像的形态失常和位置发生改变。常见的原因有胸腔积液或膈上病变使双肺下叶受挤压位置上移；肝脏上移可使右肺位置上移。有时纵隔内的肿瘤可将肺脏推向对侧，使正常肺灌注影像的形态和位置发生改变。这些原因在肺灌注显像分析时应注意鉴别。

第二节　肺通气显像

肺通气显像通常有放射性惰性气体和放射性气溶胶吸入两种方法，在实际应用中其意义不尽相同。由于放射性气溶胶吸入法操作简便，显像剂容易获得，目前临床应用较为广泛。

一、显像原理

肺通气显像是让受检者反复多次吸入密闭装置中的放射性气体，通过气道进入肺泡，使放射性气体在肺内达到一定活度后（^{133}Xe、^{81}mKr气体可随呼吸持续呼出体外；气溶胶则多沉积在气道和肺泡内，逐步分解被清除），用核素显像仪器从体外获得双肺的放射性分布及动态变化的影像；同时还可计算局部肺通气功能参数，从而反映肺通气功能、气道通畅、肺泡气体交换功能及肺泡壁的通透性等状况。

二、显像剂

肺通气显像剂由非水溶性放射性惰性气体和放射性气溶胶两大类组成。放射性惰性气体主要有^{133}Xe、^{127}Xe、^{81}mKr等。由于各种放射性惰性气体的物理半衰期、γ射线的能量不同及获得的条件受限等因素，其中以^{133}Xe应用较多。

放射性气溶胶的种类繁多，早期制备的各种气溶胶临床应用均不理想，随着雾化设备的不断改进和气溶胶显像剂的研制，逐渐以^{99m}Tc标记物取代，其中^{99m}Tc—DTPA应用最为广泛。近几年，新研制成功碳包裹的超微粒锝气体和氙气与氧气混合后制备的高锝气体均优于目前常用的^{99m}Tc—DTPA，是最为理想的肺气溶胶吸入显像剂。

三、显像方法

(一)^{133}Xe通气显像

(1)^{133}Xe通气显像需特殊的气体交换装置，用前应调整好各种阀门和气体回收系统。准备患者吸入用的面罩、口管等，并向患者简要说明吸入的方法，取得患者配合。

(2)采用γ相机或SPECT，选择大视野探头，配低能通用型或低能高分辨型准直器。能峰80keV，窗宽20%，放大倍数1.0～1.6，采集矩阵128×128或256×256。

(3)患者取仰卧位或坐位，将大视野探头靠近患者后背，双肺应包括在视野内。给患者戴好面罩，开始呼吸133Xe装置供给的非放射性气体，以适应检查条件，然后分三个时相采集肺通气像。

(4)吸入相：让患者深吸气，再全力呼出残气。待患者再次深吸气时从注药口"弹丸"式注入^{133}Xe 555～740MBq,深吸气后屏住呼吸,启动仪器采集 10～15 秒肺内放射性计数,此期为吸入期。

(5)平衡相:吸入相之后患者开始呼吸装置内补入 O_2 的^{133}Xe 混合气体,待混合气体内的O_2 与 CO_2 达到平衡状态,仍需自由呼吸 3～5 分钟,待肺与呼吸装置内放射性计数平衡后,再采集 $3×10^5$ 计数的平面像一帧。

(6)清除相:采集平衡相结束之后,将装置阀门调至消除档,让患者吸入室内空气,呼出带有^{133}Xe 的气体,并收集于装置内吸附处理。此时以 5～10s/帧速度,采集 3～5 分钟动态像。必要时适当延长时间或变换不同体位显像。

(二)气溶胶吸入显像

(1)目前常用^{99m}Tc－DTPA 或 technegas 两种方法。后者在使用前需将锝气体发生器充电备用。

(2)将^{99m}Tc－DTPA 1110～1850MBq(体积 2～5mL)或 TcO4－(体积 0.1mL)185～370MBq 分别加入气溶胶雾化装置或锝气体发生器装置内,制备放射性气溶胶。

(3)吸入前指导患者进行吸入方法训练,使其取得合作。然后,协助患者将通气管口送入口中咬紧(重症者可用面罩),持续吸入^{99m}Tc－DTPA 气溶胶需持续 10～20 分钟;锝气体除了方便普通患者应用外,更适于重症患者的使用,仅需吸入 2～5 次即可,吸入结束后立即进行肺通气显像。显像采集:每个体位采集 $2×10^5$～$3×10^5$ 计数,其他条件与肺灌注显像相同。

四、适应证

(1)了解呼吸道通畅情况及肺部疾病对通气功能的影响。

(2)慢性阻塞性肺部疾病的诊断。

(3)与肺灌注显像联合应用诊断肺动脉栓塞。

(4)观察药物或手术治疗前后的局部肺通气功能,评价其疗效和预后。

(5)肺实质性疾病的诊断、疗效观察和预后评价。

(6)肺上皮细胞通透性检测。

五、图像分析

(一)正常图像分析

1.^{133}Xe 通气显像

吸入相由于单次吸入 133Xe 量较少,双肺内的显像剂分布自上而下呈移行性增高,无局限性显像剂分布浓聚或缺损区,此期主要反映气道的通畅情况和肺各部的吸气功能。平衡相期由于反复吸入 133Xe 气体较多,双肺上下显像剂分布均匀一致,此期以反映肺各部容量变化为主。清除相,双肺内的显像剂分布逐渐减少,2～3 分钟后消失,该期主要反映双肺各部的呼气功能和气道的通畅情况。

2.气溶胶吸入显像

正常气溶胶影像与肺灌注影像形状相近,双肺内的显像剂分布均匀,边缘略稀疏而且规则。与肺灌注显像不同之处,有时气溶胶残留在咽部或随吞咽进入消化道,使咽部或胃显影。显像时间延长时,可见双肾显影。此外,99mTc－DTPA 颗粒＞10μm 时,可堆积在较大支气管内使其显影。

(二)异常影像分析

肺通气显像的异常图像主要表现为:①局限性显像剂分布"热区",多为气道狭窄时,流经该处的气溶胶颗粒形成涡流而沉积所致;②局限性显像剂分布缺损区,可表现为一侧肺不显影或一个肺叶及一个肺段显像剂分布缺损区,多数情况是由于各种肺内病变导致的气道完全性阻塞;③散在性显像剂分布稀疏区或缺损区,这是由于小气道或肺泡内炎性病变浸润以及液体物质的充盈,是肺泡萎缩所致。

第十九章 泌尿系统核医学诊断

第一节 肾动态显像

一、原理

肾动态显像包括反映肾血流灌注显像及反映肾功能的动态显像。前者又称放射性核素肾血管造影。经静脉以弹丸样注入能被肾实质浓聚而又迅速经尿排出的放射性药物,应用SPECT 或 γ 相机连续或间隔一定时间多次采集系列影像,可以观察到显像剂通过腹主动脉、肾动脉、肾实质和尿路的动态过程。经计算机影像处理后,可获得肾血流灌注图像、功能动态图像以及绘出双肾的时间－放射性曲线。常用显像剂有 $^{99m}Tc-DTPA$、$^{99m}Tc-MAG3$、$^{99m}Tc-EC$、$^{131}I-OIH$。

二、显像方法

仰卧位,使脊柱中线对应于探头中线,探头视野包括双肾和膀胱,探头置于检查床下,采集后位影像。以"弹丸"式推注显像剂,同步采集 30 分钟。如患者有排泄延迟或不显影可酌情作延迟静态显像。采集系列图像经计算机处理后,获得肾血流灌注、肾功能动态及尿路排泄的图像与数据。

三、适应证

(1)肾动脉狭窄的诊断。

(2)肾内占位性病变的鉴别诊断。

(3)肾实质功能的判断。

(4)尿路梗阻的诊断。

(5)肾移植术后的监测。

(6)膀胱输尿管反流的诊断。

(7)尿漏的诊断。

四、正常显像表现

(一)血流像

静脉注射后,腹主动脉上段显影后 2 秒左右,双肾影初现,4～6 秒后肾影轮廓清晰,双肾影像出现的时间差小于 1～2 秒,峰值差小于 25%,以后肾影进一步增强增大,表明显像剂经过动脉相及毛细血管,至 2～4 分钟,双肾血流灌注曲线生成,曲线的形态和放射性活度左右两肾基本一致。

(二)功能像

显像剂注入 2～4 分钟时,肾实质内放射性活度达到高峰,此时肾影清晰完整,密度均匀。随着显像剂逐渐进入肾盏、肾盂,肾影开始逐渐淡褪。至 15～20 分钟时,两肾影放射性基本消退,而膀胱影像逐渐增强,输尿管通常不显影或隐约可见。

五、异常影像

(一)双肾不显影

表明肾功能和血流灌注消失,肾功能严重受损。

(二)肾影出现和消退延迟

表明肾功能和血流灌注明显受损。

(三)肾实质影像持续不退而肾盂、肾盏内无放射性聚集

表明原尿生成明显减少。

(四)肾盂、肾盏或输尿管影像明显扩大并消退缓慢

表明尿路阻塞或扩大。

六、临床应用

(一)单侧肾血管性高血压的筛选

^{99m}Tc—DTPA 肾动态显像已成为诊断单侧肾血管性高血压的常用方法。其影像学特点为:患侧肾动脉灌注减少而延迟,早期肾实质影像小而放射性分布少,显影和消退皆延迟,有时后期患肾较健侧肾影大而放射性明显,患肾血流灌注曲线表现为小肾图形,病史长的可伴有不同程度的肾功能损害。Captopril 试验明显提高了检出的阳性率。

(二)肾内占位病变的鉴别诊断

肾实质影像出现局限性、放射性缺损或稀疏,可提示占位性病变、破坏性病变或缺血性病变,需结合临床和进一步检查以判断病变的性质。

(三)尿路梗阻的诊断

肾动态显像可明确显示上尿路梗阻的程度、功能状态,并可与肾实质性病变做出鉴别诊断。

(1)上尿路阻塞时,肾盂、肾盏或输尿管放射性聚集,明显扩大,并消退缓慢,提示尿路梗阻或扩张,扩大影像的下端为梗阻部位。

(2)肾内梗阻时,肾实质放射性持续不退,同时肾盏、肾盂部位无放射性逐渐增高之势,表明显像剂滞留于肾实质内,原因可能是原尿生成明显减少,弥漫性肾小管腔内淤塞或压力明显增高。

(3)机械性尿路梗阻与单纯性肾盂积水可通过利尿试验鉴别诊断。

(四)移植肾的监测

超急性排异多发生于肾移植术后几小时内,肾动态显像的特点为移植肾血流灌注差,肾摄取功能也差。

(1)急性排异表现为灌注不良较肾实质功能损害明显,移植肾血流灌注明显减少,血流相显示不清或不显像,肾实质摄取少而慢,清除延迟。

(2)急性肾小管坏死则多发生在肾移植后最初数日,表现为血流灌注轻度减少,而肾摄取功能极差,肾内可以没有放射性集聚,其典型表现为灌注影浓于功能影像。

(3)尿路梗阻时可见梗阻部位以上放射性集聚而膀胱不显影。

(4)移植肾或其输尿管坏死而出现尿漏时,可见腹腔或盆腔内有异常的放射性分布。

（五）肾实质功能判断

肾动态显像可为判断患肾有无功能提供依据，对判断患肾功能能否恢复和决定是否保留患肾很有帮助。肾积水严重时，肾功能极差，X线静脉造影（IVP）往往不显影。肾动态显像仍可显示肾影图像和出现有功能的肾图曲线，对于患肾残余功能的估计本法明显优于IVP。

第二节　肾静态显像

一、原理

应用被肾实质细胞浓聚且排泄缓慢的显像剂，在适当时间内通过显像获得肾内放射性的分布，从而了解肾脏位置、形态、大小、功能状况和肾内占位性病变的情况。目前常用的显像剂是$^{99m}Tc-DMSA$。

二、正常影像

双肾呈蚕豆状，轮廓清晰，边缘整齐，两肾纵轴呈"八"字形，位于第12胸椎与第3腰椎之间，成人多数情况下右肾位置略低于左肾。肾影周边的放射性较高，中心和肾门处稍低，两侧基本对称。

三、异常影像及临床意义

（一）肾位置异常

肾下垂常见于右肾且女性多见，若在各种体位上见肾影中心下降＞3cm者属肾下垂。如坐位时肾影明显下降，而卧位时位置正常者为游走肾。肾显像还常用于确定腹部肿物是否为肾脏或与肾脏有无关系。

（二）肾形态异常

马蹄肾是最常见的肾融合畸形，肾显像可见两肾下极相连，形似马蹄，以前位时最为明显。也有表现为双肾一侧融合畸形的异常形态。多囊肾常表现为肾影增大，形态异常并伴有放射性分布不均匀，呈斑片状稀疏或大小不等的圆形"缺损"区。

（三）先天性单肾或肾功能丧失

肾显像患肾区无放射性集聚，常伴有健侧肾脏代偿性增大。

（四）肾占位性病变

影像特点为肾体积增大，形态不规则，放射性分布呈局限性缺损稀疏区。仅仅肾静态显像难以确定占位病变的性质，必须结合临床及其他影像学结果综合分析。

第二十章 神经系统核医学诊断

第一节 脑血流灌注显像

一、原理与方法

（一）原理

分子量小、不带电荷且脂溶性高的脑显像剂静脉注射后能通过正常血－脑屏障进入脑细胞，随后在水解酶或脂解酶作用下转变为水溶性物质。它们不能反扩散出脑细胞，从而滞留在脑组织内。

（二）方法

静脉注射显像剂^{99m}Tc－ECD（^{99m}Tc－双胱乙酯）或^{99m}Tc－HMPAO（^{99m}Tc－六甲基丙烯胺肟）740～1110MBq（20～30mCi）/1～2mL，在静脉注射结束后 10～15 分钟开始显像，经过计算机重建后，可得到横断面、矢状面和冠状面的三维断层影像。

二、影像分析

（一）正常影像

大脑皮质、基底节、丘脑、脑干、小脑显像清晰，呈现放射性浓聚区，白质和脑室系统放射性明显低下，左右两侧基本对称。

生理基础：放射性分布与局部脑血流量（rCBF）成正比。放射性较高的部位表明局部脑血流量高，而放射性较低的部位则反之。如大脑白质主要是神经纤维，故放射性低于灰质。

（二）异常影像

1.局部放射性减低或缺损

如下所述：

（1）病理生理：局部脑血流灌注减低。

（2）临床意义：常见于缺血性脑血管疾病、脑出血、脑脓肿、癫痫的发作间期、偏头疼和脑肿瘤等。

2.局部放射性增高

如下所述：

（1）病理生理：局部脑血流灌注增高。

（2）临床意义：最常见的是癫痫发作期的致痫灶，也见于偏头疼的发作期和部分血供丰富的脑肿瘤等。

3.交叉失联络

当一侧大脑皮质放射性分布降低或缺损时，对侧小脑或大脑放射性分布亦减低，称为交叉失联络。

（1）病理生理：一侧大脑病变时，对侧小脑或大脑血流减低，可能系机体的一种自我保护机制，其原理正在研究之中。

（2）临床意义：多见于慢性脑血管疾病。

4.白质区扩大和脑中线移位

表现为局部明显的放射性分布降低或缺损，白质区扩大，有时可出现中线结构移位。

（1）病理生理：局部病变引起周围组织缺血、水肿和受压。

（2）临床意义：常见于脑梗死、脑出血、脑肿瘤等，也见于白质和脑室病变。

5.脑萎缩

表现为皮质变薄，放射性分布呈弥漫性稀疏、降低，脑室和白质相对扩大。

（1）病理生理：脑组织体积减小，可伴脑细胞数量减少。脑回变窄，脑沟、脑裂变深。

（2）临床意义：常见于脑萎缩症、各型痴呆和抑郁症晚期等。

三、临床应用

1.短暂性脑缺血发作

短暂性脑缺血发作（TIA）是颈动脉或椎－基底动脉系统的短暂性血液供应不足所致，出现相应部位脑功能短暂丧失性发作。

TIA 起病突然，症状消失快。病变部位表现为不同程度的放射性减低或缺损区，阳性检出率高于 CT、MRI。脑血流灌注显像对 TIA 的早期诊断、治疗决策、疗效评价和预后判断方面具有明显价值。

2.脑梗死

脑梗死是指局部脑组织包括神经细胞、胶质细胞和血管由于血液供应缺乏而发生的坏死。

脑梗死发病早期（48 小时内），脑血流灌注显像即可检出，灵敏度高于 CT、MRI，脑梗死区呈放射性减低或缺损区。

3.癫痫

癫痫发作是脑部神经元过度放电而引起的脑功能短暂异常所致。

癫痫发作期病灶区的脑血流增加，病灶呈放射性浓聚区，而发作间期病灶区的脑血流低于正常，病灶呈放射性减低区，通过对比可定位癫痫病灶，为癫痫的诊疗提供科学依据。

4.Alzheimer 病

又名早老性痴呆，是一种弥漫性大脑萎缩性退行性疾病，病情发展缓慢，以痴呆、渐进性的记忆减退、言语困难和认知障碍为主要表现。

Alzheimer 病的病理改变以大脑弥散性萎缩和神经细胞变性为主。Alzheimer 病脑血流灌注显像的典型表现是双侧颞顶叶放射性对称性明显减低，一般不累及基底节和小脑。而多发性脑梗死性痴呆（MD）表现为大脑皮质多发性散在分布的放射性减低区，常常累及基底核与小脑。因此，脑血流灌注显像还可用来鉴别诊断 Alzheimer 病和多发性脑梗死性痴呆。

5.锥体外系疾病

帕金森病（PD）是由于黑质纹状体神经元变性脱失，导致多巴胺含量减少，临床表现为震颤、全身强硬、运动减少和姿势性反射障碍等。

脑血流灌注显像可见基底节前部和皮层内局部放射性减低，两侧基底节的血流灌注可不对称,常可出现脑小动脉硬化、大脑皮质萎缩和小脑功能减退等变化。

多巴胺受体及多巴胺转运蛋白的 SPECT 显像可早期诊断 PD 患者。

6.偏头痛

偏头痛是发作性神经－血管功能障碍如局部血管紧张度增加、动脉功能性狭窄及血管痉挛引起的头痛。

发病时脑血流灌注显像可见局部放射性增强,而 CT 和 MRI 多为阴性。临床症状消失后,局部脑血流量又可恢复正常。

7.精神疾病

如下所述:

(1)精神分裂症:临床上表现为感知、思维、情感、行为等多方面的障碍和精神活动的不协调。脑血流灌注显像最常见的表现是额叶局部血流灌注减低,也可有其他部位如颞叶、基底节的灌注减低。

(2)抑郁症:抑郁症常见症状有情绪低落、注意力不集中、记忆力减退及思维阻滞等。抑郁症患者脑血流灌注显像均显示不同程度的局部脑血流量降低,最常见的表现是额叶和颞叶局部脑血流量降低,也可表现为前额叶和边缘系统局部脑血流量降低。

(3)强迫症:强迫症是一种以强迫观念和强迫动作为特征的精神疾病。强迫症患者的脑血流灌注显像可见双侧基底节局部脑血流量下降。

8.脑功能研究

脑血流量与脑的功能活动之间存在密切关系,因此应用脑血流灌注显像与各种生理刺激实验可研究人脑对不同生理刺激的反应与解剖学结构的关系。

第二节　脑代谢显像

一、原理和方法

(一)脑葡萄糖代谢显像

葡萄糖几乎是脑组织的唯一能源物质。18F-FDG 是葡萄糖类似物,具有与葡萄糖相同的细胞转运及己糖激酶磷酸化过程,但转化为 18F-FDG-6-P 不再参与葡萄糖的进一步代谢而滞留在脑细胞内。检查方法为受检者禁食 4 小时以上,静脉注射 18F-FDG 185～370MBq(5～10mCi)后 45～60 分钟,进行 PET 或 PET/CT 显像。利用计算机后处理技术可得到大脑各部位局部脑葡萄糖代谢率(LCMRGlu)和全脑葡萄糖代谢率(CMRGlu)。

(二)脑氧代谢显像

吸入 $15O_2$ 后即刻行脑 PET 显像,可得到脑氧代谢率(CMRO2)、氧摄取分数(OEF)等反映脑组织氧利用的参数。

(三)脑蛋白质代谢显像

脑蛋白质代谢显像主要反映脑内 DNA 代谢合成的情况,临床最常用的显像剂是 11C—

MET(11C－甲基－L－蛋氨酸)。该显像剂易穿透血－脑屏障而进入脑组织,通过 PET 显像可获得显像剂在脑内分布的断层影像,利用生理数学模型即可获得脑内氨基酸摄取和蛋白质合成的功能及代谢参数。

二、影像分析

正常与异常的脑代谢影像与脑血流灌注影像相近。

三、临床应用

(一)癫痫灶的定位诊断

癫痫发作期病变部位的能量代谢增高,发作间期则减低,脑葡萄糖代谢显像可见癫痫发作期病灶部位呈异常放射性浓聚,发作间期呈放射性稀疏区。本法对癫痫灶的定位准确度较高,明显优于 CT 和 MRI。

(二)Alzheimer 病的诊断和病情估测

Alzheimer 病最典型的表现是以顶叶和后颞叶为主的双侧大脑皮质葡萄糖代谢减低,基底核受累不明显。脑葡萄糖代谢显像还可用于评估痴呆严重程度和预后。

(三)脑肿瘤

肿瘤的葡萄糖代谢活跃程度与肿瘤的恶性程度有关,恶性程度越高,代谢活性亦越高。脑葡萄糖代谢显像对于各种抗肿瘤治疗后的疗效评价和预后判断也有较大的应用价值。脑瘤手术或放疗后坏死区呈放射性缺损,可与肿瘤复发部位呈异常葡萄糖浓聚灶相鉴别。

(四)锥体外系疾病诊断

帕金森病(PD)患者早期纹状体 LCMRGlu 就可有中等程度降低。随着病情加重,可逐渐发展为全脑 CMRGlu 降低。

(五)脑生理和认知功能研究

脑代谢显像可用于人脑生理功能和智能研究,同时还能研究大脑功能区的分布、数量、范围及特定刺激下脑活动与能量代谢之间的内在关系。脑代谢显像作为一种无创性方法,在脑生理和认知功能研究方面,具有广阔的前景。

(六)其他

脑梗死、精神分裂症、抑郁症等疾病在脑代谢显像中的影像表现基本上与脑血流灌注显像相类似。但 PET 的空间分辨率高,脑代谢显像的图像质量明显优于脑血流灌注显像,还可得到 CMRGlu 和 LCMRGlu。

第二十一章　内分泌系统核医学诊断

第一节　甲状腺功能测定

甲状腺功能测定包括体内测定法和体外测定法。体内测定法是口服 131 碘后通过观察、测量甲状腺组织摄取和排出引入到体内^{131}碘的量与速度来评价甲状腺的功能状态及其功能调节轴的情况。体外测定法是利用体外分析的方法测定甲状腺相关激素和抗体在血中的含量，包括 TRH 兴奋试验、激素的测定。

一、甲状腺摄^{131}碘试验

(一)原理

甲状腺合成甲状腺激素的主要原料是碘，碘被甲状腺摄取的量和用以合成甲状腺激素的速度以及在甲状腺储存的时间在一定程度上与甲状腺功能有关。^{131}I 同样能被甲状腺摄取和浓聚，作为示踪技术用 γ 闪烁探测器分别测量不同时间的甲状腺摄^{131}碘计数率进行计算，可得出一条时间－放射性曲线，即可对甲状腺的功能进行评价。

(二)影响甲状腺摄^{131}I 率的因素

1.抑制甲状腺摄^{131}I 率的因素

含碘的药物：复方碘溶液、碘化钾、碘酊、口含碘片、氢碘酸糖浆、喹碘方等。中草药：昆布、海藻、浙贝、川贝、香附、木通、夏枯草、常山、玄参、丹参、连翘、黄药子等。X 线碘造影剂。含碘食物：海带、紫菜、海蜇、海参、海鱼等海产品。

药物：抗甲状腺药物(治疗数月停药后始升高)和含溴药物：三溴片、澳丙胺太林、硫氢酸盐、过氯酸盐、硝酸盐、肾上腺类固醇、ACTH、避孕药等。

2.使甲状腺摄^{131}I 率升高的因素

机体缺碘状态，抗甲状腺药物停药后反跳和治疗数月后甲状腺增生，甲状腺素停服 3～4 周后甲状腺功能反跳等均会导致甲状腺摄^{131}I 率升高。

(三)正常值

正常人的甲状腺摄^{131}I 率随时间延长逐渐上升，24 小时达到高峰。各地区的水、土壤、空气、饮食中的含碘量不同，所以各地区单位都应建立自己的正常参考值。一般认为正常参考值：2 小时：10％～25％、4 小时：17％～35％、24 小时：20％～50％。高峰在 24 小时出现。正常青少年和儿童的甲状腺摄 131I 率较成年人为高，年龄越小越明显。

(四)临床应用

1.甲状腺功能亢进的诊断

(1)甲状腺摄^{131}I 率高峰前移到 2～4 小时出现。提示甲状腺摄^{131}I 的转换功能增强。

(2)2 小时、4 小时、24 小时摄^{131}I 率高于正常。

（3）摄^{131}I率 2h/24h＞0.8 或 4h/24h＞0.85。

上述 3 条具备两条以上即可诊断甲亢。诊断甲亢还需结合体外分析甲状腺激素水平增高来考虑。

2.亚甲炎与甲亢的鉴别诊断

亚急性甲状腺炎患者由于甲状腺滤泡细胞大量被破坏导致甲状腺摄^{131}I率明显低于正常。同时，甲状腺滤泡细胞被破坏后甲状腺激素释放入血而使血清中 T_3、T_4 一过性增高，甲状腺摄^{131}I率和甲状腺激素呈特征性的"分离现象"。当亚甲炎恢复后此现象消失。

3.甲减的诊断

甲状腺摄^{131}I率和甲状腺激素水平均低于正常。

4.单纯性甲肿的诊断

部分单纯性甲肿患者摄^{131}I率增高，但不出现高峰前移，甲状腺激素抑制试验可以与甲状腺功能亢进鉴别诊断。

5.其他

作为过氯酸钾释放试验、甲状腺激素抑制试验、甲状腺激素兴奋试验的基础试验。

禁忌：妊娠期及哺乳期。

二、甲状腺激素抑制试验

（一）原理

甲状腺功能受垂体分泌的 TSH 调节。给予外源性的甲状腺激素（T_3 或 T_4）后，血中甲状腺激素水平升高，通过负反馈调节使 TSH 分泌减少，甲状腺摄^{131}I率也随之降低，表现为明显受抑制。甲亢时由于各种病理因素的存在，甲状腺功能表现为自主性。口服甲状腺激素后，甲状腺摄^{131}I率无明显下降，表现为不受抑制。

（二）判断标准

（1）抑制率＞50％为明显受抑制，提示甲状腺-垂体反馈调节功能正常。

（2）抑制率＜50％为不受抑制，提示甲状腺－垂体反馈调节功能不正常。

（三）临床应用

1.甲状腺功能亢进与缺碘性甲状腺肿的鉴别诊断

对不被抑制者诊断甲状腺功能亢进的符合率达 95％左右。对抑制率＞50％者排除甲状腺功能亢进，可诊断为缺碘性甲状腺肿。

2.鉴别内分泌性突眼和眼眶肿瘤引起的突眼

内分泌性突眼多为不受抑制。眼眶肿瘤突眼甲状腺－垂体反馈调节功能正常。

3.有助于功能自主性甲状腺瘤的诊断

功能自主性甲状腺瘤甲状腺－垂体反馈调节功能不受抑制。

4.甲状腺功能亢进治疗的疗效评估

甲状腺－垂体反馈调节为明显受抑制，提示甲状腺功能亢进治愈或复发概率小。若不受抑制则复发可能性大。

三、过氯酸钾释放试验

(一)原理

正常情况下,碘以离子形式从血中被甲状腺摄取,进入甲状腺后就迅速进行有机化。首先在过氧化物酶的作用下被氧化成碘分子,碘分子进一步在碘化酶的作用下与酪氨酸结合成为有机碘。因此正常的甲状腺组织内,以离子形式存在的碘很少。当过氧化酶缺乏或功能障碍时,进入甲状腺内的碘离子不能被氯化,甲状腺内就存在着大量的碘离子。过氯酸钾能阻止甲状腺摄取碘并促进碘离子从甲状腺释放。当过氧化酶缺乏或功能障碍时服用过氯酸盐后,未被有机化的碘离子会从甲状腺内被大量释放到血中。本检查通过测定服用过氯酸钾前后甲状腺摄131I率的变化,来判断甲状腺内碘有机化过程有无障碍,有较高的临床价值。

(二)判断标准

(1)释放率≤10%,表明碘有机化过程正常。

(2)释放率>10%且≤50%,提示碘有机化轻度障碍。

(3)释放率>50%,提示碘有机化重度障碍。

(三)临床应用

(1)家族性甲状腺过氧化酶系统缺陷或酪氨酸碘化障碍的诊断。

(2)慢性淋巴细胞性甲状腺炎的辅助诊断。

(3)甲状腺肿—耳聋综合征的辅助诊断。

四、TSH 兴奋试验

(一)原理

TSH 兴奋试验(TSH stimulating test)是评价甲状腺轴功能的检查方法。正常情况下,TSH 对甲状腺具有兴奋效应,能促使甲状腺摄碘能力增强。如果甲状腺本身功能受损,即有原发性甲减时,应用 TSH 后甲状腺摄碘能力不会明显增强。因此,给予外源性 TSH 后重复测定甲状腺摄131I率的变化(兴奋值)可以判断甲状腺的功能。

兴奋值=肌内注射 TSH 后甲状腺摄131I率(24h)－肌内注射 TSH 前甲状腺摄131I率(24h)

(二)判断标准

(1)兴奋值:>10%为明显兴奋(正常反应)。

(2)兴奋值:5%~10%为兴奋。

(3)兴奋值:<5%为未见兴奋。

(三)临床应用

(1)原发性甲状腺功能减退症与继发性甲状腺功能减退症的鉴别诊断。

(2)原发性甲状腺功能减退症给予外源性 TSH 未见兴奋。继发性甲状腺功能减退症给予外源性 TSH 则表现为明显兴奋。

(3)功能自主性甲状腺腺瘤与先天性甲状腺一叶缺如的鉴别诊断。

(4)垂体—甲状腺轴功能的评价。

(四)注意事项

(1)妊娠期、哺乳期妇女禁用。

（2）心脏病患者慎用。

（3）第 2 次甲状腺摄^{131}I 率，在口服^{131}I 前，先测定甲状腺残留本底，计算时扣减。

（4）肌内注射 TSH 前应做皮试，注射后患者留观 2 小时方能离开。

五、TRH 兴奋试验

（一）原理

促甲状腺激素释放激素（TRH）由下丘脑合成，其作用是促进垂体合成和分泌 TSH。静脉注射 TRH 后，测定血中 TSH 浓度的变化，可以观察垂体对 TSH 的反应性并了解 TSH 的储备能力。本检查是研究下丘脑－垂体－甲状腺轴功能的重要方法，主要用于甲亢的诊断以及原发性与继发性甲减的鉴别诊断以及继发性甲减的定位诊断。

（二）正常所见

注射 TRH 后，血中 TSH 浓度迅速上升，15～30 分钟达高峰，峰值＜35mIU/L，峰值与零时浓度之差（△TSH）为 5～35mIU/L，然后逐渐下降，2～3 小时回到基础水平。

（三）临床意义

1.过度反应

峰值出现在注射 TRH 后 30 分钟，TSH 峰值与零时浓度之差为＞35mIU/L，提示原发性甲减。

2.低反应

TSH 峰值与零时浓度之差为 2～5mIU/L，提示甲亢。

3.无反应

TSH 峰值与零时浓度之差为＜2mIU/L，提示垂体性甲减。

4.延迟反应

TSH 峰值与零时浓度之差正常（5～35mIU/L），但出现峰值时间延迟至 60 分钟后，提示下丘脑性甲减。

（四）临床应用

（1）甲状腺功能减退症的定位诊断和鉴别诊断。

（2）甲状腺功能亢进症的辅助诊断。

（3）评价下丘脑－垂体－甲状腺轴的调节功能。

第二节　甲状旁腺显像

（一）原理

^{201}Tl 及^{99m}Tc－MIBI 能被功能亢进的甲状旁腺组织摄取，同时也被甲状腺组织摄取，其从甲状腺清除要快于甲状旁腺。^{99m}TcO4－仅能被甲状腺组织摄取（甲状旁腺组织不能摄取）。因此用^{201}Tl 或^{99m}Tc－MIBI 显像与^{99m}TcO4－进行两次显像后，通过减影技术（减去正常甲状腺影像）或延迟显像可突出甲状旁腺的病灶影像。

目前国内应用较多的是方法较简单的^{99m}Tc—MIBI双时相法:早期显像和延迟显像,比较两次影像的变化可以分析得到甲状旁腺的影像。

(二)正常影像

正常甲状旁腺由于体积较小,摄取的显像剂很少,一般不能显示。本显像只能得到功能亢进的甲状旁腺影像。

(三)临床应用

1.本法主要用于甲状旁腺腺瘤的诊断和定位

当原发性甲旁亢时才显像,阳性率为70%～80%;腺体<300mg肯定不能被发现;腺体<500mg常不能被发现;500～1000mg的阳性率为70%～80%;腺体>1500mg的阳性率为100%。

2.甲状旁腺功能亢进的诊断和病灶定位

原发性甲旁亢以甲状旁腺腺瘤为多见(80%～90%),腺体增生肥大仅占15%,腺癌较少见(1%～4%)。手术切除是治疗原发性甲旁亢的唯一有效方法。因甲状旁腺位置变异很大,故术前定位极为重要。

3.异位甲状旁腺的诊断

约有10%的人群有甲状旁腺异位,大多位于纵隔。故对于疑有甲状旁腺异位者,应加做胸部前位和后位图像。

4.^{201}Tl 或^{99m}Tc—MIBI

可被多种恶性肿瘤组织选择性摄取,甲状腺腺瘤、甲状腺癌和慢性甲状腺炎等病灶可出现假阳性。分析时应排除胸部疾患尤其是恶性肿瘤及转移病灶所引起的局部放射性浓聚。

第三节 肾上腺显像

肾上腺显像包括肾上腺皮质显像和肾上腺髓质显像。

一、肾上腺皮质显像

肾上腺皮质显像的原理是利用放射性碘标记的胆固醇能被肾上腺皮质细胞摄取,被摄取的量和速度与皮质功能有正相关,并参与激素的合成,利用显像仪可以获得皮质的位置、形态和大小的影像,还能够反映皮质的功能。并可应用地塞米松抑制试验鉴别肾上腺皮质增生和腺瘤。注射显像剂后第3天开始对肾上腺显影,第5～9天影像清晰。肾上腺位于肋脊角水平稍上方,右侧肾上腺位置常高于左侧。右侧肾上腺多呈圆形或锥形,左侧肾上腺多呈椭圆形或半月形。右侧肾上腺多较左侧浓。主要临床应用为:①各种肾上腺功能亢进性疾病的病因诊断和疗效观察。②寻找肾上腺皮质腺癌转移灶。③异位肾上腺的诊断。

二、肾上腺髓质显像

肾上腺髓质显像原理是应用放射性碘标记间位碘代苄胍(MIBG),MIBG类似于去甲肾上腺素,能与肾上腺素能受体结合,使肾上腺髓质及其他富含肾上腺素能受体的组织和器官(如心肌、脾脏、腮腺等)显影。正常肾上腺髓质多不显影,只有 10%～20%的肾上腺髓质在 48～72 小时显像时显影,且影像小而模糊。心肌、脾脏、腮腺常显影,肝脏、肾脏及膀胱影像较浓。主要临床应用为:①嗜铬细胞瘤的定位诊断。②恶性嗜铬细胞瘤转移灶的诊断。③交感神经母细胞瘤和交感神经节细胞瘤及其转移灶的诊断。

第七篇　介入治疗

第二十二章 介入治疗的基础技术

第一节 Seldinger 血管穿刺技术

Seldinger 穿刺术是腔内血管最为常用的介入技术。该技术是瑞典斯德哥尔摩放射学家 Seldinger 教授于 1953 年率先著文介绍的经皮穿刺血管插管的方法。因其不需要解剖、切开和修补血管,简便易行、安全、损伤小,而成为介入医学的重要组成部分。Seldinger 术最初仅用于血管造影,但随着介入放射学技术的发展,已被广泛应用于各种腔、道的置管引流术。

一、基本器械

(一)基本物品

如下所述。

1.Seldinger 穿刺术手术包

各种大小的手术单、治疗巾,弯盘,小药杯,持物钳,不锈钢盆,不锈钢碗,刀片,纱布若干。

2.药品准备

利多卡因或普鲁卡因,肝素,生理盐水。

3.器材准备

薄壁穿刺针、J 型导引钢丝、扩张管、鞘管、注射器、注射针头。

(二)基本器材

如下所述。

1.穿刺针

穿刺针是经皮穿刺血管的基本器具,是由硬不锈钢丝制成的针尖斜面上有两个锐利切缘的套管针。为便于持针和缓慢回撤针头,有的穿刺针尾部还有一个金属或塑料的手柄。根据其构成部件分为单构件、双构件或三构件穿刺针。单构件穿刺针因其操作易掌握、穿透血管后壁率低,而被临床上广泛应用。

国内穿刺针的大小用"号"表示,号数代表穿刺针的外径。号越大,管径越粗。国外是以"G(gauge)"表示穿刺针的管径,"G"越大,管径越细。通常"G"与"号"的换算关系:14G 相当于 20 号,16G 相当于 16 号。穿刺针型号的选择是根据患者的体型及穿刺血管的粗细而定的,一般大多数成年人穿刺选择 16～19G 穿刺针,儿童穿刺选择 18～19G 穿刺针。

2.血管鞘

血管鞘是从皮肤到血管建立的一条通道,通过鞘管可以送入或更换各种导管,是经皮介入治疗中的必要器械。血管鞘由鞘管和扩张管两部分组成,鞘管是导管进入体内的通道,鞘管上的侧臂可以用来冲洗、采血和测量压力;另一部分为逐渐变细的扩张管。血管鞘号数是表示鞘管内径大小,临床常用的鞘管为 5～9F,可以容许相同大小或略小的导管通过。鞘管的长度一般为 10~11cm,但是对于有髂动脉扭曲者可选用 25cm 或更长的鞘管。

3.导引钢丝

简称导丝,对导管插入血管起到引导和支持作用,在选择性和超选择性插管时能帮助导管定位。一般为特殊不锈钢材质,由芯轴和外套组成。外套为细不锈钢丝绕成的弹簧状套管,套于芯轴外面。根据内芯钢丝是否固定分:固定内芯钢丝(内芯钢丝逐渐变细,固定终止于距管尖 3cm 处)和活动内芯钢丝。活动内芯钢丝可以通过操作者调整硬质内芯位置而改变头端柔软段的长度。导引钢丝还内衬安全钢丝,焊接在导引钢丝两端,可以防止操作中导引钢丝断裂分离,并可以保证弹簧缠绕外套呈线状。

导引钢丝的长度为 50~300cm,外径为 0.15~1.6mm,前端约 3cm 的部分为柔软段。为使导丝表面光滑,减少血液黏附,导丝表面常涂有聚四氟乙烯,也有用肝素和亲水化合物处理的。根据导丝柔软段的形状分为直型(标准型)、弯型(J 型或半弧型)和可变型(活动内芯型) 3 种。弯型导丝对血管内膜损伤小,宜首选。45cm 长的导丝常用作穿刺动脉时引入动脉鞘。冠状动脉介入手术常用 145cm 长的弯形导丝来传送或交换心导管。在高龄或周围血管迂曲/有病变的患者在穿刺成功后应立即放入长导丝,交换导管时保留导丝在血管内,以减少对周围血管的损伤。

4.导管

导管种类繁多,形态各异,用途不同。操作中根据介入治疗方法和病变部位选择所需导管。

5.其他

①扩张器:多由质地较硬的聚四氟乙烯制成,前段光滑细小呈锥形,可用于扩张皮肤切口、皮下组织(筋膜)和血管穿刺孔,以便于导管进入,减少导管端损害及对血管壁的损伤。使用方法:导丝经穿刺针进入血管后,拔出穿刺针,沿导丝送入扩张器,反复进出血管数次,使穿刺形成的创道略微扩大,再拔出扩张器送导管。②保护性袖套接头:多用于肺动脉导管和起搏导管的操作,尤其是在插管后 42h。如在插管时套上无菌性袖套接头并连接在鞘管尾端,可以保持导管约 20cm 的无菌区,前送导管不致引起污染。

二、基本操作

Seldinger 穿刺术的基本操作方法是以带针芯的穿刺针经皮肤、皮下组织穿刺血管,;退出针芯,缓慢向后退针,退至有血液从穿刺针尾端喷出(静脉血缓慢溢出)时,立即插入导丝;退出穿刺针;沿导丝插入导管鞘;将导管插至靶血管;进行造影或介入治疗。

三、注意事项

(1)穿刺最好"一针见血",即准确地将针插入血管腔内,避免穿透血管壁,导致插入导引钢丝造成的血管夹层分离,或者血液外渗形成血肿。

(2)插送导引钢丝应流畅无阻力:在插送导引钢丝过程中,如果遇到阻力,应退出导引钢丝,观察导引钢丝是否损伤或者变形、穿刺针尾部是否有血液流出,或用注射器抽吸证实针头是否在血管内,或注射少许对比剂在透视下观察血管显影情况,判断导引钢丝的行走路线。

(3)冲洗导管以防止血栓形成,应常规手工冲洗导管。对静脉内导管,可在抽吸后即行冲洗;对动脉内导管,抽吸后应先弃去抽吸物,然后再次用新配置的无菌肝素盐水冲管。冲洗导管时动作应轻柔,冲洗时不应有阻力。

(4)拔管时,压迫点应准确定位在穿刺针进入血管的皮表上方,一般动脉压迫 10 分钟,静脉压迫 5 分钟。压迫点过低,易导致血肿形成;压迫点过高,则需要更长压迫时间才能止血。此外,在压迫止血过程中,有的患者会因压迫过重、时间过长、反应敏感等因素,出现血管迷走神经反射的表现,如血压下降、心动过缓、出冷汗、恶心或呕吐等。应密切观察患者表现,并做好积极的抢救护理配合。一旦出现上述症状,应减轻压迫力度,静脉注射 0.5～1mg 阿托品,必要时使用血管活性药物提升血压。

(5)根据插入动脉鞘管的大小判定患者拔管后绝对卧床休息时间。一般情况下,6F 鞘管制动时间 6 小时,8F 鞘管制动时间 8 小时。此后,患者可在床上略微活动肢体,24 小时后下床活动。过早活动会引发再出血,形成血肿、假性动脉瘤等。

第二节　血管切开插管技术

尽管经皮穿刺技术提供了便捷迅速地介入血管插管方法,但是,在低血容量所致的静脉塌陷和小儿静脉较细的情况下,血管切开插管仍是必不可少的。

一、基本器械

血管切开操作的基本器材和物品:手术单、治疗巾,无菌肝素盐水弯盘,小药杯,纱布若干块,手术刀片,虹膜剪、蚊式弯钳、直血管钳,利多卡因,注射器、针头若干。

二、基本操作

血管切开插管术的基本操作方法:做皮肤横切口,纵行分离皮下组织;用血管钳挑起显露的血管;在其近远端分别带线,用尖刀片在动脉壁;静脉壁;上切一小口,用扩张器帮助扩张血管切口;送入动脉或静脉导管。

三、注意事项

无论是动脉还是静脉痉挛都会影响导管插入,回撤导管 20～30cm 后做短暂来回推送可缓解血管痉挛;或者通过导管注入少量利多卡因;还可以撤出导管,在导管表面浸润利多卡因后再次插入;还可以皮下或血管内直接注射硝酸甘油 300～400mg 或血管内注射罂粟碱 30～40mg,时间 1～2 分钟。如果仍旧无效,可拔出导管,换较细导管重新插入。

第三节　常见静脉穿刺部位

一、颈内静脉穿刺

(一)颈内静脉解剖

颈内静脉起源于颅底,下行与颈动脉、迷走神经一起进入颈鞘。颈内静脉的上部分位于颈动脉的后外侧,不利于定位和穿刺,其下部分位于锁骨与胸锁乳突肌锁骨端形成的三角内,在颈动脉外侧稍前方。该三角区是颈内静脉的最佳穿刺部位,而且多选择右颈内静脉穿刺。

(二)穿刺方法

消毒上半侧胸部至颈部区域,按常规铺手术巾及腹单。嘱患者取仰卧位,头转向操作者的对侧,并在患者肩下垫以圆垫或者取伸颈头低位,充分显露胸锁乳突肌。先找出锁骨与胸锁乳突肌锁骨端、胸骨头围成的颈部三角区,穿刺点就在该三角区的顶部或略偏下方处。将接有注射器的穿刺针针尖斜面向上,与颈部皮肤呈30°,沿右侧乳头方向向下、向后,向右颈动脉的外侧进针,深度因胸壁厚薄而异,一般2~5cm,边进针边回抽,溢出静脉血并畅通无阻时,即可固定针头,移去注射器,并导入导引钢丝。

(三)注意事项

如下所述。

(1)穿刺时,勿将穿刺针指向正中线或与矢状面交叉成交,否则容易进入颈动脉。穿刺不能太偏外侧容易误穿肺部,造成气胸。患者做屏气动作可扩张静脉,有利于穿刺成功。

(2)右侧肺尖较低,颈内静脉管径粗大,不会遇到大的胸导管,且上腔静脉与进针点不宜太低、太靠外侧,同时注意穿刺的角度不能太大、太深,否则可能会穿刺肺部,造成气胸或误入锁骨下动脉。肺气肿或机械通气者易发生气胸。

(3)误穿颈内动脉的处理:如果仅是穿刺针误入动脉,拔出穿刺针,局部压迫止血10min后,可继续穿刺。因颈内动脉后方有颈椎,可有效压迫止血,故可小心拔出动脉鞘,但应准确压迫止血,避免血肿。必要时请血管外科医师修补。

二、锁骨下静脉穿刺

(一)锁骨下静脉解剖

锁骨下静脉起始于第1肋外侧缘,终止于前斜角肌内侧缘,在胸锁关节后与颈内静脉会合成无名静脉。锁骨下静脉与锁骨下动脉由厚1~1.5cm的前斜角肌分开。锁骨下静脉越过第1肋骨后走行于锁骨下动脉的前下方。肺尖位于颈内静脉和锁骨下静脉交会处后方约5cm。

(二)穿刺方法

消毒上半侧胸部至颈部区域,常规铺手术巾及腹单。嘱患者取仰卧位,头转向操作者的对侧,可在患者后背两肩胛之间垫一圆垫,充分显露胸锁乳突肌,以利于穿刺。穿刺方法有两种,经锁骨上静脉穿刺和经锁骨下静脉穿刺,其中经锁骨下静脉穿刺较常用。

(1)锁骨上穿刺法:找到胸锁乳突肌锁骨端外侧缘与锁骨上缘的夹角处,对该角作角平分线,选平分线上距角尖0.5cm左右处作为穿刺点。将穿刺针套在肝素盐水注射器上,针尖指向胸锁关节,进针呈30°~40°,保持注射器负压状态下缓慢进针,一般进针2.5~4cm可达锁骨下静脉。

(2)锁骨下穿刺法:取锁骨中点内侧1~2cm或锁骨中1/3与内1/3交点处的锁骨下缘1~2cm处作为穿刺点。非穿刺手的拇指按在锁骨远端,示指按在锁骨上窝2cm处。将穿刺针套在肝素盐水注射器上,针尖指向非穿刺手的示指处,与身体纵轴约呈45°,与胸壁平面呈15°~30°,保持注射器负压状态下缓慢进针,一般进针3~5cm可达锁骨下静脉。

(三)注意事项

如下所述。

(1)穿刺时,进针点不宜太低、太靠外侧,同时注意穿刺的角度不能太大、太深,否则可导致误穿肺部,造成气胸或误入锁骨下动脉。

(2)插入导引钢丝时,应注意防止空气栓塞,最好在静脉血从穿刺针尾部溢出时将导引钢丝插入。或在穿刺成功拿去注射器后,先迅速用手指堵住针的尾部,然后让患者稍稍屏气或低声哼唱,使静脉压增高,血液从针尾部溢出后插入导引钢丝。

(3)在血管鞘插入前,必须经透视观察导引钢丝在血管内的走向。在确定导引钢丝已在下腔静脉或右心房后,再将血管鞘插入。避免误穿锁骨下动脉而未察觉,盲目使用血管扩张器,造成止血困难。

三、股静脉穿刺

(一)股静脉解剖

股静脉位于腹股沟三角区内,在股动脉的内侧与之平行走行。腹股沟区结构。

(二)穿刺方法

消毒双侧腹股沟及外阴区域,按常规铺手术巾及腹单。用术者3根手指在腹股沟三角区内触诊,确定股动脉及其走向。穿刺点选在腹股沟韧带下方2～4cm股动脉搏动内侧0.5～1cm处。将穿刺针套在肝素盐水注射器上,术者一手触诊股动脉的搏动,另一手以与股动脉走向平行方向,以与皮肤呈30°～60°对股静脉进行穿刺,并保持注射器负压状态下将穿刺针向前推送。

(三)注意事项

如下所述。

(1)穿刺点不宜过低或者过于靠近内侧,以免穿入大隐静脉,造成插管困难。

(2)穿刺不宜距动脉过近,以免损伤股动脉或误入股动脉。

第四节　常见动脉穿刺部位

一、股动脉穿刺

(一)股动脉解剖

股动脉起源于髂外动脉,位于腹股沟三角区内,它的外侧为股神经,内侧为股静脉。自耻骨联合到髂前上脊连线的中点向腹股沟韧带作一垂线,股动脉正好与该垂线重叠。腹股沟区结构。

(二)穿刺方法

消毒双侧腹股沟及外阴区域,按常规铺手术巾及腹单。用术者的3根手指在腹股沟三角区内触诊,确定股动脉及其走向。沿股动脉走行方向,选腹股沟韧带下方1.5～2cm处作为穿刺点。

(三)注意事项

穿刺点不宜过低或过高。过高易进入髂外动脉,会增加止血困难,发生腹膜后血肿;过低易进入浅表股动脉,造成导丝或导管不易或不能顺利进入主动脉,引起细小动脉阻塞,增加发生假性动脉瘤发生的风险。

二、桡动脉穿刺

(一)桡动脉解剖

桡动脉是肱动脉的延续,起源于肘窝,沿前臂桡骨侧向下走行至腕部,其搏动在腕部桡骨侧前缘和曲腕腱侧之间很容易触摸到。桡动脉四周没有重要的神经和血管。手掌为双重供血,桡动脉和尺动脉通过掌部的掌浅弓和掌深弓相互吻合,形成侧支循环。但是,约10%的患者这种侧支循环不完全,一旦发生桡动脉的闭塞,有可能导致手部缺血,该患者不适合经桡动脉行心导管造影。

(二)Allen试验

桡动脉穿刺术前应进行Allen试验,或采用超声多普勒、指脉仪等方法评价手掌尺、桡动脉间侧支循环情况。Allen试验,手掌变红时间<15秒者,方可进行桡动脉穿刺术。

Allen试验方法:①将患者手臂抬高至心脏水平以上。②抬高的手臂握拳,用手指同时压迫该手腕处的桡动脉和尺动脉约5分钟。③在持续加压下放低手臂并令患者放开握拳,此时手掌应变苍白。④放松尺动脉的压迫,观察并记录手掌、拇指和其余4指变红的时间。若整个手掌<10秒不变红,且再放松桡动脉压迫,不见手掌进一步变红,为Allen试验阳性,不能进行桡动脉穿刺。若手掌由苍白变红时间<10秒,为Allen试验阴性,可行桡动脉穿刺;变红时间在10~15秒,为Allen试验可疑阴性,还需要进一步判断尺、桡动脉间侧支循环情况。

(三)穿刺方法

常规消毒手掌至肘关节的手臂,按常规铺手术巾及腹单。如果两侧桡动脉均可选用时,一般多选择右侧桡动脉穿刺。选择桡骨茎突近端桡动脉搏动最明显处为穿刺点。

(四)注意事项

如下所述。

(1)穿刺前应再次对桡动脉穿刺的可行性进行评价:如果脉搏细弱,且收缩压<90mmHg(1mmHg=0.133kPa),应在补液或使用血管活性药后再次评价,严格掌握指征。老年女性,体格弱小,脉搏细弱,建议改用股动脉穿刺路径。

(2)因桡动脉的远端更易痉挛,经桡动脉介入治疗时最好选用23cm长的鞘管,可减少因桡动脉痉挛导致的插管困难。

(3)桡动脉止血装置很多,如Radstat、Stepby-P、Adapty、Hemoband、Radistop等,止血方便、可靠,止血同时不影响静脉回流,患者更舒适,但是价格较昂贵。传统的包扎方法仍在临床应用。包扎时注意只压迫动脉,避免压迫静脉造成回流障碍,引起患者手部的肿胀和疼痛。通常是将两块纱布折叠成面积约$2cm^2$,厚1~2cm的纱布垫,置于穿刺点上,用绷带或宽胶带用力将其缠绕数周,然后再用绷带条包扎数圈。术后1小时松解外层绷带条,术后1d松解内层绷带,可以减少出血或血肿的发生。

三、腋动脉穿刺

(一)腋动脉解剖

腋动脉位于腋窝内,与壁丛神经和腋静脉形成神经血管束,位于腋鞘内。腋动脉被胸小肌分割成3部分,第1部分从第1肋外缘到胸小肌上缘;第2部分紧贴胸小肌后面走行至距喙突

1 指处;第 3 个部分最长,在腋后肌起始处穿过,延续到胸大肌下缘。

(二)穿刺方法

患者仰卧,手臂充分外展放置在臂托上或枕于头部下。常规消毒手掌至肘关节的手臂。按常规铺手术巾及腹单。定位腋动脉搏动,选胸大肌或三角肌胸大肌肌间沟近端 3~4cm 处为穿刺点。

(三)注意事项

如下所述。

(1)腋动脉四周有臂丛神经,局部麻醉时应避免对神经造成损伤。

(2)通常选择左侧腋动脉穿刺,一方面减少进入右颈动脉危险,减少脑栓塞的发生;另一方面对于大部分右利手患者,可以减少运动限制。

第二十三章　脑血管造影术

第一节　概述

在 CT 出现之前,脑血管造影常常用来检查颅内肿块及由不同占位性病变引起的占位效应。近二十年来,随着 CT、MRI 等精细的非创伤性影像学检查手段的出现,脑血管造影现已较少作为中枢神经系统的首选检查方法,主要用于评价颈动脉系统和椎-基底动脉系统病变程度和颅内外血管侧支代偿状况。

近年来,随着 CT、MRI、TCD、CTA 及 MRA 等技术的不断进步,很多情况下,CTA 及 MRA 已基本能够获得完整的颈动脉和脑血管的图像。经皮插管脑血管造影由于有一定的创伤性,其检查的应用范围已经明显缩小。但在某些情况下,非常需要精确了解脑血管病变的部位和程度,以更好地指导对脑血管病患者的临床诊治,是否需要采取外科治疗或血管内介入治疗如血管成形术、动脉瘤或动静脉畸形的血管内栓塞治疗等,这时经皮插管脑血管造影术仍然是其他检查手段所无法替代的重要方法。

第二节　经皮穿刺脑血管造影的适应证和禁忌

由于经皮插管脑血管病造影是一种有创的检查方法,而且存在一定的并发症。因此对于这项检查的应用必须掌握合理的适应证和禁忌证。原则上,脑血管病患者应首先进行 B 超、TCD、MRA、CTA 等无创或创伤微小的检查,如果这些检查仍然不能明确疾病的原因和性质时,应再考虑经皮插管脑血管造影。

另外,在一些紧急情况下,如怀疑有急性脑梗死或蛛网膜下腔出血发生,也可考虑急诊行经皮插管脑血管造影,以便及时明确病因并开展救治。为了防止或减少并发症的发生,有些患者不适合行经皮插管脑血管造影,对这些患者应尽量采用其他方法进行检查。根据国内外研究结果和临床应用经验,现将经皮插管脑血管造影的适应证和禁忌证总结如下。需要明确的是,这些适应证和禁忌证都是一般性的原则,对于每一个具体的患者,介入医生必须根据其全身状况和所患疾病进行综合考虑,慎重考虑每项检查的利弊得失,然后制订合理的个体化检查和治疗方案。

一、经皮插管脑血管造影适应证

(1)寻找脑血管病的病因,如出血性或闭塞性脑血管病变。

(2)怀疑血管本身病变,如动脉瘤、动脉夹层形成、动静脉瘘、Takayasu 病、Moyamoya 病、外伤性脑血管损伤等。

（3）怀疑有静脉性脑血管病者。

（4）脑内或蛛网膜下腔出血病因检查。

（5）头面部富血管性肿瘤术前了解血供状况。

（6）观察颅内占位病变的血供与邻近血管的关系及某些肿瘤的定性。

（7）实施血管介入或手术治疗前明确血管病变和周围解剖关系。

（8）头面部及颅内血管性疾病治疗后复查。

（9）其他相关检查未能明确，怀疑与脑血管相关。

二、经皮插管脑血管造影禁忌证

（1）造影剂、金属和造影器材过敏。

（2）有严重出血倾向或出血性疾病。

（3）呼吸、心率、体温和血压等生命体征难以维持。

（4）有严重心、肝、肾功能不全。

（5）全身感染未控制或穿刺部位局部感染。

（6）未能控制的高血压。

（7）并发脑疝或其他危及生命的情况。

第三节　脑血管造影前的准备

造影前准备包括：了解病情、完善相关实验室检查、签署手术同意书、术前术中药物准备、造影剂准备、建立静脉通路、术中监测以及其他改善操作效率的措施。

一、了解病情及完善相关实验室检查

在造影前一天对患者进行查体并了解相关情况以便于在术中、术后的神经系统变化的对比，对于高龄、肥胖、怀疑有下肢动脉血管病变者，了解股动脉、足背动脉搏动情况，必要时行相应部位超声检查。判断患者是否有脑血管造影的禁忌，评定这种昂贵的有创检查是否能为患者解决重要问题。了解患者临床情况和既往史，特别是有无药物及造影剂过敏史，这一点非常重要，虽然目前我们造影过程中所使用的非离子型造影剂比较安全，并不强调一定要行过敏试验，但在临床的使用中仍有一定比率的过敏反应发生。

目前脑血管造影中发生的一些特殊并发症是否和造影剂过敏有关仍不甚清楚。了解患者的肾功能（血尿素氮及肌酐水平）、血小板计数、凝血指标。一般认为血肌酐≤250μmol/L 的患者脑血管造影是安全的，但应注意控制造影剂用量；血小板计数≤80×10^{12}/L 的患者，即使凝血指标正常，一般不建议行脑血管造影检查。

长期服用华法林抗凝治疗的患者（包括房颤或瓣膜置换术后患者），脑血管造影术前数天应停用华法林，改用肝素抗凝。因华法林治疗的患者术中一旦出现出血需要用新鲜血浆来中和华法林，而肝素抗凝的患者可及时使用鱼精蛋白中和。此外还需要了解患者的泌尿系统情况,必要时术前需行导尿处理。心功能Ⅱ～Ⅲ级的患者需注意术中造影剂用量、灌洗速度以及灌洗量,并尽量缩短造影时间。

二、签署知情同意书

首先介入医生需让患者及家属了解行脑血管造影的必要性及可能带来的并发症或危害。能否和患者及家属进行客观的交流必须建立在对患者病情全面了解的基础上,很难相信一个医生在不完全了解患者情况下还能对患者是否需要接受此类操作做出一个客观的评价。有学者在积累了数千例血管介入的经验后认为脑血管造影是非常安全的有创检查,但仍然可能给患者及其家庭带来灾难性的危害,所以单独过分强调脑血管造影的安全性或危害性都是不合适的。在取得了患者和家属的同意后签署书面文件非常必要。

三、术前及术中药物准备

虽然接受造影的患者术前已对脑血管造影有了一定程度的了解,但仍然不可避免地存在着对造影的恐惧感,故常规在手术前或手术中给予患者适当的镇静处理,在术前半小时可予0.1～0.2g苯巴比妥钠肌注,或术中给予地西泮或咪达唑仑静推,其他术中用到或可能用到的药物包括:①肝素:用于全身肝素化,预防各种导管进入血管后的血栓形成,和配制术中冲洗导管及灌注所用的肝素生理盐水。②血管解痉药物:包括术中持续静滴的尼莫地平以及备用的罂粟碱或硝酸甘油,罂粟碱或硝酸甘油主要为造影术中可能发生的血管痉挛而准备。③尿激酶20万～50万单位:对于术中因血栓形成而造成的栓塞可能有用。

四、造影剂准备

DSA常用的造影剂可分为两大类,包括离子型水溶性和非离子型水溶性。因为非离子型造影剂过敏反应发生率已非常低,渗透压与血浆渗透压更为接近,目前脑血管造影多选择这类造影剂。造影质量和造影剂浓度有关,但并非选用造影剂浓度越高越好,有学者在大量的造影过程中发现,碘浓度200mg/mL即可获得比较满意的造影效果。有关造影剂是否需要稀释,目前没有统一的观点。国际上多数观点认为造影剂以不稀释为好。一些学者认为,具体应用时可根据患者的情况和所使用的造影剂类型由造影医生决定。

五、建立有效的静脉通道

为了及时处理患者术中可能出现的各种不良反应和并发症,必须在操作开始前建立静脉输液通道。当出现紧急情况如造影剂过敏、血管痉挛、低血压、心动过缓等情况时,应及时处理。

六、术中生命体征监测

虽然操作者会在术中关注患者的生命体征包括血压或心率的变化,但在操作过程中,术者会将其注意力更多放在导管的操作及X线显示屏上,有时可能忽略监护仪的观察,所以建议术中安排专门的医生或技术人员对患者的生命体征进行监测。对于出现生命体征变化或者患者出现不适时,停止操作,可以通过与患者语言交流、指令动作的完成程度与术前病情变化对比。

七、其他准备

包括消毒导管包及各种导管和导丝等器材的准备,特别是需要准备好平时不常用的导管和导丝。消毒导管包内应包括:①手术铺单和洞巾;②2～3个容量100mL左右的量杯;③大方盘 1 个,用来浸泡导管及导丝;④容量为 1000mL 左右小盘 2 个,盛放体外和体内导管冲洗用的肝素生理盐水;⑤小弯盘 2 个,盛放消毒纱布及穿刺物品;⑥尖头刀片及刀柄;⑦蚊式止血钳一把。

第四节　脑血管造影的影响因素

传统外科手术在许多方面取得了骄人的成就。然而就精确性而言,传统手术存在一定程度的盲目性。凭借对解剖结构了解,在缺乏影像支持的情况下也能完成穿刺引流等操作。但随着成像技术的发展,将现代血管成像技术与各种手术相结合,可以增加操作的精确性,提高手术的成功率,改善治疗效果。

由此确立了血管影像技术在手术中的重要性和指导作用,促进了血管内相关技术的产生和发展。评价血管成像质量的好坏是非常困难的,必须经过大量的实践和体会。熟悉掌握常见影响血管内造影图像质量的因素,才有可能设置最适合目的血管的模式,得到客观、满意的图像。

一、一般影响因素

造影设备最好是多功能的通用机器,以免不必要地延长操作时间。操作者应最大限度地发挥影像设备所具备的功能。造影时应尽可能确保获得足够的影像资料,以便指导治疗方案的制订。监视器显示的图像和存储的图像可能会有所不同。许多介入医生习惯于根据存储图像上动脉的走行图制订治疗方案。实际上,数字减影术为我们提供了高质量的监视器图像,也可以根据监视图像做出决断。

显像方式取决于所使用的影像设备,包括数字减影动脉造影或快速换片动脉造影。虽然快速换片动脉造影可以获得清晰的动脉造影图像,但它无法满足血管内介入治疗所要求的即时显像,目前基本已被淘汰。DSA 的出现满足了血管内介入治疗对即时显像的要求。DSA 成像的像素越高,分辨率就越高;热容量越高,造影时图像衰退越慢,也不容易模糊。噪声使图像不清晰,对比增加时更明显。噪声包括 X 线噪声、视频系统噪声、量化噪声、射线引起的噪声、存储噪声等,噪声增加或者信噪比降低,将使数字减影影像的空间分辨率、血管分辨力、对比分辨力等参数受到影响。上述影响成像效果的因素在用户购买机器时即已确定。此外,图像质量与监视器图像和硬拷贝图像两种不同的显像方式也有关。

二、成像方式

X 线球管发出特定能量的 X 线,X 线透过患者的身体。电压值(通常为 60~80kV)决定 X 线的穿透力。理论上焦点(0.15~1.2mm)越小越好,因为焦点越小分辨率越高。但必须保证一定的帧速使球管发出的射线穿透患者身体。球管发出的 X 线一部分被组织吸收,一部分被散射,剩余的 X 射线轰击影像增强器。不同的组织对 X 线的吸收度不同,密度高的物质(如骨骼、造影剂、外科夹等)吸收度高。通过比较组织对 X 线吸收度的不同形成图像。图像传输至电视系统形成动态影像。造影检查时,应避免造影检查区的活动,因为检查区的运动可导致 X

射线吸收和分布改变,导致图像模糊。

三、数字减影血管造影与快速换片血管造影

就分辨率而言,DSA 与快速换片动脉造影相当,但 DSA 费用低廉、快速且便于操作。数字系统的持续发展,以及分辨率的进一步改善,必将使 DSA 的图像分辨率超越快速换片造影。目前,多数血管造影中心 DSA 和快速换片造影两种图像采集的模式互补并存。但由于 DSA 技术的迅速发展,越来越多的血管造影中心向单一的数字系统转型。

先将血管造影前后在影像增强器上的图像用高分辨率摄像管进行序列扫描,把所得连续视频信号转变成一定数量独立像素;再经模-数转换器转成数字,分别储存在计算机的两个储存器中,造影前的影像称蒙片图像,造影后的影像称显影图像。然后指令计算机,将显影图像数据减去蒙片图像数据,剩下的只有注射造影剂后血管影像数据。此数据经模-数转换器处理后,再以 512×512 或 1024×1024 的矩阵显示于监视器上,此影像即为减影图像。每个像素越小,则每幅图像的所含像素数越多,图像分辨率越高。DSA 图像是以 X 线电影照相格式记录的动态影像,图像采集速度可根据检查血管的解剖部位通过操纵台进行调整。动态影像可通过监视屏显示;或经过选择用多幅激光照相机拷贝成照片;亦可通过磁盘、磁带或高分辨率光盘储存。这种减影方法是通过不同时间获得的两个影像相减而成,故称时间减影。时间减影的缺点是易因器官运动而使摄像不能完全重合,致血管影像模糊。DSA 的最大优势是不必等待洗片即时获得图像,并可立即决定治疗措施。

DSA 的造影剂注射时间较快速换片造影简单而易于控制,影像增强器置于目标血管上方,连续图像采集贯穿造影剂通过目标血管的全过程。DSA 采用稀释的碘化造影剂(50%)、二氧化碳及钆造影剂,可根据需要进行选择性的血管造影,从而减少造影剂的用量。DSA 可进行图像后处理,造影检查结束后可根据需要,对图像进行后处理。通常 2～4 帧/s 的帧速即满足绝大部分血管检查的需要,DSA 的最高帧速可达 30 帧/s。DSA 视野的大小由设备决定,但通常小于快速换片造影 14in 的标准视野,但在精度上足以满足临床需求。

与快速换片造影比较,如果想观察目标血管造影剂的全程径流,除非 DSA 设备具有造影剂跟踪这一功能,否则需对目标血管全程进行分段多次造影。就绝大部分数字减影系统而言,对动脉树的不同水平成像需要相应独立的一次定位、蒙片采集和造影剂注射。新的具备造影剂跟踪技术的数字减影系统则仅需单个序列即可完成对目标血管的全程观察。过去,数字减影系统的视野(通常为 9～11in)较快速换片造影的视野(14in)小;现在,数字减影系统的影像增强器的视野可达 16in,便携式的数字减影血管造影系统的影像增强器的视野也可达 12in。

快速换片造影的胶片需要冲洗显影,一经曝光即无法更改。快速换片造影依赖于交换台和快速换片器,造影剂流经目标血管的时间必须预先估算。当造影剂流经待测血管时,进行曝光并获得图像。因此获得理想血管影像的前提是准确估计造影剂流经目标血管的时间。快速换片动脉造影具有极高的分辨率,但是操作比较麻烦,费用较为昂贵。胶片曝光至冲洗显影需要等待较长时间,大多数获得的造影片对比度不足,需要进行分选。而这些并不理想的造影片虽然缺乏研究价值,但仍需保存。胶片既大又沉重,生产和储存需要高昂成本。综上所述,将来的动脉造影必将依赖于分辨率不断改进、功能不断完善的数字减影系统。

四、造影技术

操作者的显像技术是影响造影图像质量的重要可控制因素,下面列出了提高图像分辨率的特殊操作技巧。

(1)同一检查视野内应包括尽可能多的目标区域:例如,如果考虑颈总动脉与颈内动脉同时存在病变,检查视野应同时覆盖颈总动脉与颈内动脉。

(2)用较小检查视野对特殊部位进行放大观察。

(3)曝光前调整好患者与影像增强器之间的位置。

(4)降低电压以增高对比度。

(5)缩小影像增强器与检查部位的距离,降低散射。

(6)采用最小焦点。

(7)采用较高帧速以提高动态分辨率。

(8)避免检查部位的运动:训练患者屏气、限制肢体运动(必要时制动)。

(9)通过 X 线束滤过以减少散射。

(10)调节造影剂浓度(血流速度较慢时,稀释的造影剂仍可形成造影剂柱,获得良好图像)。

(11)对于意识清醒的患者必须使用耐受性较好的造影剂,尤其是缺血部位的血管造影(低渗)。

(12)在保证安全的前提下,造影剂注射应尽可能接近病变部位。根据检查部位血流速度和方向,调整导管头,以保证造影剂以柱形通过病变区。

(13)用 DSA 预测快速换片造影时造影剂流经病变血管的时间。

(14)尽可能避开骨骼分界线。

(15)使用头端带有不透 X 线标志的造影导管和动脉鞘。

(16)选择目标血管最佳的投影角度摄片。

(17)根据所需获得的图像资料选择最佳摄片。

影像增强器离患者越近,X 线散射越少,图像越清晰;但同时图像的放大率下降。最大限度减少造影局部的运动可防止图像模糊。绝大部分数字减影系统提供多种不同尺寸的视野选择(如:4、9、11in),较小的视野可突出感兴趣的区域,并提高分辨率。操作者必须在视野大小与相应的分辨率高低之间做出利弊权衡。

选择理想的造影剂、合适的浓度、剂量及适当的注射方式可提高图像质量。患者对选择的造影剂耐受性好,可减少造影过程中患者因不适而导致的运动,避免由此引起的图像模糊。外界物品必须从造影视野中清除,操作者手的 X 线显像同样也是影响图像质量不可忽视的因素。检查时应始终将感兴趣的区域置于曝光中心,必要时需采用斜位或调整患者体位。降低电压可提高分辨率,但增加辐射。

缩小焦点可提高图像分辨率,但同时降低帧速及减少成像能量。提高帧速可以提高分辨率,但增加辐射,某些高流速病变,如动静脉瘘,只有使用高帧速(高达 30 帧/s)成像才能很好地观察到。改善动态图像的连续性,提供造影剂径流的实时动态观察,有利于对病变部位的分析和判断。操作者的造影技术也与图像质量密切相关。造影剂的剂量、浓度及注射方式(自动或手动注射)必须根据具体情况决定。患者的体型会显著影响影像增强器与目标血管间的距离,从而影响图像质量。

五、路图

路图是数字减影系统的重要特色,为造影导管及导丝提供实时向导。路图工作原理是从透视视野中减去最初没有注射造影剂的蒙片信息,从而消除骨骼等组织的影像。注射造影剂使透视视野中的目标血管变得不透 X 线。经过减去蒙片中的其他组织图像,得到清晰的血管图像,并显示在监视屏上。操作方法:调整理想检查体位,选中 road map 模式,在透视下,手推造影剂后即完成路图的操作。注意以后的操作皆不能移动检查部位,不然失去路图作用。通过监视屏任何运动物体通过该部位时,如导丝或造影导管,在原先的路图框架中均可以观察到。

许多关于 DSA 的文献对路图均有详细描述。但实际工作中并不是每次血管造影均要使用路图。操作者的技术越熟练,路图的使用就愈少。路图主要适用于下述几种情况。

(1)选择性导管插入时,发现并标记血管的起源。

(2)指导造影导管或导丝通过严重狭窄部位。

(3)指导通过闭塞部位(动脉溶栓)。

(4)引导无脉动脉的穿刺。

(5)指导血栓摘除术和栓子切除术。

(6)介入器材在血管内的定位参考。

(7)复杂血管重建时,若无须行动脉造影,路图可指导连续的血管重建操作。

就本质而言,路图是额外的步骤,需要额外的操作时间,只有特殊需要时使用。似乎无论何种型号的数字减影设备,路图失败是常事。路图的图像分辨率非常差,常常呈颗粒状,因此通常无法显示小血管。随检查部位的运动及时间的延长,路图的蒙片逐渐模糊,因此在路图使用过程中图像质量逐渐下降。操作过程中,一旦需要调整透视体位或动脉造影,路图即丢失。

六、自动高压注射器

采用 65～100cm 长、4F 或 5F 造影导管进行主动脉造影时,注射造影剂的压力需可高达 1050psi(1050 磅/平方英寸)以产生理想的造影剂团注。造影剂必须克服动脉压力在短时间内注射完毕,而且要求瞬间达到规定的注射压。电动注射器可提供高达 2000psi 的注射压力。每一种造影导管均标有制造商推荐的可以使用的最高注射压。自动高压注射器与摄片有效集成可以控制最佳的造影剂注射时机,而且自动高压注射器可以提供恒定的造影剂注射速度和压力。如果没有自动高压注射器,细的造影导管行经皮动脉血管造影将无法完成。

最常使用的造影剂注射程序是(4～10)mL/s×(2～10)mL/s,根据所需造影检查的血管决定具体参数。造影剂的注射、成像摄片以及血管造影的具体程序将在以后的章节中进一步阐述。自动高压注射器是与动脉造影系统连接的附件—高压下可能泄漏的连接越多,所需的准备时间就越长,成像摄片失败的可能性越大。当造影剂喷射可能导致血管损伤时,如造影导管头端在动脉瘤内、紧贴动脉管壁或在血管病变部位,应避免使用自动高压注射器进行造影剂自动注射。

七、自动注射与手动注射的比较

造影剂可采用自动注射或手动注射。这两种造影剂注射方法互补，在动脉造影过程中常常联合使用。当使用的造影剂黏度较高或造影管较小时，造影剂的注射常常有一定困难。

手动注射具有简单、省时的优势。当造影剂的注射量不超过 20mL、造影导管管径较粗（不小于 7F）以及检查部位血流速度较慢时，这时应首先考虑采用造影剂手动注射。所使用的注射器越小，手动注射所获得的压力越高。手动造影注射的精确度取决于操作者的经验。

主动脉血管造影所需的造影剂量及注射速度通常是手动注射无法完成的，因此采用 4F或 5F 造影导管进行主动脉血管造影，必须使用自动注射。只有在特殊情况下，可采用管径较粗的造影导管，并将导管头端置于病变附近，通过手动注射 10～20mL 造影剂，进行有限范围的主动脉或髂动脉造影。

选择性分支动脉造影以及下肢动脉造影时，手动或自动注射两种方法均可使用。与主动脉和髂动脉造影相比，这种情况下所需的造影剂量和注射速度要小得多。在某些情况下，如腘动脉以下的造影，应优先使用手动注射。

无论采用手动还是自动造影剂注射，注射前必须彻底排除管道中的气泡。首先造影导管排气；继而自动高压注射器及连接管排气；然后将高压灌洗管与造影导管连接并锁紧；最后回吸直至看到回血，并再次检查管道系统及注射器内有无气泡。在脑动脉及内脏动脉血管造影时，排气过程更应严格执行；任何一个很小的气泡，都可能引发致命的气体栓塞。造影剂注射程序将在以后的章节中详细论述。

八、造影剂

合适的造影剂的选择需考虑多种因素，包括渗透压、离子电荷、费用及并发症。标准的含碘造影剂具有很高的 X 线吸收度，是目前常规 X 线血管造影和数字减影（DSA）最常用的造影剂。CT 增强扫描和绝大多数介入治疗操作也都需要使用含碘造影剂。通常造影剂渗透压（320～1700mOsm）比血液渗透压（约 300mOsm）高。在肾功能正常的情况下，造影剂的最大剂量为 5～7mg/kg。目前认为许多造影剂的并发症，如造影剂注射时的疼痛、心脏超负荷以及肾毒性，均与其高渗透压有关。造影剂渗透压越低，机体的耐受性越好，价格也越昂贵。新型非离子造影剂常见的全身并发症发生率很低，但价格不菲。危及生命的并发症，如过敏反应，离子型造影剂和非离子型造影剂的发生率相当。非离子型造影剂的并发症较少主要因为其渗透压大约是廉价的传统离子型造影剂渗透压的一半。

造影剂所使用的浓度与采取哪种血管造影方法有关。快速换片造影所使用的造影剂碘浓度需 $300\mu g/mL$；而 DSA 使用的造影剂碘浓度仅需 $150\mu g/mL$（50%）。所需的造影剂总量与是否进行血管内治疗，抑或单纯造影检查有关。如果患者心功能和肾功能均正常，通常可耐受数百毫升的造影剂而不致出现并发症。因此一般认为，含碘造影剂的安全系数较高，特别是在新型非离子型造影剂在临床应用以后，有关碘剂毒副反应的报道已经大大减少。尽管如此，使用含碘造影剂仍然存在一定风险，特别是当患者存在肾功能不全的情况下，使用含碘造影剂做心血管造影后诱发急性肾衰竭的发生率则大大增高。因此，新型非碘剂型造影剂的开发是当前放射学领域的一个新课题。

使用造影剂的注意事项：

(1)造影检查过程中保持所用造影剂量的进行性累计。每瓶 50 或 100mL。

(2)对所需进行的动脉造影做出详尽的计划,检查前首先明确需要获得的图像信息及所需显示血管结构。

(3)通过临床表现及多普勒检查的结果,初步明确哪些部位的血管需重点检查。

(4)部位明确的血管病变处理时,如股动脉或髂动脉分叉,可直接采用斜位。

(5)DSA 检查时使用稀释的造影剂。

(6)采用一次推注 1～3mL 造影剂的方法初步了解血管病变的部位、导管头端与目标血管的位置,造影仅用于获得病变部位的更详细的影像资料。

(7)造影时对造影导管头端进行精确定位。譬如肾段主动脉造影时,应将导管头端置于肾动脉水平,造影剂的高压注射可使造影剂逆流显示近心端的主动脉;如果导管头端的位置过高,大量的造影剂则随血流消失于内脏动脉。

含钆造影剂曾广泛用于普通 MRI 增强检查和磁共振血管造影(MRA),由于其原子序数较碘高、钆螯合物的毒副反应较碘剂低、具有与碘剂相似的药代动力学及吸收 X 线的特点,而且与碘剂无交叉过敏,因而一些学者将其作为含碘造影剂的替代品用于 X 线血管造影,特别是用于肾功能不全患者的血管造影。

离子型钆容易蓄积在肝、脾及骨髓等部位,且有一定毒性,因此临床应用的含钆造影剂是钆与其他物质(如二乙烯五胺乙酸)的螯合物。钆-二乙烯五胺乙酸(GD-DTPA)是第一个应用于临床的含钆造影剂,其分子量约 500 道尔顿。钆的螯合物是亲水性,注入血管内后迅速向血管外间隙弥散,分布于组织间隙,不进入细胞内、不与血清蛋白结合,不透过正常血脑屏障,无特殊靶器官作用,在体液内结构稳定,在组织内的分布量取决于组织的血液供应、微血管的通透性以及细胞外间隙的容量。含钆造影剂几乎完全经过肾小球滤过排除,极少部分可经消化道、乳汁、皮肤等排除。在肾功能正常者,钆螯合物在机体内的半衰期约 70 分钟;肾功能不全患者[血清肌酸酐≥1.5mg/dL(133μmol/L)],钆仍然主要从肾脏清除,只不过半衰期明显延长(最长达 5.8 小时)。含钆造影剂的缺点是水溶性不如含碘造影剂,影像质量较含碘造影剂低,且价格十分昂贵。

二氧化碳作为含碘造影剂替代品曾被用于除中枢神经系统、心脏、冠状动脉以外的外周血管造影,特别适合于对碘剂过敏、存在肾功能障碍和使用碘剂高危的患者。其优点包括价格低廉,制作容易,对肾功能无影响;但缺点也很明显。相对于含碘造影剂,其缺点包括:

(1)缺乏商品化的二氧化碳高压注射器,需要手推注射,注射速度不易掌握。

(2)二氧化碳在血管内成像不是与血液混合,而是漂浮在上,因此存在低估血管狭窄的可能。

(3)轻微运动、肠道内的气体可严重影响二氧化碳血管造影的质量。

(4)仰卧位时、静脉内注入大量二氧化碳后,可因气体积聚于肺动脉的流出道、阻挡流出道血流,造成心脏低排现象。

(5)二氧化碳过量可积聚在肠系膜血管内、造成腹痛,导致肠梗阻、横纹肌溶解、蜂窝状胃炎等。

(6)心内分流和肺动静脉瘘是使用二氧化碳的禁忌证。

（7）上肢动脉造影时，少量二氧化碳反流至颈－椎动脉系统后可导致气体栓塞。

（8）二氧化碳遇到闭塞血管时，易打碎形成气泡，无法获得理想图像。

第五节　主动脉弓造影技术

在经导管脑血管造影的开展初期，包括目前在很多的科室，主动脉弓造影一度被认为不是很必要。但在目前的脑血管造影患者中，缺血性脑血管病患者所占比重逐渐增加，这些患者往往存在不同程度的主动脉弓粥样硬化和弓上大血管开口或近端动脉粥样硬化或狭窄，一旦忽略主动脉弓造影则有可能在随后的操作中造成硬化斑块的脱落而导致灾难性的后果。此外这些患者或多或少存在主动脉弓和弓上血管的迂曲，主动脉弓和弓上血管的迂曲给选择性脑血管造影带来困难，主动脉弓造影后可以根据主动脉弓的参考图，我们可以初步了解弓上血管的走行、开口位置、与气管、锁骨头端体表标志的相对位置。有助于帮助寻找动脉血管开口和选择合适的导管；另外可通过主动脉弓造影初步评价颅内血供情况。主动脉弓造影通常采取后前位（AP）和（或）左前斜位（LAO，30°～45°），如后前位造影能清楚显示弓上各血管（包括双侧椎动脉）开口情况及相互之间的关系，则不再行 LAO 造影。如果必须限制造影剂的总量，建议 LAO 造影，省却 AP 和右前斜位（RAO）造影。确立主动脉弓分支和选择性造影的影像标志时选用 LAO 造影，评价颅内血供时应采取后前位造影。主动脉弓造影时所用造影剂总量为 30～40mL，注射速率为 15～20mL/s，高压注射器的最高压力设定为 600 磅（磅/平方英寸）。而如果要观察颅内血供造影剂总量及注射速率可适当增加。行主动脉弓造影一般选用带侧孔的猪尾巴导管。

第六节　导管和导丝的选择及准备

目前造影导管种类繁多，几乎所有导管头端都有不同形状的弯曲，只有一种 Son 导管（又称多功能导管）例外，头端为直的，在使用时借助主动脉瓣成形来做冠状动脉的造影，但并不适合于做脑血管造影。按头端弯曲可分为单一弯曲导管、复合弯曲导管，我们常规选用的 Vertebral 导管（椎动脉造影导管）、MPA 导管（多功能造影导管）属于单一弯曲导管，Hunterhead 导管（猎人头导管）属于复合弯曲导管。造影中使用频率次于上述几种导管的 Simmons 导管（俗称西蒙管）及 Cobra 导管（又称眼镜蛇导管）属于复合弯曲导管。而导丝的种类相对来说要简单得多，我们常用的造影导丝一般都为直径 0.035in 的亲水导丝（俗称泥鳅导丝或超滑导丝）。

按导丝的硬度分为普通造影导丝和硬导丝。按导丝长度分 150cm 和 260cm（或 300cm）两种规格，后者主要用于交换导管时用，故又称交换导丝。一个优秀的脑血管造影医生应对常用和不常用的导管及导丝非常熟悉，而不是简单地去比较各种导管或导丝的优缺点，只有做到这一点,才可能在第一时间挑选适合某些特殊血管的造影器材。不断地在患者血管中尝试各种不同的导管或导丝只会增加血管损伤的概率,包括增加斑块脱落及血管夹层形成的可能性,浪费时间的同时也增加经济成本。

如弓上某血管开口位于 A 区＋D 区＋B1 区,做这一血管造影时则首先选用 Vertebral 导管,其次选 Hunterhead 导管,三选 MPA 管;如弓上某血管开口位于 B2 区,做这一血管造影时则首先选用 Hunterhead 导管,其次选 Simmons 导管;如弓上某血管开口位于 C 区,做这一血管造影时则首先选用 Simmons 导管,其次选 Cobra 导管。

Myla 根据头臂干(无名动脉)开口与主动脉弓的关系,将主动脉弓分为 3 型:Ⅰ型弓(图 28-8A)为弓上血管开口在主动脉弓上缘切线的水平线上;Ⅱ型弓为头臂干开口在主动脉弓上下缘之间;Ⅲ型弓为头臂干开口于主动脉弓上缘。该分型指导造影和治疗选取适合的导管:Ⅰ型弓,首先考虑应用 Vertebral 导管;Ⅱ型弓,更适合 Hunterhead 或 Simmons 导管;Ⅲ型弓,首选 Simmons 导管。

一般情况下普通造影导丝已能满足我们的造影要求,偶然弓上血管迂曲而导致导管已进入血管开口但无法进行选择性造影时需要用硬导丝加强支撑作用。亲水导丝的湿润方法包括肝素生理盐水纱布擦拭和肝素生理盐水浸泡,有些学者更推荐后者,后者能使导丝的亲水层更好地和水分子结合。

我们选用的大部分导管在进行选择性脑血管造影时并不需要对导管进行特殊处理,送导管进入主动脉弓后可直接进行操作来寻找弓上大血管的开口,而一些特殊形态的脑血管造影需选用 Simmons 导管时,则需在 Simmons 导管进入血管后首先对其进行塑型处理,塑型方法见后。

第七节　选择性脑血管造影

每一个初学者在学习脑血管造影前都需注意:①为什么几乎我们用的所有导管头端都有弯曲及有不同的形状存在? 所有的弓上血管都和主动脉弓存在着一定的角度,直头导管往往无法进入这些血管,我们必须借助导管头端的弯曲来"寻找"血管开口,所以在造影过程中要善于应用各种不同形状的弯曲;②有效地利用人体的一些标志及主动脉弓的非减影造影图,我们在透视下操作导管,所能看到的是主动脉弓、人体的一些骨性结构以及气管,而主动脉弓的非减影造影图能清晰地显示主动脉弓以及弓上血管开口的位置和方向、走行方向以及与骨性结构和气管的相互关系。尤其是弓上血管开口异常时初学者会在主动脉弓附近"漫无目的"地"寻找"各血管的开口,如能利用人体的一些标志及主动脉弓的非减影造影图,可以明显缩短操作时间,同时也会减少血管损伤发生的概率。

进行脑血管造影时,需尽量做到以下几点:①了解弓上各大血管及其主要分支的大体情况,包括头臂干、双侧锁骨下动脉、双侧颈总动脉、双侧颈内动脉(颅外和颅内)、双侧椎动脉(颅外和颅内)、基底动脉以及它们的分支。②在条件许可的情况下,所需观察的血管应尽可能进行选择性造影。③选择性脑血管造影时,应以血管能显影清晰为前提,切忌盲目增加造影剂用量,否则只会增加并发症。

一、单弯导管

实际操作过程中,除 Simmons 导管外其他的复合弯曲导管(如 Hunterhead 导管)所用技巧亦同单弯导管,Simmons 导管在操作中因有其特殊性而分开介绍。

利用单弯导管行选择性脑血管造影时,首先,导管在造影导丝的指引下经过主动脉弓进入升主动脉,然后退出造影导丝,确认管腔内无气泡存在后用肝素生理盐水冲洗导管内腔。导管此时的形态通常是头端朝下指向主动脉瓣,然后边旋转导管边缓慢后撤,直到导管的弯曲指向弓上大血管的开口附近,在旋转导管的过程中需注意导管头端的运动情况,由于我们赋予导管尾端的旋转是逐渐传导到导管头端的,故导管头端的旋转运动往往滞后于导管尾端的旋转,所以一旦发现导管头端弯曲将指向大血管开口时应及时停止旋转。

当导管头端固定不动时,可稍后撤导管,这时我们往往会观察到导管头端出现一小幅度的"弹跳"动作,这提示导管头端已进入大血管开口。有两种方法可帮助我们确定这一血管是否就是我们需要造影的血管,一是在透视下注射少量造影剂(俗称"冒烟"),观察血管的走行情况;二是在已知大血管近端无病变的情况下送入造影导丝,观察导丝的走行和前面主动脉弓造影时该血管的走行方向是否一致。

确定该血管就是我们所要造影的血管时,送入导丝,使导丝的支撑力达到一定程度并使导丝头端保持在安全范围内,同时固定导丝,沿导丝缓慢前送导管,然后退出造影导丝行选择性脑血管造影。

还有另一种操作方法,即在主动脉弓内一边旋转导管,一边前送导管,导管头也可以进入弓上血管开口,这种方法技术上是完全可行的,但不应该作为一种常规来用,因为这种方法对血管的损伤会大得多,同时对于主动脉弓迂曲者会增加操作难度。

对于主动脉弓、弓上血管迂曲患者,行相应血管造影,尤其做头臂干上分支血管时,当导丝已达到血管远端,将导管沿导丝送入时,常出现导管在头臂干开口部位张力不能上传,即导管的输送具有明显的滞后现象,这种张力常将刚要到位的导管和导丝反弹回主动脉弓内。对于反复出现上述情况时,我们可以考虑尝试以下操作方法:①在安全前提下,导丝尽量送远,在导丝指引、支撑的前提下,推送一段距离导管,保持此张力并旋转导管。②在保持上述导管张力的前提下,让患者深呼吸或深吸气后屏住呼吸。③保持导管适当张力前提下,让患者咳嗽。④让患者的颈部最大限度地转向所选择血管的对侧。以上操作目的都是为了尽量让迂曲血管变直,这种短暂的血管伸直,可以使血管、导丝、导管同轴,在此前提下导管可以顺势输送到目标血管。

如患者主动脉弓上血管迂曲,在行右侧颈内动脉选择造影时,术者常有体会,当导丝头端已经送至颈总动脉中上段后,送导管时常有明显滞后性,当继续送导管时,张力突然释放,导致导丝、导管进入血管过深,导丝头端越过颈总动脉分叉处进入颈内动脉,如颈内动脉起始部有明显血管狭窄或存在不稳定斑块,可能会导致血管夹层或斑块脱落。最好在行此类型血管造影时,可以将导丝送到颈外动脉,导丝头端送到颈外动脉一段距离有足够的支撑力后,再送导管相对比较安全,而不主张将导丝送到颈内动脉做支撑。

二、Simmons 管

Simmons 导管因前端弯曲长度的不同而分为 1、2、3 三型，1 型最短，3 型最长，可以根据主动脉根部血管的直径去选择我们需要的导管，一般情况下，Simmons 可以适合大部分亚洲人的造影需要，Simmons 进入血管后，首先要对其进行塑型，以便行特殊形态脑血管造影。

Simmons 导管的塑形方法有四种：①利用弓上大血管特别是左侧锁骨下动脉来进行塑型；②利用主动脉瓣来进行塑型；③利用肾动脉及腹主动脉的大分支血管来进行塑型；④利用对侧髂总动脉进行塑型。后两种塑型方法不作为常规来用，只在无法用前两种方法进行塑型时才采用。在此重点阐述前两种塑型方法。

最常用的方法是利用左侧锁骨下动脉塑型：①在导丝的指引下插入 Simmons 导管至主动脉弓附近，后撤导丝，由于血管的限制，Simmons 导管不能恢复它原有的形态，但它的初级弯曲仍存在，利用它的初级弯曲送 Simmons 导管进入左侧锁骨下动脉开口，然后在导丝的支持下 Simmons 导管插入左侧锁骨下动脉，插入的深度为导管的初级弯曲进入，二级弯曲保留在主动脉弓内；②Simmons 导管到达上述部位后，缓慢撤出造影导丝，继续前送并旋转 Simmons 导管，这时导管的二级弯曲逐渐形成并弹出左侧锁骨下动脉，在主动脉弓内形成 Simmons 导管在体外的原始形状，Simmons 导管的塑型即完成。同样的方法也可利用左侧颈总动脉来完成。

其次可利用主动脉瓣来完成 Simmons 导管的塑型。在弓上大血管开口或近端有斑块或狭窄存在，或利用弓上大血管为 Simmons 导管塑型失败时可采用主动脉瓣来完成塑型：①导丝引导下插入 Simmons 导管至升主动脉，固定导管，继续前送导丝，利用主动脉瓣的阻力，导丝头端在主动脉根部形成 U 形；②固定导丝，前送导管，当 Simmons 导管的两个弯曲都越过导丝的 U 形弯曲后撤回造影导丝，同时稍后撤导管，Simmons 导管的塑型完成。利用主动脉瓣进行 Simmons 导管的塑型必须注意以下几点：①主动脉瓣有赘生物者属于禁忌，此操作可能导致赘生物脱落；②在利用主动脉瓣的阻力时，导管或导丝可能会进入左心室造成严重心律失常；③大血管严重迂曲患者导管长度可能不够；④导管或导丝有进入冠状动脉的可能。

塑型后的 Simmons 导管前端呈钩形，操作步骤如下：①首先将塑型后的 Simmons 导管送过主动脉弓进入升主动脉，然后旋转导管，使导管头端向外向上；②轻轻回撤导管，导管头端会逐渐靠近大血管开口，经"冒烟"证实无误后，继续轻轻回撤导管，导管进入预期的大血管；③可以进行选择性的脑血管造影。

Simmons 导管进入弓上大血管开口后，如果我们还想超选择进入颈内动脉等血管会有一定的困难，原因在于前送导管的力量无法通过塑型后的 Simmons 导管的次级弯曲来传导。所以如需进一步行超选择性脑血管造影，往往需要通过交换导丝更换单弯导管。

用 Simmons 导管做完右侧头臂干造影后，如还需要左侧颈总动脉血管造影检查，操作方法为：前送导管，并旋转，使导管头端指向下方，远离大血管起点。然后将导管回拉，扭转，使导管头端再转向上，从而跨过无名动脉的开口，然后重复以上操作步骤。

第八节　超选择性血管造影

血管造影时导管进入主动脉一级分支血管时习惯称为选择性血管造影，而导管进入二级甚至三级分支血管时称为超选择血管造影。当需要重点观察某一血管并希望减少其他血管影像的干扰时，考虑行超选择性脑血管造影。导管插入颈内动脉或椎动脉开口后进行的脑血管造影称为超选择性脑血管造影。但当这些血管的开口有斑块或狭窄，或经过的大血管有病变时，禁忌行超选择性脑血管造影。

大部分患者进行超选择性脑血管造影不存在太大困难，但对于一些高龄患者，当导管进入弓上大血管开口后需做超选择性脑血管造影时，很多情况诸如主动脉弓及胸腹主动脉、髂动脉的迂曲、目标血管近端和主动脉弓成角较大或弓上大血管近端成角大于 90°，尽管导丝已进入超选的血管，而导管同轴跟进时产生的明显张力，可使造影导管及导丝弹入主动脉弓内。可通过下述 4 种方法完成超选择性脑血管造影：①换用复合弯曲导管如 Simmons 导管，导管进入大血管部位较深时，通过交换导丝更换单弯导管再进行超选择性脑血管造影；②嘱咐患者深呼吸，心脏及主动脉弓下降，同时尽量将颈部转向目标血管的对侧，此操作可使目标血管的近端扭曲拉直；③若由胸腹部及髂动脉迂曲导致超选困难时可使用长鞘，一方面可使部分迂曲血管拉直，增加造影导管对前送力量的传导，另一方面通过血管鞘的支持可以使导管的后坐力得到支撑，而使得导管进入超选的目标血管；④造影导丝头端的塑型，目前我们所用的导丝基本上都为 0.035 英寸亲水导丝，对导丝进行塑型时会损伤导丝的亲水层，同时有潜在的增加导丝断裂在血管中的可能性，但某些特殊情况下我们不得不对导丝头端塑型而进行一些变异或扭曲血管的选择性造影。导丝塑型工具可选用穿刺针、血管钳的光滑面或 2mL 的注射器，用右手示指及拇指持塑型工具，将导丝头端置于塑型工具及术者示指中间，并给予一定的压力，向后匀速拉动导丝，导丝头端即可形成一定弧度的弯曲。给予的压力越大，导丝头端的弯曲角度越大，切忌在某一点试图折弯导丝而达到塑型目的，这样可能折断导丝的内芯而在随后的操作中使导丝头端断裂在血管内。这种造影导丝的塑型技巧在脑血管支架中导引导丝的塑型中仍然适用，只是给予的力量要小得多。

经交换导丝进行导管更换的技巧无论对于初学造影者或进行脑血管介入治疗都很实用，特别对于一些复杂的脑血管造影需用复合弯曲导管（大部分指 Simmons 导管）者，我们虽然"寻找"到弓上大血管开口，但无法进行一些分支血管的超选择性造影，此时我们会用到交换导管技术，即在复合弯曲导管进入弓上大血管开口后，送入交换导丝（长 260cm 或 300cm）进入该血管较深位置，固定导丝，然后撤出复合弯曲导管，肝素生理盐水擦拭导丝后以同轴方式送入单弯导管，单弯导管进入该血管较深位置可退导丝，然后继续寻找分支血管的开口（要点：在单弯导管未到合适位置前始终保持导丝位置不动）。

第九节　特殊变异血管的造影

典型的弓上大血管发出次序为:头臂干为第一分支,其次为左颈总动脉,然后是左锁骨下动脉。但往往存在着变异,最常见的变异有:①左颈总动脉开口于头臂干,或左颈总动脉和头臂干共干,这两种变异占到所有弓上血管变异的 27%;②左侧椎动脉直接开口于主动脉弓;③右侧颈总动脉或右侧锁骨下动脉开口于主动脉弓,这种变异相对较少;第二和第三种变异只要我们在主动脉弓造影时发现,在行选择性造影时一般难度不大,但发生第一种变异时右锁骨下动脉和右颈动脉造影并不困难,而左颈总动脉的选择性造影对于初学者甚至有一定经验的造影医生来说非常困难,故在此重点讨论第一种变异时的解决方案。在出现左颈总动脉开口于头臂干,或和头臂干共干时,首选 Simmons 导管,其次可选用 Cobra 导管,后者在左颈总动脉和头臂干共干时可能合适。

选用 Simmons 导管造影时首先对其进行塑型,将已塑型的 Simmons 导管送入主动脉根部,使其头端越过头臂干开口,旋转导管,使导管头端朝向头部,同时指向患者身体右侧,然后轻轻回撤导管,导管头端会逐渐靠近头臂干开口,经"冒烟"证实无误后,继续轻轻回撤导管,导管头进入头臂干。但此时的导管形态仍是导管头端朝向头部,同时指向患者身体的右侧,而左侧颈总动脉往往开口于头臂干的左侧,所以我们应尽量使导管头端指向患者的身体左侧。操作技巧如下:回撤 Simmons 导管,使其次级弯曲接近头臂干开口(塑型后的 Simmons 导管次级弯曲一般无法进入头臂干开口),然后旋转导管,由于头臂干内径较小,导管头端无法在血管内完全展开,在旋转导管时,导管的两个弯曲逐渐会形成一"8"字形,导管头端逐渐指向身体左侧,"8"字形一旦形成,缓慢前送导管,并不时"冒烟"确定导管头端的位置,导管一旦到达左颈总动脉开口,回拉导管并同时以其形成"8"字形的反方向旋转导管,解开"8"字形弯曲,故可进入左颈总动脉近端。如果考虑需行颈内动脉超选择性造影需要应用交换导管技术。

第十节　脑血管造影中应注意的问题和常见并发症

一、脑血管造影时应注意的问题

(一)及时观察血管状况

一旦发现弓上血管有狭窄或斑块,导丝或导管禁止越过这些病变,否则有可能导致栓塞的发生。

(二)始终保持导管和导丝头端在视野范围之内

在操作导丝或导管时需保持导丝或导管的头端在 X 光的视野中,否则导管或导丝的头端已进入一些"危险区域"(诸如已越过斑块或狭窄、进入颅内血管等),可造成一些本可避免的并发症。

(三)输送导丝、导管要轻柔匀速

送入导丝要轻柔匀速,尤其是在导丝头端刚要露出导管头端时。快速地送导丝并不能缩短造影时间,反而会增加各种血管并发症,用快速或粗暴的动作送入导丝时可产生一种"冲击力",一旦发现导丝进入有阻力时往往提示导丝已进入过深,可能已进入血管夹层内或进入小血管。一般不主张在没有导丝的指引下送入导管,尤其在高龄、动脉粥样硬化明显、入路血管迂曲、未有主动脉弓参照图的患者中进行。

(四)导管和血管、导丝和血管的同轴性

即导管头端的纵轴是否和导管头端所在血管的纵轴在一条直线上或呈平行关系,脑血管造影时尽量做到这一点,以避免导管头端嵌顿在血管内,保证血管走行形态和导管形态同轴,这样既可以避免在注射造影剂时刺激血管壁而造成血管痉挛或造成血管内膜的损伤,又可以避免前送导丝时造成血管夹层或严重的血管痉挛。

(五)动态灌洗、排除气泡

在造影过程中保持所有的管道中无空气或血栓存在,在导管停止操作时保持高压肝素盐水的持续冲洗可以有效地预防导管内血栓形成,注意高压灌洗的速度和剂量,尤其是高龄、心功能不全患者,避免诱发急性心力衰竭。每一次在导管中注射生理盐水或造影剂都需回抽直到确定导管内无气泡。

(六)密切观察导管和导丝头端的运动

在旋转导管的过程中严密观察导管的头端运动和我们的操作是否一致。一般情况下造影导管对外力的传导有一滞后现象,导管越柔软,滞后现象越明显,所以我们常常会观察到体外已停止旋转导管了,导管头端仍自行缓慢地在血管中做顺时针或逆时针的旋转,但正常情况下导管头端和尾端的运动幅度应该是一致的,即导管尾端旋转 $360°$,导管头端也应该旋转 $360°$。如导管头端的运动幅度明显减少或完全消失,特别是导管头端发生固定时,我们需考虑到有如下可能:①导管头端已嵌顿在血管中,此种情况见于导管头端已进入迂曲血管,或血管发生痉挛造成导管头端固定;②导管已在血管中打结,此种情况多见于髂动脉或腹主动脉严重迂曲者,如操作者未发现导管已打结而继续旋转导管则可能造成导管断裂在血管中。

(七)导丝的特殊应用

髂动脉迂曲严重时更换导管时需先送入导丝,保留导丝头端在髂动脉内,然后再退出导管,为再次送入导管建立良好的通道。如果退出一根导管而未保留导丝在血管内,再次送入导管及导丝将会有困难。

二、脑血管造影时的常见并发症和处理

在早期开展脑血管造影时,各种并发症发生率较高,报道高达 $17\%\sim25\%$,但随着导管及其他介入器材的生产工艺不断改进,同时造影技术的提高及介入经验的不断积累,目前脑血管造影的并发症已明显下降。一个熟练的造影医生其操作的并发症仅仅在 0.5% 左右,而我们完成的近 4000 例的脑血管造影,并发症发生率为 $0.1\%\sim0.2\%$。初学者并发症的发生率远远超过此比例,常见的主要包括以下几个方面。

(一)腹股沟血肿、假性动脉瘤

原因多见于:①反复股动脉穿刺,穿刺时穿透股动脉后壁或同时累及股动脉分支,股动脉

穿刺后的压迫不当;②少数患者术前查凝血指标正常,但术后压迫血管时出现凝血困难;③术后压迫时间过短或穿刺侧下肢过早负重。对于腹股沟血肿处理:小血肿一般不需特殊处理,多可逐渐自行吸收,并无严重后果;较大血肿,可在血肿内注入透明质酸酶1500～3000U,促进血肿吸收,加压包扎24小时可给予局部热敷;伴活动性出血血肿时,可向其内注入适量鱼精蛋白并加压包扎;对引起压迫症状的大血肿,应及时施行外科手术清除血肿并彻底止血;对于假性动脉瘤:可以局部加压包扎、带膜支架置入。

(二)后腹膜血肿

后腹膜血肿的发生原因包括:①穿刺点过高或导管、导丝损伤髂动脉所致,穿刺点过高可造成穿刺时因股动脉后壁穿透而血液进入腹腔,同时因血管后壁缺少坚韧组织支持而无法进行有效的压迫;②导管或导丝损伤髂动脉,特别是髂动脉本身已有严重病变如严重的动脉粥样硬化或有动脉瘤存在。出现后腹膜血肿病情则极凶险,同时缺少有效的处理方法,有时候腹膜出血量可达数千毫升,维持血压及生命体征可能为最有效的方法。外科医生不主张在生命体征尚平稳的情况下进行外科干预,因髂窝部位血管、神经及其他组织分布极复杂,手术本身风险很大。曾有报道因导管操作而破裂出血的髂动脉动脉瘤造成后腹膜出血,后经带膜支架处理而出血停止。

(三)血管夹层形成

股动脉或髂动脉血管夹层多由于穿刺或介入经验不足造成,穿刺针或导管、导丝进入内膜下而未及时发现,这种情况因内膜破口位于血管夹层的远心段,而血管夹层位于近心段,如没有导管的持续刺激,血管夹层不易继续扩大,一般数小时或数天后可自行愈合,但如血管夹层延伸太深可能会累及对侧大血管供血。颈动脉、椎基底动脉夹层多由于操作不规范,动作过于粗暴引起,如推送导丝过快、未在导丝指引下直接推送导管或者在导管头端直接贴壁的情况下直接高压注射造影剂,弓上血管形成夹层内膜开口一般位于近心端,而血管夹层位于远心端。对于血管夹层,可以考虑抗血小板聚集治疗,国外推荐给予阿司匹林325mg/d,必要时给予双抗血小板治疗;给予肝素抗凝治疗;如果夹层继续扩大、相继的手术操作要通过夹层部位,可以置入支架治疗夹层,经过上述治疗,一般随访3～6个月能够痊愈。所以规范化操作是减少夹层形成最有效的办法。

(四)脑血管痉挛

多见于导管或导丝的刺激,有时造影剂也可以导致脑血管痉挛,其可发生于有病变的血管,但也可以发生于正常血管,前者更多见。导管或导丝的粗暴操作更易诱发脑血管痉挛的发生。仅仅由于造影造成脑血管痉挛相对少见,而更多地见于脑血管介入治疗手术中。脑血管痉挛在造影影像中多呈现规律而对称类似于"波浪形""串珠样"的局部血管壁的不规则状,严重者可出现血管完全闭塞,所以有时会被初学者误以为动脉硬化、肌纤维发育不良造成的血管狭窄。脑血管痉挛如能及时发现一般不会造成严重后果,但血管痉挛时间较长可能会造成脑缺血或脑卒中发生,一旦出现血管痉挛,可经导管给予抗痉挛药物如罂粟碱或硝酸甘油等,我们建议用生理盐水将罂粟碱稀释成1mg/mL的浓度,经导管以每分钟1mg的速度给药,血管痉挛可逐渐缓解,但最有效的方法仍然是及时终止各种刺激性操作。

(五)缺血性脑卒中

无论何种目的的造影,因造影而造成的缺血性脑卒中是操作者应关注的一个重点,因一旦发生脑卒中可能造成灾难性的后果,重者可危及患者生命,轻者也可能造成永久性神经功能缺损。缺血性脑卒中多由于术中血管壁斑块脱落或导管壁上血栓形成而出现脑栓塞,少部分由于气体栓塞造成。预防包括:①穿刺成功后全身肝素化,可有效预防导管壁上血栓的形成;②依次进行主动脉弓、弓上大血管、二级或三级分支的超选择性造影,一旦发现血管壁有斑块形成的可能,导管、导丝禁忌超越这些部位,可有效防止斑块脱落。③严防管道中空气的存在,可有效预防气体栓塞的发生。血栓形成溶栓有效,斑块脱落则无有效的处理方法,但有时两者很难鉴别。气体栓塞形成高压氧治疗效果极佳,而且恢复较快。

(六)迷走反射

多见拔除血管鞘时,在血管鞘未拔出血管前压力过大,对血管牵拉刺激较大,及拔鞘后加压包扎压力过大时。主要表现为血压下降,心率下降,患者可有出冷汗、苍白、四肢湿冷等休克表现。特别在高龄、心脏功能不健全者严重时可危及生命。静推阿托品为首选处理方法,同时可适当补充血容量。有学者建议在拔鞘前动脉穿刺点周围利多卡因局部浸润处理以减少血管的牵张反射不为是一个有效方法。

(七)皮质盲

有多个病例报道在脑血管造影结束后出现皮质盲,数小时或数天后完全恢复,机制目前不完全清楚,推测可能和造影剂的浓度及剂量,以及导管刺激后血管痉挛有关。有报道 20 余例脑血管造影出现 3 例皮质盲,所有患者用的造影剂浓度为 370mg/mL。脑血管造影后的皮质盲无特效处理,可适当补液,促进造影剂排泄,同时可给予血管解痉药物。我们建议脑血管造影剂浓度为 200mg/mL,如市场上无此浓度造影剂提供,可通过稀释造影剂完成。

第十一节　脑血管病变的判断和测量

一旦脑血管造影结束,我们需对一些病变血管做一个尽可能完整的判断,其内容包括病变形态学的分析及血管狭窄度的判断。血管病变的形态学又包括病变是否伴有钙化、血栓、溃疡,这些形态学的变化决定了:①这一血管是否病变相关血管,血栓或溃疡的形成往往提示发生动脉-动脉的栓塞可能性较大;②评价以后行脑血管介入治疗的适应证及风险,同样的狭窄程度,溃疡斑块和内膜完整的斑块相比较,溃疡斑块处理的意义更大;而血管壁的广泛钙化会给介入治疗带来麻烦。血管病变形态学的分析并不困难,一个完整血管造影已能提供给我们这方面比较详尽的信息,特别是 DSA 中 3D 软件的应用,动脉粥样斑块是否伴有钙化、血栓、溃疡很容易判断。

血管狭窄程度的判断在部分患者中我们可以借助 DSA 机携带的血管狭窄定量分析软件(即 QC 分析软件)来进行。而对于脑血管狭窄中最易发生颈动脉,血管迂曲或变异较大部位大部分则不合适用 QC 分析软件来判断,原因在于此段血管内径变化较大,计算机往往不能正确判断正常血管直径。颅内外动脉在解剖结构上存在不同,与颅外动脉相比,颅内动脉血管相对迂曲,血管腔较细,并有较多分支等,由于这些不同,在血管狭窄计算上,我们常采用不同测量方法。

判断颈动脉颅外段狭窄国际上倾向于以下两种方法:

$NASCET = (1 - a/b) \times 100\%$

式中:a 为狭窄处最小血管直径;b 为狭窄以远的正常颈内动脉直径

$ECST = (1 - a/c) \times 100\%$

式中:a 为狭窄处最小血管直径;c 为狭窄处正常血管直径

很显然,如病变位于颈总动脉或颈动脉窦部,第一种方法会明显低估狭窄程度。而第二种方法可能更合理,但正常颈动脉窦的形态很不规则,如病变位于颈动脉窦则难以判断狭窄处正常血管直径(c),在这种情况下,如能用腔内血管超声(IVUS)来判断狭窄程度会更合适,因IVUS很容易就能判断血管狭窄处最小血管直径及狭窄处正常血管直径,但 IVUS 在脑血管介入中应用很少且价格昂贵,前景难以预料。所以我们建议在颈动脉狭窄的分析中,如病变位于颈动脉窦部以远,可以用 NASCET 法来判断狭窄程度,如病变在颈动脉窦部或颈总动脉,而大部分人的颈动脉窦部血管直径更接近于颈总动脉,可以用以下公式:

狭窄率 $= (1 - a/d) \times 100\%$

式中:a 为狭窄处最小血管直径;d 为颈总动脉正常血管直径

颈内动脉颅内段血管狭窄的判断,目前国内通常采用:WASID。

狭窄率 $= (1 - D_s/D_N) \times 100\%$

式中:D_s 为狭窄处最小血管直径;D_N 为狭窄处近端正常血管直径

由于解剖的原因,狭窄处近端正常血管直径在颈内动脉颅内段与大脑中动脉、椎动脉颅内段、基底动脉之间的定义是不同的:

1.在大脑中动脉、椎动脉颅内段和基底动脉中,D_N 的测量①如果狭窄部位没有累及到动脉起始部,D_N 为狭窄部位近端最宽、平直无迂曲的正常动脉直径(即起始部动脉,如 MCA 中 Ml 段);②如果狭窄部位在动脉起始部,供血动脉正常,D_N 为狭窄部位近端最宽、无迂曲的正常供血动脉直径;③如果狭窄部位累及到动脉起始部、供血动脉,D_N 为狭窄部位远端平直、无迂曲、正常动脉直径。

2.在颈内动脉颅内段中,D_N 的测量①对于颈内动脉床突前段、床突段、床突后段各部位的狭窄(即 $C_3 \sim C_7$ 段),颈内动脉岩骨段正常,D_N 为狭窄部位近端最宽、无迂曲颈内动脉岩骨段直径;②如果整个颈内动脉岩骨段狭窄病变,D_N 为正常、平直的颈内动脉颅外段远端直径。

参考文献

[1]陈华.实用医学影像技术与临床[M].赤峰:内蒙古科学技术出版社,2019.

[2]陈传涛.医学影像检查与诊断的临床应用[M].天津:天津科学技术出版社,2019.

[3]田海燕,何茜,龙治刚.医学影像与超声诊断[M].长春:吉林科学技术出版社,2019.

[4]牟玲.实用临床医学影像[M].北京:科学技术文献出版社,2019.

[5]郑娜,姜波,崔文超,等.实用临床医学影像诊断[M].青岛:中国海洋大学出版社,2020.

[6]韩岩冰,聂存伟,李成龙,等.实用医学影像技术与诊疗应用[M].合肥:中国科学技术大学出版社,2021.

[7]李超.实用医学影像诊断精要[M].哈尔滨:黑龙江科学技术出版社,2021.

[8]吕仁杰.现代影像诊断实践[M].北京:中国纺织出版社,2022.

[9]唐汐.实用临床影像学[M].天津:天津科学技术出版社,2020.

[10]梁晓宏.实用临床医学影像学[M].长春:吉林科学技术出版社,2021.

[11]舒大翔.实用医学影像技术与临床[M].北京:科学技术文献出版社,2019.

[12]孟庆民,刘建华,洪波,等.临床医学影像诊断技术[M].青岛:中国海洋大学出版社,2019.

[13]胡伟,刘瑞雪,崔传雨.现代医学影像与技术[M].汕头:汕头大学出版社,2021.

[14]王文荣,郑坤玉,胡跃春,等.医学影像技术与诊断精粹[M].济南:山东大学出版社,2022.

[15]凌寿佳,农俊彬,秦启坤,等.医学影像技术与诊断[M].北京:科学技术文献出版社,2020.

[16]王宝剑.医学影像技术与临床诊断[M].哈尔滨:黑龙江科学技术出版社,2020.